普通高等学校省级规划教材

心理学创新系列教材

医学心理学

第3版

主　编　刘新民　吴金庭

副主编　吴义高　龙　江　阳中明
　　　　奚　敏

编　委（以姓氏笔画为序）

　　　王　欣　凤林谱　龙　江

　　　许亚军　刘冰莹　刘新民

　　　阳中明　李　秀　吴义高

　　　吴金庭　张　婷　何苗苗

　　　杭荣华　金明琦　范佳丽

　　　奚　敏

U0190368

中国科学技术大学出版社

内容简介

本教材共13章,各章内容按照从理论到实践、从基础到临床的顺序编写。全书首先对医学心理学的对象、任务、学科史和研究方法的一般性介绍;然后论述心理学基础、主要理论、心理健康、异常心理、心理应激和心身疾病等理论知识;进而阐述临床心理评估、临床心理治疗、心理咨询与危机干预、医患关系、行为医学与行为干预、心理护理等医学心理技能,以促进医学心理学的临床应用。

为丰富教材内容,每一章前均以临床真实案例(其中的人名均为化名)引出相关主题,在章节中尽量使用图表,以便于学习和比较。此外,还设置丰富多彩的专栏,包括相关的基础知识、背景材料、经典事例、研究进展和参考资料等,以深化和拓展学习内容。

图书在版编目(CIP)数据

医学心理学/刘新民,吴金庭主编. —3 版. —合肥:中国科学技术大学出版社,
2021.7(2022.2 重印)

ISBN 978-7-312-05119-7

Ⅰ.医… Ⅱ.①刘… ②吴… Ⅲ.医学心理学—医学院校—教材 Ⅳ.R395.1

中国版本图书馆 CIP 数据核字(2020)第 253613 号

医学心理学

YIXUE XINLIXUE

出版	中国科学技术大学出版社
	安徽省合肥市金寨路 96 号,230026
	http://press.ustc.edu.cn
	https://zgkxjsdxcbs.tmall.com
印刷	安徽省瑞隆印务有限公司
发行	中国科学技术大学出版社
经销	全国新华书店
开本	710 mm×1000 mm 1/16
印张	21.25
字数	452 千
版次	2012 年 8 月第 1 版 2021 年 7 月第 3 版
印次	2022 年 2 月第 10 次印刷
定价	48.00 元

前　　言

吴阶平教授曾经说过："懂得心理学的重要性，才能算得上真正有经验的医生。"随着社会的发展，人们越来越意识到心理学知识在医学教育和临床中的作用。这不仅是因为在现代社会中，各种心理问题、心理疾患和精神疾病日渐突出，而且很多的躯体疾病与心理因素密切相关。人类的健康维护和疾病防治已经离不开医学心理学的理论与技术。

20世纪90年代，WHO（世界卫生组织）对南美洲、北美洲、欧洲、非洲和亚洲等14个国家的15个综合性医疗机构进行调查，发现综合性医院门诊就诊者中，心理障碍（mental disorder）平均患病率为24.2%，全世界的临床医生对此识别能力和处理能力均不高，在综合性医院住院患者中情况亦是如此。Stuhr及Haag报道德国汉堡9家医院的住院患者中，"心身疾病"者占38.4%，而在国内门诊与住院患者中，约占1/3。一项调查显示，心身疾病在内分泌科占比为75.4%，心血管专科为60.3%，呼吸科为55.6%，普通内科为30.8%，皮肤科亦达到26.6%。全球的研究表明，心理障碍及相关心理行为问题所导致的疾病负担约占全球疾病总负担的一半。还有调查显示，国内有90%左右的心理障碍患者就诊于综合性医院，但临床医生对这种高发病的处理，存在高漏诊率和高误诊率、低识别率和低处理率的现象。无论在医院还是在社区医疗中心，许多躯体疾病患者同时存在着心理障碍"共病"现象，影响疾病和健康的认知因素、情绪因素和个性因素等则更加普遍存在，对其认知与处理成为影响医疗质量的重要因素。

现代医学开始从生物医学模式向生物心理社会医学模式转变，要求临床工作者更加关注患者的心理与社会环境问题及其对疾病和健康的影响。因此，在医学教育中开设医学心理学课程已成为转变医学模式的必要手段，学习医学心理学对于提高医学生的知识、能力和素质有十分重要的意义。

我国卫生部从1979年开始要求医科院校开设医学心理学课程，1987年将其作为医学生的必修课。在1998年开始的执业医师考试中，将医学心理学作为临床医学、口腔医学和预防医学三个专业的医师和助理医师两个级别的医师职业资格考试的必考科目，也是唯一一门所有类别医师考试的必考科目。同时，在医师职称考试中，医学心理学也成为考试内容之一。

医学心理学（medical psychology）是心理学和医学相结合形成的一门心理学的分支学科，它将心理学的理论和技术应用于医学实际，研究心理因素在健康和疾病中的作用及规律。医学心理学作为医学的一门基础课程，强调医学对人的整体性研究，并把深入的研究与综合性研究结合起来，从理论上全面阐述疾病与健康时心理因素的作用，论述社会环境与人的疾病和健康的关系等重大课题，从而使医学能够更全面地阐明人类心理疾病和躯体疾病的本质，为人们提供更为广阔的医学观、疾病观和健康观，以及更全面、更系统的认识方法和思维方法。医学心理学把心理学与医学的基本理论和方法结合起来，运用于医疗卫生实践中，探讨各种疾病发生、发展、转归和防治中心理因素的作用规律，强调运用心理测验、心理咨询与治疗、行为干预等技术为临床服务，从而进一步改进疾病的防治措施，提高医疗质量，促进人类的身心健康，是一门实践性很强的学科。

本书是刘新民教授主持的安徽省"十三五"规划教材项目《心理学创新系列教材》之一，整个系列由《普通心理学》《发展心理学》《医学心理学》《护理心理学》《大学生心理健康的维护和调适》《管理心理学》《行为医学》和《组织行为学》8 部教材组成。本教材在前两版（安徽省"十一五""十二五"规划教材）的基础上进行了修订，反映了当今国内外医学心理学的进展，增加了行为医学与健康促进等方面的内容。全书共 13 章，内容按照从理论到实践、从基础到临床顺序编写。首先对医学心理学的对象、任务、学科史和研究方法做了一般性介绍；接着论述心理学基础、主要理论、心理健康、异常心理、心理应激和心身疾病（第二至七章）等理论知识；最后阐述临床心理评估、临床心理治疗、心理咨询与危机干预、医患关系、行为医学与行为干预、心理护理等医学心理技能（第八至十三章），以促进医学心理学的临床应用。本书的编委主要来自高等医学院校和医疗单位，其中吴金庭、刘冰莹来自皖南医学院第二附属医院，吴义高来自皖南医学院弋矶山医院，龙江来自上海交通大学医学院附属精神卫生中心，阳中明、奚敏来自芜湖市第四人民医院，其余编委来自皖南医学院。

为丰富教材内容，每一章开头均以临床真实案例引出相关主题，在章节中尽量使用图表，以便于学习和比较。此外，全书还设置了丰富多彩的专栏，包括有关基础知识、背景材料、经典事例、研究进展和参考资料等，以深化和拓展学习内容，提高学生的学习与阅读兴趣。

为了便于学生复习和自测，每章都新增了自测题并附有答案，读者使用手机扫码即可进行学习效果的自我测试。

由于编者的水平有限，本书在结构和内容上肯定存在着不足之处，希望广大读者不吝赐教。本书在出版过程中，得到了中国科学技术大学出版社的领导与编辑的大力支持和帮助，在此深表谢意。

编 者

2020 年 12 月

目　　录

第一章 绪 论

案例 1-1　她看了 16 家医院

詹妮今年 48 岁,在一年前出现突发心慌、心悸、胸闷、害怕,有濒死感,在当地医院就医均未能确诊。以后频繁发作,每次持续几分钟至十几分钟,伴有呼吸困难、心悸、无力、恶心等。平时头痛、头晕症状明显,多次急诊入院。近一年来在省内看了 5 家医院,又分别到北京和上海看了 11 家大医院。医生多怀疑是心脏和神经系统方面的问题,詹妮做了大量的躯体检查,包括脑部检查,也服用了很多药物,均没有取得满意的疗效。

案例 1-2　他为何不断要求推迟手术

23 岁的张垒因胆石症住进了某医院等待手术。上周一早晨,按照事先安排,医护人员用担架车来接他进手术室,张垒突然感到躯体难受、不适,要求推迟手术。主刀医生不能判断其确切原因,只能同意,进行检查和观察。经检查未发现任何异常,征得患者同意后,第二次将手术安排在上周五。可是,当医护人员来接他时又复现前次情况,手术再次推迟至本周三,结果同样如此。医生百思不得其解。

 思考题

医学心理学研究什么? 能帮助医生解决什么问题?

詹妮与张垒到底怎么了? 是什么原因导致如此的结果? 这些临床现象如何解释? 如何诊断、评估和处理他们的问题? 为什么那么多临床医师没有诊治好詹妮的疾病? 我们将带着这些问题学习一门新的课程——医学心理学,它会帮助您提高认识和解决诸如此类现象的能力。

第一节 对象与任务

一、医学心理学的定义

医学心理学(medical psychology)是心理学和医学相结合而形成的一门学科,它既是心理学的一门应用学科,也是医学的一门基础课程。医学心理学将心理学的理论和技术应用于医学实践,研究心理因素在健康和疾病中的作用及规律。

医学心理学与心理学和医学一样,都是以人为研究对象的。人一方面是自然界生物进化中的最高等生物,另一方面又是社会构成的最基本单元,具有自然与社会的双重属性。因而医学心理学横跨于自然科学和社会科学领域,是心理学与医学相互交叉形成的边缘学科。

二、医学心理学的性质

医学心理学的性质反映其独特的属性,主要体现在四个方面:

1. 强调人的生物属性与社会属性的统一 它认为人既是生物人又是社会人,人不仅与自然环境发生作用,还与社会环境发生作用。人的心理和行为大多是对社会生活事件变化的反应,人所处的家庭、群体、文化教育、经济政治状况等对个体的身心健康具有重要意义。

2. 强调人的生理与心理的统一 它认为人作为一个完整的个体,"心"与"身"是两个不可分割的部分,人类疾病是发生在整个人身上的,因此要以整体的人作为研究对象,注意生理与心理的关系及其相互影响,注重人的"心"与"身"的全面健康。

3. 强调个体的内部环境与外部环境的统一 它认为人的内部环境包括互为影响的生理活动与心理活动,外部环境包括互为相关的自然环境和社会环境,人的健康是以内外环境的相对平衡为条件的,因而重视局部和整体的关系,重视生物学因素、心理社会因素、人际关系以及社会经济文化因素等对健康的综合作用。

4. 强调个体的心理状态在健康和疾病过程中的作用 它认为人的主观认识评价、情绪和个性特征等在疾病过程中有重要影响,有时甚至起决定性作用,因而要注重人的自我心理特点和调节系统的作用。

医学心理学是医学的一门基础课程,它注重医学对人的整体性研究,把深入的分析研究与宏观的综合性研究结合起来,试图从理论上全面阐述疾病与健康时心理因素的作用,论述社会环境与人类疾病和健康的关系等重大课题,从而使医学能够更全面地阐明人类疾病和健康的本质,更深刻地揭示防治疾病和维护健康的科学原则,为人们提供更为宽阔的医学观、疾病观和健康观,以及更全面、更系统的认识方法和思维方法。

医学心理学又是心理学的一门应用学科,它在实践中产生,并随着实践的需要不断发展。它把心理学与医学的基本理论和方法结合起来,将心理学的原理与方法运用于医疗卫生实践中,研究各种疾病发生、发展、转归和防治中心理因素的作用规律,以及如何运用心理诊断和治疗等技术为临床服务,从而进一步改进疾病的防治措施,提高医疗质量,促进人类的身心健康。

三、医学心理学的任务

综上所述,医学心理学担负的任务是多方面的。我国医学心理学家李心天教授将医学心理学的主要任务概括为四个方面:

(1) 研究各种疾病的发生、发展和变化过程中心理因素的作用规律;

(2) 研究心理因素,特别是情绪对各器官生理和生化功能的影响;

(3) 研究人的个性心理特征在疾病发生、发展、转归和康复中的作用;

(4) 研究如何通过人的高级心理机能和认知思维来控制或调动自身生理机能,以达到治病、防病和养身保健的目的。

第二节 产生与发展

国外心理学的临床服务和心理学的健康服务,基本上不是以"医学心理学"的概念进行的,而是以"临床心理学"的概念进行的。在国内,医学心理学是我国卫生部为了促进心理学在医学领域中的应用和适应医学模式的转变,于 20 世纪 70 年代末和 80 年代初为医学教育设立的一门课程,其目的是让医学生学习某些心理学的理论与方法,以解决与医学、健康有关的心理问题。经过 40 多年的发展,医学心理学在我国已经初步形成了一门独立的心理学分支学科,中国心理学会设有医学心理学专业委员会,另外还有全国性的医学心理学教学与研究团体。可以认为,医学心理学是具有中国特色的心理学分支学科。

一、临床心理学服务的产生

医学心理学的思想如同它的母体——医学和心理学一样源远流长,早在 2000 多年前人类最早的成文医学和哲学典籍中就有丰富的记载。例如在古代,中国的《黄帝内经》和古希腊西医始祖 Hippocrates 对健康和疾病的心理因素作用就有相当精辟的论述。

"医学心理学"一词最早由德国哲学和医学教授 R. H. Loze 提出,他在 1852 年出版了一本名为《医学心理学》的著作,全书共有三篇。第一篇题为"生理的一般概念",采用了"心理生理学"一词,讨论了心理物理学和心身问题;第二篇题为"精神生活的元素与生理机制",论述了感觉、情感、运动和本能、空间知觉;第三篇题为"健康与疾病的心理生活的发展",分章阐述了意识的状态、精神生活的发展条件和精神生活的扰乱(即心理病理学)。他的思想为医学心理学奠定了基础。

科学心理学的创始人 W. Wundt 于 1879 年在德国莱比锡大学创立了世界上第一个心理学实验室,不仅为心理科学开辟了新纪元,也为医学心理学的发展开拓了道路,他的《医学物理学手册》和《生理心理学》都探讨了用实验来研究医学过程中的心理学问题。

早期的心理学主要运用实验研究方法,从事心理现象的理论研究,可以称之为"理论心理学"。真正把心理学运用于临床,推动应用心理学发展的,首推美国临床心理学家 L. Witmer,他积极将心理学运用于包括健康服务的临床实际,于 1896 年在宾夕法尼亚州建立了世界上第一个心理诊所(psychological clinic),专门诊断、治疗情绪障碍或学习困难的儿童,这也意味着应用心理学的诞生,并且是以心理健康服务开始的。他向美国心理学会(APA)呼吁创建一个心理学的分支,以助人为目的,帮助他人从心理困扰或心理障碍中康复,并采用"临床心理学"(clinical psychology)术语为这一新领域命名。Witmer 还在宾夕法尼亚大学正式开设了临床心理学课程。在 1904 年和 1905 年宾夕法尼亚大学的招生目录上清楚地写道:临床心理学专业学生无论是选修心理学课程还是医学课程,都可以获得学分。Witmer 因此被后人尊称为"临床心理学之父"。此后,在美国和其他一些国家,类似的心理诊所以及大学和医院的临床心理机构陆续出现。

1906 年,N. Prince 创办了《变态心理学》杂志。1907 年,Witmer 创办了《心理学临床》杂志。1917 年,美国临床心理学会成立。1936 年,Louttit 出版了《临床心理学》教科书。1937 年,《咨询心理学》杂志(后改为《美国咨询和临床心理学》杂志)问世,等等。至此,临床心理学已经具备了服务部门、专业机构、学术刊物和教科书,形成了专业雏形。这种"临床心理学"包括了医学领域内外广泛的心理学服务内容。

二、临床心理学职业的发展

心理学的临床应用在第二次世界大战期间及战后获得迅速发展,以美国的临床心理学的发展最具有代表性。其发展原因主要基于两个方面：一是心理学技术和方法日臻成熟，特别是科学心理测量学的发展和专业心理治疗技术的诞生，使心理学为临床服务成为可能；二是社会对心理学的需要不断增强，尤其是以维护和促进正常人心理健康为宗旨的心理卫生运动，极大地拓宽了临床心理学的范围。在二战期间，由于战争的需要，美国培养了大量的临床心理学家深入到军队中，运用心理学方法为士兵的动员、选拔和训练服务。由于残酷的战争给人们所造成的巨大精神创伤，大量的心理学家进行了成效显著的心理诊断、心理治疗和康复工作。1946 年，为了满足社会要求，美国退役军人管理局（VA）要求设有心理学系的名牌大学制定培养临床心理学家的正式标准。1947 年，美国心理学会（APA）对训练临床心理学家的计划予以支持，成立了临床心理学训练的专门委员会，提出了培养博士研究生的计划，由心理学家 David Shakow（戴维·沙科）负责，发表了在临床心理学史上具有里程碑意义的《沙科报告》。1949 年，在科罗拉多州的博尔德（Boulde）召开的会议，正式通过了《沙科报告》，确定了临床心理学家的"科学家-实践家"模式，成为了具有历史意义的美国临床心理学家的培训标准（专栏 1-1）。

专栏 1-1 美国临床心理学培训标准（英文）

In 1949, a conference on graduate education in clinical psychology was held in Boulder, Colorado. The Boulder Conference was a truly significant event in clinical psychology, because it explicated the scientist-practitioner model for training clinical psychologists that has served as the principal guideline for training ever since. In succinct terms, this model asserts: (a) clinical psychologists shall pursue their training in university departments; (b) they shall be trained as psychologists first and clinicians second; (c) they shall be required to serve a clinical internship; (d) they shall achieve competence in diagnosis, psychotherapy and research; (e) the culmination of their training shall be the Ph. D. degree.

资料来源：Tarull T J. Clinical Psychology[M]. 7th ed. New York: Thomson Learning, 2005.

尔后，APA 成立了全美心理学职业考试委员会（ABEPP），制定了一套心理学技术质量评定标准以及心理学道德准则，完成了心理学家的评估体系。1954 年，APA 发表了关于心理学与其他专业关系的文件，几年后经过修改，最终认可心理学的地位，准许心理学家独立开展心理治疗和其他收费服务。但是，在美国从事心理健康服务的专业人员不仅仅是临床心理学家（专栏 1-2）。

专栏 1-2 美国提供健康心理学服务的专职人员

临床心理学家、精神病学家、咨询心理学家、学校心理学家和临床社会工作者都是协助人们改变行为、适应生活的专职人员,他们的工作通常有很高的一致性,也常在同一个机构中工作。

1. 临床心理学家(clinical psychologist) 是提供心理学服务的主要人员,要在大学或专科学院里学习,获得哲学博士学位或心理学博士学位,接受 1000 小时或大约 1 年的临床督导、心理咨询与治疗实务训练,必须通过考试才能取得执业资格,每年要获得 30～50 个"继续教育"的学分,每两年要重新申请执业资格。也有一些临床心理学家则拥有文学硕士或科学硕士学位。临床心理学家可在各种诊所、医院、心理卫生中心和私人机构里工作,主要从事的是心理治疗、心理评估、社区干预和行为医学方面的研究与教学工作。管理机构为专业咨询师协会。

2. 精神病学家(attending psychiatrist) 精神病学家要在医学院或医院内接受培训,具有医学博士学位,通过考试才能取得执业资格,每年要获得 50 个"继续教育"的学分,每 3 年要重新申请执业资格,由精神病学会管理。他们是拥有处方权的精神病和心理学专家。

3. 咨询心理学家(clinical professional counselor) 咨询心理学和临床心理学一样,也是心理学的一个分支,而且两者的培训要求基本相似,但是咨询心理学家几乎都在普通大学里学习,多具有心理咨询硕士学位,要接受 2000 小时或大约 1 年的临床督导、心理咨询实务训练。要通过州考试才能取得执业资格,每年要获得 30 个"继续教育"的学分,每两年要重新申请执业资格。与临床心理学家相比,咨询心理学家倾向于解决个人的烦恼,对基本正常的人提供职业咨询以及专业测试。在一些病例中,常常是临床心理学家帮助患者安定以后,再由咨询心理学家来接续后面的工作,协助患者对今后的生活做出计划安排。管理机构为专业咨询师协会。

4. 学校心理学家(school psychologist) 学校心理学也是心理学的一个分支。1996 年国际学校心理学会(International School Psychology Association, ISPA)在其年会上通过了对学校心理学家的定义:学校心理学家指的是受过心理学与教育专业训练,在学校、家庭以及其他可能发生影响的环境下为儿童和青少年提供心理学服务的专业人员。美国学校心理学会(National Association of School Psychology, NASP)在此基础上又增加了一条限定:学校心理学家是达到全美学校心理学会颁发的职业资格的职业心理学家和教育家。学校心理学家要求具备硕士或博士学位,他们主要在中小学里开展工作,其职业活动包括:为教学、职业咨询等目的进行个人能力和智力的心理测验,对在校儿童进行与学校教育有关的心理治疗。美国心理学会已审批通过了学校心理学的专业课程设置。

5. 临床社会工作者(clinical social worker)　临床社会工作者一般在社会科学类大学里学习。社会工作者的最高学位是社会工作硕士学位(MSW),获得博士学位者较少。他们在大学里学完了 4 年的社会科学(如社会学、政治学、心理学)之后再开始培训,要接受 3000 小时或大约 2 年的临床督导、心理咨询实务训练,通过州考试才能取得执业资格,每年要获得 30 个"继续教育"的学分,每两年要重新申请执业资格,管理机构为全国社工机构。社会工作者可以从事心理治疗工作,但他们更多地是帮助个人在社会系统中更好地发挥作用。如安置一些智力缺陷者或有其他缺陷的个人,介绍某些人去找精神病学家和心理学家进行心理治疗和评定,帮助人们争取得到政府给予的社会福利待遇等。

美国 20 世纪 40 年代临床心理学家培训标准的产生和 20 世纪 50 年代的心理医生职业化运动,大大促进了临床心理学的发展。20 世纪 50 年代以后,美国的临床心理学家因社会需要和政府支持,社会地位明显提高,美国每年授予的心理学博士学位有一半是给临床心理学专业的,许多心理学工作者希望成为临床心理学家。临床心理学博士点在 1970 年有 81 个,1990 年发展到 161 个。临床心理学领域不断扩大,在综合医院、精神病院、医学院、心理保健诊疗所、大学及私人诊所,都有临床心理工作者从事与疾病和健康有关的心理诊断、心理治疗、心理咨询和心理卫生等方面的工作以及研究和教学活动。

在美国临床心理学家及其专业团体的长期努力下,1997 年的美国平衡预算法和 1998 年美国的心理健康平等法,都明确承认心理学家是健康服务的提供者,使他们的心理学医学服务具有了明确的法律地位。心理咨询与治疗也被纳入健康保险应予支付的范围。在多数发达国家,以临床心理学为主要方向的心理医生,成为提供包括健康服务在内的广泛心理学服务的主要技术力量。

三、新的医学心理师的诞生

从 20 世纪 80 年代开始,在社会有识之士的支持下,美国心理学会为临床心理学家获得精神药物处方权进行了长期的努力,并为此创立了一个新的心理学分支——医学心理学(medical psychology),它是临床心理学的博士后训练,目的是训练具有处方权的心理医生——医学心理师(medical psychologist)或心理医师(见章末阅读材料)。2002 年,美国新墨西哥州正式批准对经过训练的心理学家(医学心理师)授予处方权,这是美国应用心理学家赢得处方权的第一州,是心理学发展史上具有里程碑意义的事件,正如美国心理学会执行主席 Norman B. Anderson 所述:"我们过去和现在的努力证明我们是当之无愧的提供公共健康服务的核心专业,我们的服务是现代社会不可缺的。"接下来,2004 年在路易斯安那州获得批准,2014 年在伊利诺伊州获得批准。

专栏 1-3　美国医学生的心理学教育

　　在美国,对医学生的心理学教学同样得到重视。早在 1911 年,APA 就"心理学与医学的关系"举行了一个研讨会。当时,一些医学家认为,正确的医学训练应包括心理学知识。他们认为心理学课应在学习神经病学和精神病学前开设,在修改医学课程时应给心理学课程较多的课时。但由于医学生课程太多而未能完全实现上述建议。直到 20 世纪 50 年代,在医学教育和政府领导人的号召下,美国的医学院开始迅速增聘心理学家。从第二次世界大战到 1952 年,美国此类心理学家人员有 255 名,到 1992 年增加到 3500 名。在 1951 年至 1955 年,J. D. Matarazzo 在圣路易斯华盛顿大学医学院便开设了"医学心理学导论"课程,1957 年他任俄勒冈大学医学院医学心理学教研室主任,该教研室是医学院校的第一个正式医学心理学教研室,为该院一年级医学生开设了 48 个学时的医学心理学课程。这个教研室于 1961 年改为医学心理学系,属于基础医学,后来还设立了一个独立的医学心理医院。

　　当前,在美国的医学院校的教学中,则开设许多门类的心理学课程,如心理学导论、变态心理学、咨询心理学和健康心理学等。

　　我国心理学的临床服务起步于 20 世纪 30 年代。1931 年成立"中国测验学会",1936 年成立"中国心理卫生协会",后因战争爆发而暂停。抗日战争胜利后,只有少数医学心理学工作者在医学院、精神病院和儿童福利机构从事心理卫生、心理诊断和心理治疗工作。20 世纪 60 年代以后,心理科学的发展受到阻碍,直到 20 世纪 70 年代末,心理学和医学心理学工作才得以恢复。中国心理学会于 1979 年 11 月成立医学心理学专业委员会,同年卫生部在颁发的教学计划中提出在有条件的院校开设医学心理学课程,1980 年要求各医学院校和中级卫生护士学校开设心理学和医学心理学课程。1987 年 5 月,卫生部在高等医学院医学专业第二届教材编审工作会议上,将《医学心理学》定为新增必修教材,1997 年将医学心理学规定为临床、口腔、预防三个专业医师资格考试的必考科目。北京医学院医学心理学教研室、北京大学心理系、中国科学院心理研究所、湖南医学院等单位分别举办多期医学心理学师资培训班和心理测验培训班,培养了一定数量的医学心理学骨干。国家及地方医学心理学专业委员会或专业小组相继成立,并开展了大量的学术活动。各医科院校纷纷成立教研室,开展教学、科研和社会服务活动,编写出版医学心理学教材数十种,医学心理研究论文成为心理学刊物的重要内容。近些年来,许多综合性大学开设了应用心理学或临床心理学专业,一些医学院校设立医学心理学相关专业,医学心理学硕士点和博士点逐年增加。心理咨询师或心理医生的职业化问题也得到了政府部门的重视并开始实施。目前,我国的医学心理学已进入蓬勃发展阶段。

　　医学心理学的发展是基于它在医学中的重要地位的,主要原因有:① 医学模式转变。它要求医务工作者从生物、心理和社会三个方面全面看待健康和疾病,在疾病的病因、诊断和治疗中都应考虑心理因素的作用。② 疾病预防战略转变。"疾病谱"的变化使预防战略改变,过去主要靠改善环境卫生和个人卫生来防治传染病,现在因慢性非传染病广泛出现,所以强调通过改变不良生活方式和不良行为习惯,建立健康的生活方式和健康行为,以预防慢性病和身心疾病。③ 临床医疗工作需要。由于就医者心理障碍、心身疾病和心理问题、行为问题日渐突出,医务工作者必须具有临床心理学知识和技能才能较好地予以解决。④ 改善医患关系的需要。临床工作者要通过认识病人心

> 如果你在临床中发现患者有心理问题,你将怎样处理?

理和掌握人际沟通技巧来改善医患关系,以提高诊疗效果和服务质量。

四、医学心理学展望

近几十年来,随着经济的发展和社会的进步,人们对医学心理学的需求越来越迫切。一方面,生活方式的改变、生活节奏的加快、价值观的变化、各种社会变革、使人们面临愈来愈多的心理问题;另一方面,物质生活的改善使人们更加注重生活质量,追求精神上的安宁。因此,社会求助于心理学家的倾向更为明显。医学心理学的发展呈现下列趋势。

1. 学科范围进一步扩大 当代预防医学、社区医学和家庭医学的兴起,从疾病到健康理念和实践的发展,都拓展了医学心理学的范畴,使它从早期服务于心理障碍患者逐步走向服务于健康人群,把心理健康的维护、养生保健和健全人格的培养作为其主要内容之一,向各领域广泛渗透并为全社会所有人群提供服务。

2. 进一步与多学科协作 医学心理学属于边缘学科,本身具有系统论的整体思维特征,与多学科合作共同研究和解决某一领域问题已呈现出良好态势。今后,医学心理学将与生物学、教育学、社会学和行为学等进一步结合,协作研究共同感兴趣的课题。同时,医学心理学工作者在心理学临床实践中也会愈来愈多地与相关专业工作者协作,以扩充服务内容,提高服务质量。

3. 进一步运用当代科学研究成果 医学心理学的发展依赖于心理学和医学的理论并与科技进步密切相关,迫切需要运用当代科技成果不断完善自身理论、技术和方法。医学心理学必将遵循生物心理社会医学模式,特别是加快吸收生物医学的新成果,更多地采用分子生物学、生物工程和神经心理学等实验手段,将系统的综合研究与深入的实验研究结合起来,全面发展自身的理论。

但是,作为现代医学理论之一,医学心理学在完成自己的历史使命中,还将面临严峻挑战。

1. 基础理论发展远远滞后于实际需要 医学心理学的发展依赖于心理学基础理论的发展。近几十年来,在发达国家心理学已成为从事人数增长最快的学科之一。但是,从事心理学基础理论研究的人数反而呈下降趋势。心理学基础理论

发展缓慢必然影响心理学应用学科的知识积累，导致医学心理学的后劲不足。

2. 研究方法不够成熟　由于当前的科技手段在深入研究人的心理这一复杂现象中仍未有突破性进展，医学心理学的许多理论同样缺乏深度，一些应用技术也无能为力。例如，目前广泛应用的心理测量技术，虽然应用了统计学的科学原理，但对心理活动的度量仍停留在行为反应层次上；心理治疗虽然在异常心理的矫正或治疗方面获得了一定的效果，但其发展缓慢，特异性不高，在可靠性等方面还有待于进一步完善。

3. 学科范围仍需进一步界定　明确的研究对象和任务、独特的研究方法、确定的研究范围，是一门独立学科的基本条件和特征。但是，我国医学心理学至今尚未发展成熟。仅从医学心理学教材与教学内容来看，它只不过是将那些与医学关系可能较大的心理学分支学科内容进行提炼与浓缩，进而教授给了医学生。因此，从这门课程的开课之日起就存在着诸多争议。例如：医学心理学是为医学生讲授与医学有关的心理学的一门课程，还是一门独立的学科？我国的医学心理学与国外的临床心理学是什么关系？如何教学才能达到医学生心理服务能力提高的要求？等等，都有待于进一步探讨。

此外，如何在人群中普及心理学知识，提高全社会重视心理健康的意识，强化临床医生的心理学理念，促使政府有关机构支持医学心理学的研究和应用，也是医学心理学工作者面临的任务。

第三节　医学心理学与医学模式的转变

科技的发展和社会的进步导致了医学模式的转变，这为医学心理学的发展提供了良好的机遇。医学心理学的发展也经历了由心理学与医学的局部结合转而向医学全面渗透的过程。

所谓医学模式（medical model）是指医学对健康和疾病的总体认识和本质概括，体现了一定历史时期医学发展的指导思想。它反映了特定时期内医学的基本观点、思维方式和发展规范，是医学理论的高度概括和哲学思想在医学中的反映。自古以来，医学的研究对象并没有多大的变化，但人们对健康和疾病的认识却因社会进步、科技发展、生产力水平和哲学思想演进的不同，产生了巨大的理论与方法学的差别。医学模式的演变主要经历了下述三个主流阶段，当然在同一历史时期也存在着不同的医学模式。

一、自然哲学医学模式

自然哲学医学模式（nature philosophical medical model）是指以朴素的唯物论和辩证法来解释疾病和防治疾病的医学思想。它出现在公元前 3000 年左右，以朴素的唯物论、整体观和心身一元论为指导，摆脱迷信和巫术的神灵主义医学模式

(spiritualism medical model),摒弃"神"对人体和环境的束缚,强调人的心身统一,注重自然环境与疾病的关系。我国的《黄帝内经》和古希腊 Hippocrates 的医学思想体系就是这一模式的代表。我国医学的阴阳五行学说认为:金、木、水、火、土五种元素可以相生相克,并且与人体相应部位对应,五行若生克适度则生命健康,若不平衡则对健康有害。在古希腊就有依据当时自然哲学中流行的土、水、火、风四种元素形成万物的学说来解释生命现象。

二、生物医学模式

生物医学模式(bio-medical model)的产生是文艺复兴以后,特别是近百余年来近代医学科学取得重大进展的结晶。它的基本观点是:每一种疾病都应当在器官、细胞或生物大分子上找到可测量的形态学或病理学的变化,都有确定的生物学或理化方面的特定原因,从而找到相应的治疗手段。这种立足于生物科学的对健康和疾病的总的看法,就是生物医学模式。

从 16 世纪下半叶开始,人们建立了实验医学,17 世纪下半叶英国医学家 Willian Harvery 建立了血液循环学说作为近代医学的标志,把立足于科学实验的近代医学同此前原始的、巫术的、经验的古代医学区别开来。此后,人类在对疾病与健康的认识和处理上获得了一系列辉煌的成果:18 世纪法国病理学家 Morgani 发表了《论疾病的位置和原因》,认为每一种疾病都有和它相应的一定器官的损害,把对疾病的认识推到了器官水平;19 世纪中叶,德国病理学家 R. O. Virchow 发表了《细胞病理学》,认为每一种疾病都是局部的细胞损害,把对疾病的认识推进到细胞水平;19 世纪下半叶,以法国微生物学家 L. Pasteur 为代表的学者们相继发现了大多数传染病的病原体;20 世纪上半叶,各种维生素和激素陆续发现,确认了许多营养缺乏病和内分泌疾病的原因;20 世纪 50 年代以后,分子生物学的建立和发展,使人们对疾病的认识深入到分子水平;近 40 年来,随着人类遗传学和分子遗传学的发展,已查明数千种疾病属于遗传性疾病并可在相对应的基因或染色体上找到病因;20 世纪抗毒素血清疗法、砷剂驱梅疗法、磺胺药、抗生素和驱虫药的发现以及外科手段的进步,使多种疾病有了特异性治疗方法。

这些立足于生物科学成就之上的医学进展使人类在疾病的认识、治疗和预防方面都取得了极大的成就。因此,人们创立了"生物医学"(biomedicine)这一术语,以强调生物科学对于医学的决定性意义。生物医学模式成为发展迅速的现代医学的标志和核心。毫无疑问,无论是从历史角度还是从现实角度来看,生物医学模式的产生和发展都是巨大的进步,而且不论在当前还是未来的医学发展中,仍将发挥重要的作用。

三、生物心理社会医学模式

生物心理社会医学模式(bio-psycho-soio medical model)是美国医学家 G. L.

Engle 提出来的,它集中反映了现代医学发展的特征和趋势。

20 世纪以来,随着生产力的发展和社会进步,人们的生活方式发生了巨大的变化,环境和心理社会因素在人类健康和疾病中的作用日渐突出,人类的"疾病谱"和"死亡谱"发生了很大的变化:过去那些主要威胁人类健康的传染病、寄生虫病和营养缺乏症减少了;心脑血管病、癌症等与心理社会因素密切相关的疾病,即所谓"心身疾病"患病率逐年上升;随着工业化、都市化的发展,人们的生活节奏越来越快,竞争激烈,人际冲突加剧,各种心理障碍和精神疾病不断增多。使人们逐步认识到原来的生物医学模式已不能全面概括和解释现代医学所面临的全部课题,生物医学模式强调的是以"患者"为对象,以"疾病"为核心,而不是以"人"为中心,以人的"健康"为目标。它舍弃了人与自然、人与社会的关系,忽视了心理社会因素对人类疾病的和健康的影响,使医学与社会的分离越来越大。

1977 年,Engle 在《科学》杂志上发表了题为《需要新的医学模式——对生物医学的挑战》的文章,批判了生物医学模式的"还原论"和"心身二元论",提出用多重取向来考虑健康和疾病问题,采用生物心理社会医学模式来描述这一取向,并把这一新的复杂的健康和疾病模式与简单的生物医学模式区别开来。他指出:"生物医学模式假定疾病是完全偏离可见的生物学(躯体的)变量常模,此工作框架没有为疾病的社会、心理和行为留有余地。"同时,他相信一个对健康和疾病的全面观点不仅要考虑生物学,而且还要考虑人的心理学和社会学方面。也就是说,人的心理与生理、精神与躯体、机体的内外环境是一个完整的、不可分割的统一体,心理社会因素与疾病的发生、发展和转归有密切关系。研究人类的健康和疾病问题时,既要考虑生物学因素的作用,又要重视心理、社会因素的影响。必须研究健康与疾病的生物学、心理学和社会学三个方面因素的相互作用。

Engle 提出的"医学模式应由生物医学模式转变为生物心理社会医学模式"迅速为人们所接受。医学模式的转变,不只是理论概念上的改变,它还涉及医学领域中的许多实际问题,如医学研究的思维方式和内容的改变,医学教育的变革,医疗卫生人员知识的更新,以及社会卫生保健网的结构和职能、政府医疗卫生政策和措施的制定等。它促进了医学问题的社会化和社会问题的医学化,促使人们对健康与疾病、医生与患者、正常与异常等一系列医学范畴和医学性质观念的改变,它要求医学从更为广阔的角度考虑人类的健康问题,加强对影响健康的心理社会因素的研究。医学心理学正是在医学模式的

> 试论述医学模式的转变对医学发展会有哪些深远影响。

转变过程中逐步发展起来的。同时,医学心理学的发展也促进了医学模式的转变。

医学模式转变的理论与理念对于医学发展具有重要意义。

1. 在医学临床方面　要求医务工作者从生物、心理和社会三个方面全面看待健康和疾病,关注并解决就医者的心理障碍、心身疾病和各种心理行为问题。尤其是要具备基本的心理学知识和技能,以便及时和准确地识别和处理各种相关问题。

同时,通过患者心理和人际沟通技巧的掌握改善医患关系,提高医疗服务质量。

2. 在医学教育方面　要加强教学内容和培养模式的改革,增加心理学、社会科学和人文科学课程,培养和提高医学生的心理诊断与治疗技能。

3. 在医学研究方面　要重视心理社会因素对健康和疾病的影响,加强医学的多学科与综合性研究,加强心身关系的研究。

4. 在医院管理方面　要以生物心理社会医学模式为指导思想,在管理机构、诊疗流程、科室设置和运行机制方面,充分体现心理学与行为医学之间的联系,以满足人们日益增长的健康服务需要。

5. 在卫生政策方面　要实施并促使疾病预防战略的转变,从过去主要靠环境卫生和个人卫生防治传染病为主,扩展到对不良生活方式和不良行为习惯的改变,并通过建立健康的生活方式和行为习惯来预防疾病,尤其是慢性疾病。

第四节　相关学科

对于医学临床或医学工作者而言,哪些心理学知识或者哪些心理学科是有用的呢? 或者说,医学心理学应该包括哪些心理学内容呢? 如果你看了专栏1-4,你会感到几乎所有的对心理学知识的学习都可能对人类的健康有益。但是,通过学习医学心理学这一门课程是难以完成这一任务的。因此,到目前为止,医学心理学的主要内容是那些与医学最为相关的心理学理论与技能。主要涉及下列心理学学科。

专栏 1-4　学习心理学有什么作用?

心理学是研究人的心理与行为的一门科学,也是一门非常有用的学科。学习和研究心理学的主要目的,就是阐明人类各种正常与异常心理现象:

1. 描述(description)　是对人的各种行为现象的观察和概括,并能够用合适的概念表述,以解决"是什么"。

2. 解释(explanation)　是对心理现象的发生、发展、变化、影响因素和形成机制的科学说明,以解决"为什么"。

3. 预测(predication)　是对一些特定行为将要发生的可能性和一种特定关系即将出现的可能性的判断或估计,以解决"会怎样"。

4. 改变(change)　对不良行为进行阻止或使其逆转,包括塑造良好的行为,以解决"怎么办"。

由此会产生激动人心的结果:理解自己和他人各种行为的原因和意义,从而提高人类的生活质量。

一、临床心理学

临床心理学(clinical psychology)主要研究和解决与心理因素相关的临床问题,包括心理评估、心理诊断、心理治疗和心理咨询等。美国临床心理学家 D. P. Saccuzzo 和 R. M. Kaplan 对临床心理学下的定义是:它侧重研究人类和人类问题,目的在于调整和解决人类的心理问题,改变和改善他们的行为方式并最大限度地发挥人的潜能。他们还将行为医学也归于临床心理学的一个新领域。临床心理学工作遍布学校、医院、机关,以及商业、法律、政府、军事等部门,具有广泛的研究范围。

二、变态心理学

变态心理学(abnormal psychology)又称异常心理学,或病理心理学(pathological psychology),是研究心理活动和行为异常规律的一门学科。它运用心理学原理和方法研究异常心理或病态行为的表现形式、发生原因和机制及其发展规律,探讨鉴别和评定的方法与防治措施。

三、神经心理学

神经心理学(neuropsychology)是从神经科学的角度来研究心理学问题的学科,重点研究人的高级神经机能和行为之间的相互关系,即脑和行为的关系。其任务是确定人的心理活动的大脑的物质基础,并采用心理学方法诊断脑器质性病变和功能性疾患。

四、药理心理学

药理心理学(pharmacopsychology)是研究药物对人的心理活动和行为的作用及其机制,探讨控制心理和行为的生物化学基础的学科。它以药理学、生物学、生理学、医学心理学、病理心理学和神经心理学为基础,加上近年来许多新技术如生物测定法和组织荧光技术等的应用,使药物心理学机制研究获得了长足的发展。

五、心身医学

心身医学(psychosomatic medicine)是研究心理社会因素与躯体疾患关系的一门学科,包括疾病的倾向性、易患性、起因、预后、病前躯体和心理方面的前驱性特征,重点研究由于心理社会因素所致的躯体疾病的病因、发病机制、治疗和预防等。目前,心身医学概念已被泛化为心理生理医学,研究生理、心理和社会因素之间的相互作用及其对人类健康和疾病的影响。

六、心理评估

心理评估(psychological assessment)是运用心理学原理和方法对人的心理特

征加以定量与定性研究的一门学科。它采用观察法、会谈法、个案法和心理测验法等,评定个体行为的性质和程度,进行鉴别,得出结论。心理评估的研究重点是心理测验。

七、心理治疗学

心理治疗学(psychotherapy)是研究运用心理学的理论和技术给患者进行治疗的方法的一门学科。它通过治疗者与患者的交往过程,并借助于其他手段,改变患者的认知、情绪和行为方式等,以达到减轻病痛、恢复健康的目的。心理治疗的方法很多,主要有暗示疗法、催眠疗法、精神分析、行为疗法和认知疗法等。

八、咨询心理学

咨询心理学(counseling psychology)是研究心理咨询的过程、原则、技巧和方法的心理学分支。心理咨询是通过语言、文字等媒介,给咨询对象以帮助、启发和教育的过程,它可以提高个体应激能力,减少心理刺激强度,减轻或消除不利于身心健康的心理社会因素,达到防病治病的目的。与心理治疗相比,心理咨询侧重于解决正常人的问题,使用的方法也比较灵活。

九、健康心理学

健康心理学(health psychology)是运用心理学知识与技术来探讨和解决如何促进人类健康,预防和治疗躯体疾病的心理学分支。它还运用心理卫生的知识和技巧动员社会力量,提高卫生服务质量,努力消除影响人们心理健康的环境因素。目前,有进一步扩展研究范围的趋势,其中涉及治疗、康复和预防等方面的行为问题,以及许多心身疾病、行为医学和心理生理学等内容。

十、护理心理学

护理心理学(nursing psychology)研究护理工作中的心理学问题。它从护理情境与个体相互作用的观点出发,运用心理学的基本理论和技术方法,研究在护理情境下个体心理活动发生、发展及其变化规律,解决护理工作中所涉及的各种心理学问题,从而不断提高护理工作质量,促进护理模式的转变。

第五节 研 究 方 法

科学的研究方法是正确反映事物的本质和规律的手段。从历史上看,医学心理学研究方法经历了从主观到客观、由经验到科学的过程。此外,不同的心理学派有不同的研究方法,如精神分析学派运用精神分析的方法,行为主义学派强调"刺激-反应"法,心理生理学派则多采用实验法等。随着科学的进步,医学心理学遵循生物心理社会医学模式,兼容心理学与医学的研究方法,将微观研究与宏观研究、局部研究与整体研究、深入研究与综合研究的方法结合了起来。因此,医学心理学的研究方法很多,不同的方法有不同的用途,在研究中应根据不同的研究目的和样本的特点,选择相应的方法。

一、观察法

观察法(observational method)是通过对被观察者的动作、表情、言语等外显行为的观察来了解人的心理活动的一种研究方法。观察法根据其特点可分为主观观察法与客观观察法、自然观察法与控制观察法、日常观察法与临床观察法、直接观察法与间接观察法等,这些分类多有重叠。

自然观察法是在自然情境中对被观察者的行为进行直接观察、记录,然后进行分析研究,其优点是不改变被观察者的自然生活条件,所得材料比较真实。控制观察法是在预判的某种情况下进行的观察,能较快地、集中地取得所需材料。这两种方法均属于客观观察法,具体执行可在直接观察其劳动、游戏、学习、临床等条件下进行。在对观察对象不能进行客观观察时,可采用主观观察法(内省法),包括口头报告、书信、日记、自传、回忆录等形式。

二、实验法

实验法(experimental approach)是指在控制条件下操纵某种自变量以考查它对其他变量影响的一种研究方法。实验法能研究变量的因果关系,可用于对某一种学说的证实和对某种干预效果的研究。能操纵自变量,但不能或不完全能控制其他能影响因变量的条件的实验法,称为准实验法(quasi experimental approach);既不能操纵自变量,又不能控制影响因变量的条件的方法,称为非实验法(non-experimental method)。

实验法分为实验室实验法、自然实验法和临床实验法等。实验室实验法是在实验室内借助各种仪器设备,严格控制实验条件而进行的,它不仅可以观察到被试的行为表现,而且可通过仪器精确记录人体内部生理反应。自然实验法是为了避免由于环境对被试者的影响而出现难以估计的心理活动误差,通过遥控设备,按要求设计出指令并收集信息进行描记和测量的方法。临床实验法主要用于对心身疾病的生理与心理、病理与心理、心身交互作用的研究,它可以通过仪器等手段探讨病因,确立诊断,还可通过反馈系统进行治疗。

三、调查法

调查法(survey methods)是通过会谈、填写问卷和访问等方式获得资料的一种研究方法。调查范围包括家庭、学校、工作单位,有时还包括医学和司法档案等。调查分通信调查、电话调查和面对面的调查等形式。其结果的有效性主要取决于样本的代表性和回答的可靠性两个方面。

调查法中影响回答可靠性的原因主要有：① 调查表中提问的偏向（bias），提问应该公正和无偏向，不能提出诱答问题。② 回答者的知识有限，不理解提问。③ 访谈者效应（interviewer effects）。在调查时，访谈者提出问题时应尽可能用中性语气，不能给以希望得到回答的任何线索，否则回答就是不可靠的。

四、个案法

个案法又称个案研究（case study），是对个体单一案例进行研究的一种方法。严格地讲，它是一种研究方式。因为个案法所用的是心理学中的其他研究方法，如观察、实验、测验等。个案法常用于罕见案例，如"狼孩""猪孩"等案例的考察和研究，也有对个体进行长期、全面的追踪研究。

五、测验法

测验法又称心理测验，是医学心理学的主要研究方法之一。心理测验（psychological test）是对心理进行客观的、标准化的定量测评方法。如智力测验、人格测验、神经心理测验等。评定量表（rating scale）是在自然生活下观察个体或群众心理和社会现象的量化工具，如生活事件量表、症状自评量表、焦虑自评量表等。

阅读 美国"医学心理学"新职业（英文）

Medical psychology, as defined by Division 55 of the American Psychological Association (APA), "is that branch of psychology that integrates somatic and psychotherapeutic modalities into the management of mental illness and emotional, cognitive, behavioral and substance use disorders." The specialty of medical psychology has established a specialty board certification, American Board of Medical Psychology and an Academy of Medical Psychology requiring a doctorate degree in psychology and extensive post doctoral training in the specialty and the passage of an oral or written examination. Medical psychologists are qualified to be members of the national practitioner association (National Alliance of Professional Psychology Providers, NAPPP) and are trained to treat the behavioral and psychological aspects of physical disorders and to treat mental disorders in primary care centers, hospitals, and nursing homes. Qualified psychologists can also become board certified in Behavioral Health Practice and have their practices accredited by the National Institute of Behavioral Health Quality.

（刘新民）

第二章　心理学基础

案例 2-1　小张到底怎么了?

　　小张,女,36岁,某企业职工。一年前的一天,因生产事故被单位领导批评,回家后突发高热、呕吐,被送入医院,经检查诊断为急性肠胃炎,住院治疗很快痊愈出院。上班不久,又出现恶心、腹痛、腹泻,并伴有心悸、胸闷、焦虑等症状,且呈现加重的趋势,便相继到上海、南京等地的大医院求治,做了各种检查也没有发现器质性病变。可小张还是顾虑重重,四处奔波辗转求医,不能正常上班。

思考题

　　如果你是接诊小张的医生,你对此会如何考虑? 你会想到她有心理问题吗? 你如何对她进行心理检查呢?

　　正如不知道什么是正常的人体结构就不能知晓人体结构的异常那样,不知道正常心理就无法知晓异常心理。本章将介绍正常心理学的基本知识,这是比较和识别各种异常心理与行为的基础,也是正确解释各种心理现象的基础。

第一节 概 述

一、什么是心理学

心理学(psychology)是研究人的心理与行为及其规律的一门科学,心理学的主要目的就是为了阐明人类各种正常与异常心理现象。其主要任务:① 描述(description),是对人的各种行为现象的观察和概括,并能够用合适的概念表述,以解决"是什么"的问题。② 解释(explanation),是对心理现象的发生、发展、变化、影响因素和形成机制的科学说明,以解决"为什么"的问题。③ 预测(predication),是对一些特定行为将要发生的可能性和一种特定关系即将出现可能性的判断或估计,以解决"会怎样"的问题。④ 改变(change),是对不良行为进行阻止或使其逆转,包括塑造良好的行为,以解决"怎么办"的问题。通过上述目标,会产生激动人心的结果:理解自己和他人各种心理行为的原因与意义,从而更好地处理心理问题,提高生活质量。

(一)心理学的研究对象

心理现象(mental phenomena)指心理活动的表现形式,分为心理过程(mental process)和个性(personality)两个方面。心理现象的内容如图 2-1 所示。

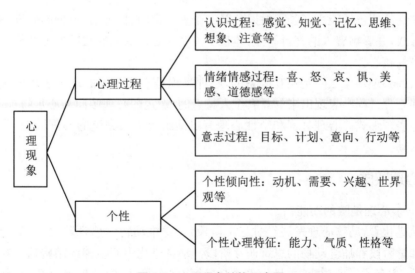

图 2-1 心理现象结构示意图

(二)心理过程

心理过程是指人的心理活动发生和发展的过程。其中,认识过程是基本的心理过程。情感与意志过程是在认识的基础上产生的,两者都是接受、加工、贮存和理解各种信息的过程,是人脑对客观事物的现象和本质的反映过程。感觉、知觉、记忆、思维等都是认识过程的有机组成成分,都是反映事物的性质和规律的心理现象。

人在认识客观事物的时候,因为不同特点、不同关系、不同角度的缘故,其采取的态度可产生不同的主观体验,如满意或不满意、愉快或不愉快等,这个过程就是情绪情感过程。人们在认识和改造世界的活动中,还能有意识地、自觉地确定目的,并根据目的调节支配自身的行动,克服困难去实现预定目标的心理过程叫意志过程。

认识过程、情绪情感过程和意志过程互相联系、互相制约。一方面,情绪情感和意志是在认识的基础上产生和发展起来的;另一方面,人的情绪情感和意志对人的认识过程同样有重要影响。

(三) 个性

个性又称人格,是指具有一定倾向性的心理特征的总和。人格结构是多层次、多侧面的,主要包括个性倾向性和个性特征。

个性倾向性包括需要、动机、兴趣、信念、世界观等,是人对客观世界的态度和行为的积极性特征。个性倾向性制约和调节人的所有心理活动,是个性的潜在力量,是人进行活动的基本动力。其中,需要是个性倾向和整个人格积极性的源泉,只有在需要的推动下,人格才能形成和发展,动机、兴趣、理想和信念都是需要的表现形式。

个性特征包括能力、气质和性格,是一个人经常的、稳定的、典型的心理特征和行为方式,并影响着人的言行举止,体现了一个人心理活动的独特性。性格是人格特征中的核心。

人的心理现象之间是相互联系的,心理过程是心理现象的动态表现形式。个性是在心理过程中表现出来的具有个人特点的、稳定的心理倾向与心理特征,可谓是静态表现形式。心理过程和个性心理有机地组成了人完整的心理面貌,实现着心理活动。

二、心理实质

(一) 心理是脑的功能

从进化看,动物心理发展经过三个阶段:无脊椎动物的感觉阶段、低等脊椎动物的知觉阶段和哺乳动物的思维萌芽阶段。动物进化中产生神经结构这一物质基础之后,才有了心理功能,而且随着进化,动物愈高等,脑的结构愈复杂,心理活动亦相应愈复杂。

从个体发育史来看,心理的发生、发展是与脑的发育完善紧密联系的。有关大脑研究的资料表明,随着个体脑重量的增加和脑皮质细胞功能的成熟,人的心理活动水平也从感知觉阶段发展到表象阶段,从形象阶段发展到抽象阶段。

研究显示,任一心理活动都和脑的一定部位有关,如各种感觉都有相应的皮层感觉区,知觉定位在颞叶后部,记忆定位在海马、颞叶、额叶等部,意志、人格定位在额叶等部,各种心理产生的物质基础是脑细胞内分子的变化。临床观察发现,任一脑部位的损伤,在发生生理功能变化的同时也发生心理变化。例如海马体的损伤,会使人失去将信息存入长时记忆的能力,枕叶的损伤会使人视觉功能衰退甚至失明。

这些都说明心理是脑的产物,是脑的功能,即任何心理活动都产生于脑,所以心理活动是脑的高级功能的表现;心理是客观现实的主观能动的反映,即所有心理活动的内容都来源于外界,是客观事物在脑中的主观能动的反映。

(二) 心理是客观现实的反映

1. *心理是客观现实的反映*　是指事物在人脑中形成的映像,人脑对现实的反映不仅反映当前所看到、所听到的事物,还能反映过去经历过、听说、看到的事物和想象出从来未见到过的事物。客观现实是心理的源泉和内容,社会实践是人的心理发生、发展的基础。客观现实指人的心理以外的一切客观存在,包括自然环境和社会环境,尤其是社会实践中人与人的交往对人的心理发展具有决定性意义。许多事实证明,从一开始就脱离人类社会生活的人,是不能产生正常人的心理活动的。比如,印度"狼孩"的故事。

2. *心理是人脑对客观现实主观和能动的反映*　心理有主观的一面,因为对客观现实的反映总是由主体(个人)进行的,总会受到个人经验、个性特征和自我意识等因素的影响。人对客观现实的反映不只是像复印和摄影那样,不仅不同的人对同一事物反映不同,即使是同一个人在不同时期和不同条件下,对同一事物的反映也会有很多不同。

心理的能动性表现在人脑不仅反映客观现实的外部特性,并且经过抽象与概括揭示其本质和规律。只有掌握了事物的本质与规律,才能使人的行动成为自觉行动,进而产生巨大的能动作用。使人不仅能反映客观世界,并能改造客观世界。

第二节　认识过程

个体通过感觉、知觉、学习、记忆、思维、想象、联想、注意、语言来认识世界的过程,即认识过程。

一、感知觉

(一) 概念

1. *感觉(sensation)*　感觉是当前直接作用于感觉器官的客观事物的个别属性在人脑的反映。物体的大小、形状、颜色、软硬、声音、气味等个别属性,直接作用于人的眼、耳、鼻、舌等相应的感觉器官而产生感觉。它是一种最基本的、不可缺失的心理现象。人的感觉除了视觉、听觉、触觉、嗅觉和味觉外,还有痛觉、压觉、温度觉、平衡觉(本体觉)、内脏感觉等。一方面,人们能够通过感觉了解和认识外界事物的个别属性特征,可以通过感觉认识自己机体所处的各种状态,从而进行自我调节和防御机制的调动。比如饥饿感、口渴、冷热、疼痛等。另一方面,感觉又是各种高级心理现象的基础。比如记忆、知觉、思维和身体内部感觉等。

2. 知觉(perception)　知觉是当前直接作用于感觉器官的客观事物的整体,及其外部相互关系在人脑的反映;或者说是感觉器官与脑对刺激作出解释、分析和整合。比如一个物体,摸着是扁圆形的、硬的,闻着有特殊芳香,咬一口有酸甜味的汁液,把这些信息和以往的经验结合起来,人们就可得知这是苹果。知觉是整体的,能获得完整的映象,局部的感觉不能获得准确的知觉。

3. 感觉和知觉的区别与联系　如表 2-1 所示。

表 2-1　感觉与知觉的区别与联系

	区别	联系
感觉	1. 对事物个别属性的反映; 2. 某一器官获得事物单一属性信息的过程。	1. 感觉是知觉的基础; 2. 感觉越清晰、越丰富,知觉就越完整、越正确。
知觉	1. 对客观事物整体的反映; 2. 多个感受器协同活动的结果; 3. 过去经验的反映; 4. 与思维有必然联系。	1. 知觉是感觉的综合体现; 2. 感觉和知觉都是客观事物作用于感觉器官产生的。

(二) 感觉的特征

1. 适应　感觉器官在刺激物的持续作用下感受性发生改变的现象叫适应。适应可使感受性提高或降低。如由明亮的地方突然进入暗室,起初什么也看不见,等一会儿就看清了,这叫暗适应,这时视觉器官感受性提高了;从暗室突然走出来,光亮刺眼,什么也看不见,等一会儿又看清了,这叫明适应,这时视觉器官感受性降低了。嗅觉的适应性最强,"入芝兰之室,久而不闻其香;入鲍鱼之肆,久而不闻其臭"就是对嗅觉适应的描述。

2. 对比　指同一感觉器官在不同刺激物的相互作用下,感觉在强度和性质上发生变化的现象。人对某种刺激的感受强弱不仅取决于感觉器官的功能状态,而且也受其他感觉的影响。例如,优雅的乐曲可以减轻拔牙时的疼痛;左手泡在热水盆里,右手泡在凉水盆里,然后双手同时放进温水盆里,结果左手感觉凉,右手感觉热;先吃糖,后吃苹果,就会感觉苹果很酸,等等。

3. 联觉　指一种感觉引起另一种感觉的心理现象,能够在一定程度上影响人的情绪反应和健康。联觉有多种表现,最显著的是色觉与其他感觉相联。比如,红、橙、黄色往往引起温暖感、接近感、沉重感,能使高血压患者血压升高;而绿、蓝、紫色则往往引起凉爽感、深远感和轻快感，能舒缓患者的紧张情绪，达到放松的效果。所以，医护人员的工作服的颜色就是巧妙地运用了联觉的效果制作的。以达到稳定患者情绪的目的，制造温馨舒适的视觉感受。

4. 后像　指释放给感觉器官的刺激停止以后，感觉在短时间内不会马上消失的现象。后像存在于各种感觉中，最显著的是视觉后像。比如，在关电视后闭上眼睛，电视里的人物形象仍然会出现在眼帘中。又比如，人在受到一定强度的外部刺激后，一闭上眼就会在脑海中出现之前情景的逼真的再现和"回闪"。

5. 代偿　指某一感觉器官感受能力的提高和发展既与天赋有关，也可以用后天训练来补偿。比如，如果某一感官出现永久性障碍后，其他感觉器官的功能就会在适应的过程中得到很大的提高，以补偿受损的器官功能。比如，盲人的听觉特别敏感，双手残疾的人脚特别灵活。由于人们的实践活动不同，某些感觉能力的发展水平也显示出明显差异。例如，一般人对黑布只能分出深黑、浅黑等，而有经验的染布工人可以把黑布按深浅程度区分为 43 等；品酒员能品尝出上千种酒的优劣。事实说明，人的感受性通过实践训练是可以充分挖掘其潜力的。

（三）知觉的基本特性

1. 选择性　人总是有选择地把某一事物作为知觉的对象，将周围的事物作为知觉的背景，对象在背景中突显出来，使知觉更清晰，这就是知觉的选择性。当然对象和背景可互相转换。知觉对象的选择受到主、客观因素的影响，凡与人的动机、需要、兴趣、情绪状态和经验有关的事物，更容易被优先选为知觉对象。客观因素则与知觉对象本身的特征如强度、变化、对比、位置、运动状态和出现的频度等有关。如图 2-2 所示。

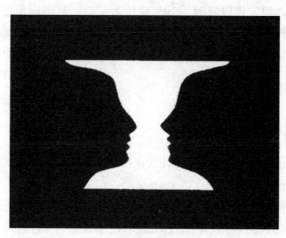

图 2-2　花瓶与人像图

2. 整体性　知觉的对象都是由不同属性的各个部分组成的，人们在知觉它时却能依据以往的经验把它组织成一个整体。知觉的这种特性就是知觉的整体性。影响整体性因素有：接近、相似、闭合、连续、形态等。如图 2-3 所示。

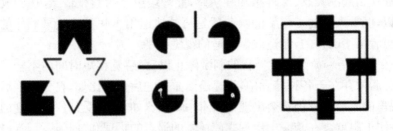

图 2-3　知觉的整体性

3. 理解性　人们知觉事物时总是用已有的知识经验去解释它、理解它,并用词把它标志出来,这就是知觉的理解性。人们知识经验越丰富,对事物的知觉就越深刻、越精确、越迅速。如图 2-4 所示,没有学过英语的人就不会把中间的字理解为"B"。

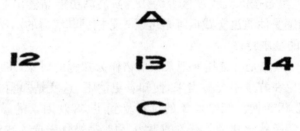

图 2-4　知觉的理解性

4. 恒常性　当知觉的条件改变以后,知觉的映像仍然保持不变,这就是知觉的恒常性。知觉的恒常性以经验、知识、对比为基础。从不同角度、距离、光线条件下知觉事物时,尽管感觉信息发生改变,但如果是熟悉的事物,就仍可维持恒常的知觉映像。视知觉的恒常性最明显,可分为大小、颜色、形状和明亮度等方面的知觉恒常性。

二、记忆

(一) 概念

1. 记忆(memory)　是指通过识记、保持、再现和再认等方式在人脑中积累个体经验的心理过程。

从信息加工机制来看,记忆是一种积极能动的心理活动,表现为人不仅对外界信息的摄入是有选择的,而且信息在人脑中也不是静止的,而是像电子计算机一样,在不断编码、加工和贮存。输入到人脑中的信息只有经过编码才能记住,只有将输入的信息汇入已有的知识结构时,信息才能在头脑中巩固下来。信息能否提取和提取的快慢与编码的完善程度以及储存的组织结构有密切联系。如图 2-5所示。

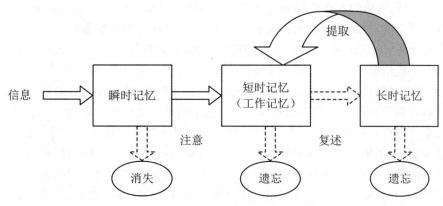

图 2-5　记忆加工系统

记忆是人们学习、工作和生活的基本能力，是智力的重要组成部分。如果没有记忆人就永远不能成长。失忆的患者意味着需要重新学习，重新建立新的记忆能力，才能适应新的社会生活。

2. 记忆的分类　主要有以下几种：

（1）按记忆内容可分为：① 形象记忆——以感知过的具体事物的形象为内容的记忆。② 语词逻辑记忆——以概念、判断、推理以及问题解决为内容的记忆。③ 情绪记忆——以个体体验过的某种情绪、情感为内容的记忆。④ 运动记忆——以个体操作过的动作为内容的记忆。

（2）按信息在大脑中存留时间可分为：① 瞬时记忆——是在刺激停止之后在感觉系统存留时间仅有 0.25～2 s 的记忆，瞬时记忆具有鲜明的形象性。② 短时记忆——瞬时记忆和长时记忆的中间阶段，信息在头脑中存留 5 s～2 min。例如，外语口译者主要依赖这种记忆；学生一面听讲一面记笔记主要靠的也是短时记忆。③ 长时记忆——信息经过深入加工在头脑中长期储存的记忆。长时记忆的内容也是个体的知识和经验，有的可以保持一段时间，有的可以保持终生不忘。

（二）基本过程

1. 识记（memorization）　是个体获取经验而记住事物的过程，也就是外界信息输入大脑并进行编码的过程。

（1）识记的种类：根据识记目的可分为无意识记和有意识记两种。无意识记是预先没想记忆的内容却在头脑中留下了痕迹。有意识记是有目的、有计划并有意志努力参加的识记。

依据识记材料性质不同，有意识记又可进一步分为机械识记和意义识记。机械识记是依据材料的外在联系所进行的识记；意义识记是依据材料的内在联系所进行的识记。

（2）影响识记的因素：① 识记的目的性。提出明确的目的和任务是提高识记效果的重要条件。如突击应付考试，由于目的和任务很明确，识记效果一般比较好。② 识记活动的实践性和独立性。某一事件如果成为操作活动的对象,或是成为智慧活动的对象,都能大大提高识记效果。③ 对材料的理解程度。对识记材料的中心思想、论点、论据、结构、层次等理解透彻,识记效果就好。④ 识记材料的数量。在一般情况下,材料数量与识记百分比成反比关系。⑤ 材料性质。直观、生动、形象的材料比抽象的语言材料容易识记。⑥ 信息加工深度。人脑获取的信息在编码时将几种水平的代码归并成一个高水平的单一代码的过程叫组块。组块主要以个体已往经验为基础,例如,"1921194919921997 2019"这一组数字,看起来很长很难记,但如果有历史知识的人很快看出这是一组有代表性的年代,可以把4个数字组成一个信息块,并赋予一个特定的意义来"联想"和"理解"记忆,既快又不容易忘记。因此,如果能够在学习的过程中加以运用,不仅识记效果好,而且易于保持,易于提取。

2. 保持(retention) 识记最直接的目的是保持,也就是输入的信息牢固地储存在大脑中。保持是个动态变化的过程,这种变化一般表现在质与量两个方面。从量的方面讲,保持的数量随时间的推移而逐渐减少;从质的方面讲,有的变得更简要,细节减少,有的内容相似,容易混淆,有的信息会消失。这些变化集中表现在与保持相对的遗忘过程之中,而且复习在记忆的转换中起重要的作用,可以使短时记忆转化成长时记忆。

3. 再认与再现

(1) 再认(recognition):信息提取的一种形式,指过去经历过的事物再度出现时仍能认识。例如3个月前接诊的某患者,让你回忆他的容貌是困难的,但再见到他时你会忽然想起来,这就是再认。因为再认有当前事物作线索,所以比再现要容易。

(2) 再现(reproduction):又称回忆(recall),是信息提取的另一种形式,指人们过去经历过的事物在头脑中重新出现的过程。依据有无目的回忆分为有意回忆和无意回忆。有意回忆是指有回忆任务而自觉回忆以往经验的过程;无意回忆是没有预定目的,既往经验不由自主地重新出现的现象。

遗忘(forgetting)是对已感知过的事物提取失败。提取失败由多种因素造成,但记忆痕迹的自然衰退和干扰是造成遗忘的主要原因。

> 结合本节学习的内容,请你思考一下怎样利用记忆研究的结果,帮助自己更好地准备考试。

专栏 2-1　Ebbinghaus 的遗忘曲线

德国心理学家 H. Ebbinghaus(1850~1909)对遗忘规律做了首创性、系统性的研究。结果表明,识记后最初一段时间遗忘快,随着时间推移和记忆材料的数量减少,遗忘便渐渐缓慢,最后稳定在一定水平上,如图 2-6 所示。

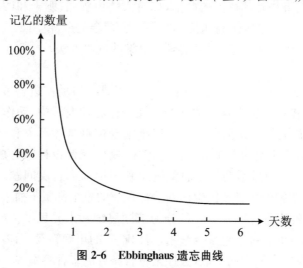

图 2-6　Ebbinghaus 遗忘曲线

Ebbinghaus 所描绘的遗忘曲线揭示了遗忘先快后慢的规律。之后的大量研究,对遗忘过程有了更系统、更深刻的认识。其中包括:① 有意义的材料较无意义材料遗忘慢。② 形象材料较抽象材料遗忘慢。③ 运动性记忆巩固之后不易遗忘。④ 过度学习达 150% 保持效果最佳。⑤ 较长的材料首尾遗忘少,中间遗忘多。⑥ 分散复习较集中复习遗忘少等。

三、思维

(一) 概念

思维(thinking)是人脑对客观事物间接的、概括的反映。间接性和概括性是思维的主要特征。思维的概括性表现在两个方面:① 对一类事物共同本质特征概括的认识。例如组织的炎症部位的红、肿、痛、热就是对各种化脓性炎症共同本质特征的概括认识。② 对事物之间规律性的内在联系的认识。例如严重腹水的患者一般都有移动性浊音,这是医生对严重腹水和移动性浊音之间规律性联系的认识。一切科学的概念、定理、法则等都是概括地认识事物的结果。思维的间接性是指借助其他事物为媒介,间接地认知事物。例如医生对"患者主诉转移性右下腹疼痛",可间接地考虑患者有可能患有阑尾炎。

(二) 思维过程

思维过程是在头脑中对事物进行分析、综合、比较、抽象、概括的过程。分析就是把事物的整体分解为个别的部分或特征;综合是把事物的多个部分或特征组合为整体;比较是把事物加以对比,从中找出事物之间异同点;抽象是从事物许多特征中找出共同本质的特征,舍弃非本质特征;概括是根据事物共同的本质特征去认识同一类所有事物。概括有感性概括(经验的概括)和理性概括(科学的概括)之分。前者是根据事物外部特征的概括,如对人体由头颅、躯干和四肢组成的认识;后者是根据事物本质特征进行概括,如人有语言,会创造、使用工具,能进行生产劳动。概括又称概念形成,是运用概括研究思维的重要方法。

(三) 分类

1. 根据思维方式分类　　主要有:① 动作思维。边动作边思考,思维以动作为支柱,依赖实际操作解决直观具体问题。在个体心理发展中,动作思维是 1～3 岁幼儿主要的思维方式。② 形象思维。思维活动依赖具体形象和已有表象解决问题,是 3～6 岁儿童主要的思维方式。艺术家、文学家及设计师更多地运用形象思维。③ 抽象思维。思维活动依赖抽象概念和理论知识解决问题。如中学生运用公式、定理解数学题的思维及医生诊断治疗疾病的思维都属于抽象思维。

2. 根据思维的指向性分类　　可分为求同思维和求异思维。前者又称聚合思维,是把问题提供的各种信息聚合起来,得出唯一的正确答案;后者又称发散思维,是根据提供信息向不同方向扩散,去探索符合条件的多种答案。

3. 按思维的独立程度分类　　包括习惯性思维和创造性思维。习惯性思维又称常规思维,是经验证明行之有效的程序化思维。这种思维不经思考就按程序完成,既规范又节约时间。例如有经验的医生书写病历,会按主诉、现病史、既往史、家庭史、体格检查、诊断、治疗等规范的格式和程序描述。创造性思维是在头脑中重新组织已有的知识经验,沿着新的思路寻求新的成果,有创造性想象参加的思维。

(四) 想象

1. 想象(imagination)　　是人脑对已有的表象进行加工改造形成新形象的过程。也就是在人脑中创造过去未曾感知的事物形象,或将来才能实现成为事实的事物形象的思维活动。想象是反映客观现实各种成分的形象组合过程,是人脑对客观现实反映的一种形式。

2. 想象的种类　　根据想象有无预定的目的,想象可分为无意想象和有意想象。有意想象又可以分为三种:① 再造想象,即根据别人对某一事物的描述(口头、文字或图画的描述),而在自己头脑中形成新形象的过程。例如根据患者病情检查结果进行手术设计和术前准备。② 创造性想象,即不依据现成的描述,而是运用头脑里储存的记忆表象或感知材料作为原型或素材,经选择、加工、改造而独立地创造新的形象,例如文学家的写作、科学家的创造发明。③ 幻想,它是创造性想象的一种特殊形式,是一种与生活愿望相结合的并指向未来的想象,是构成创造性想象的准备阶段。

(五) 思维定势

思维定势又称"习惯性思维",是一种按常规处理问题的思维方式,是指人们按习惯的、比较固定的思路去考虑问题、分析问题,表现为在解决问题过程中做特定方式的加工准备。在人的思维能力上是一种重要的表现,是人通过不断的学习和实践累积下来的经验,并形成自己独有的对客观世界的认识规律。它可以省去过程中摸索、试探的步骤,缩短思考时间,提高效率。在日常生活中,思维定势可以帮助我们解决每天碰到的大多数问题,是一种"以不变应万变"的思维策略。

但是思维定势不利于创新思维,不利于创造。它阻碍了思维的开放性和灵活性,造成思维的僵化和呆板,限制人们灵活运用知识,使创造性思维的发展受到阻碍,容易产生思想上的防线,养成一种呆板、机械、千篇一律的思维方式(专栏2-2)。

专栏 2-2　思维定势测试

把图2-7中的9个圆点,用头尾相连的4条直线连接起来(直线经过的路径不可重复,可以拐弯,每条直线长短不限)。提示:打破知觉整体性的思维定势就可找到答案。

图 2-7　思维定势图

四、注意

(一) 概念

注意(attention)是心理活动对某种事物的指向和集中。它本身并不是独立的心理活动过程,而是伴随心理过程并在其中起指向作用的心理活动。指向性和集中性是注意的两个特点。

注意具有多种功能:① 选择功能。选择有意义的、符合需要的和与当前活动一致的事物,避开非本质的、附加的、与之相竞争的事物。② 保持功能。注意对象或内容能在意识中保持。③ 对活动进行调节与监督。比如有些学生作业中的错误不是由于不理解而产生的,而是与心理监督功能形成不完善有关。

(二) 种类

1. 无意注意　指预先没有目的、也不需要意志努力的注意,即外界事物引起的不由自主的注意。情绪、兴趣、需要等与无意注意有密切联系;外界事物的特征,如刺激强度、新异性、活动性、对比差异性及其变化等与无意注意有关。

2. 有意注意　是指有目的,并需要意志努力的注意。它受人意识的调节支配。要保持有意注意需加深对目的任务的理解或依靠间接兴趣的支持,并需要坚强的意志与干扰作斗争。有意注意和无意注意可相互转换。

3. 有意后注意　有目的但无需意志努力的注意。这是有意注意之后出现的一种注意。这种注意服从于一定任务,开始需要意志努力参加,如学骑自行车,开始时骑在车上特别注意,这是有意注意;学会了,就不用意志努力特别去注意它了,这就是有意后注意。有意后注意对完成长期任务有积极的意义。

(三) 品质

1. 注意的广度　指一个人在单位时间内所能注意到事物的数量。用速示器实验,在 0.1 s 时间内,成人能注意 8~9 个黑点或 4~6 个没有联系的外文字母。这就是一般人的注意广度。实践证明,物体越集中,排列越有序,注意的广度就越大;杂乱无章的物体则缩小人的注意范围。注意越不熟悉的事物,其注意广度便越小;越是熟悉的事物,其注意广度越大。例如一般人读中文小说可以一目十行,而阅读外文小说注意广度就小得多,速度就会慢下来。

2. 注意的稳定性　指在一定时间内注意保持在某项活动上的特性。例如学生在上课的 50 分钟时间里,注意保持在与教学活动有关的内容上。维持注意的稳定性,就必须克服分心。从客观上看,引起分心的原因多是那些引起无意注意的事物;从主观上说,良好的心身状态和意志水平是抗注意干扰的基础。

3. 注意的分配　在同时进行两种或几种活动的时候,把注意指向不同对象,即所谓"一心二用"。实验证明,人在同时进行两种以上活动时,各种活动必须十分熟练,甚至达到"自动化"的程度,才能使同时进行的各种活动效率都不受影响。例如,一名熟练的吉他手可以一面弹琴一面唱歌,而吉他初学者则很难做到。

4. 注意的转移　根据新的任务主动地把注意从一个对象转移到另一个对象上去。注意转移与分心是不同的。注意转移是有目的的主动转移,而分心则是注意溜到无关事物上。注意能够灵活转移,是注意的良好品质。

第三节　情绪情感过程

一、情绪和情感的概念

情绪(emotion)和情感(feeling)是人对客观事物的态度体验及相应的行为反应。在认识过程中,人们对客观事物产生何种态度体验,做出何种行为反应,取决于客观事物是否满足自身需要。与人的需要和愿望相符的客观事物,使人产生趋向这些事物的态度,并产生满意、愉快、喜爱等积极的情绪、情感体验,而与人的需要不相符的客观事物,则会引起人恐惧、愤怒、悲哀等消极情绪、情感体验。

情绪和情感在日常生活中往往被当作同义词,其实它们既有区别又有联系。两者的区别表现在以下三个方面:① 情绪主要是与生理需要(饥渴、冷暖、性等)相联系的、低级的态度体验,情感则是与人的社会性需要(亲情、友情、道德等)相联系的、高级的态度体验。② 情绪具有情境性、冲动性和短暂性,情感具有稳定性、深刻性、持久性;情绪往往由当时的情境引起,一旦情境发生改变,情绪很快就会减弱或消失,情感一般不受情境左右,是对人对事稳定的态度体验。③ 情绪在个体发展和人类进化中发生得早,是人和动物尤其是高等动物所共有的,而情感是人在社会化过程中产生的,发生较晚,为人类所特有。

情绪与情感虽有区别,但又紧密相连。一方面,情绪是情感的基础,情感依赖于情绪;另一方面,情绪受情感的制约,是情感的外在表现。

二、情绪和情感的分类

(一) 按照情绪的性质分类

1. 快乐 是需要得到满足后产生的情绪。快乐的程度取决于需要满足的程度,可分为满意、愉快、高兴和狂喜等。

2. 悲哀 是指热爱对象的丧失或盼望目标的幻灭而引起的情绪体验。悲哀的程度取决于失去对象的价值,同时与个体的意识倾向和个性特征有关,可分为遗憾、失望、难过、悲伤和哀痛等。

3. 愤怒 是指事物不符合自己的需要或愿望受到挫伤的情绪体验。愤怒的程度取决于违背愿望的程度,同时也受个性特征的影响,可分为不满意、厌恶、愠怒、大怒和狂怒等。

4. 恐惧 是面临危险情境而无力驾驭,或面临突如其来的刺激而又毫无防备时产生的情绪体验,可分为惊奇、害怕、惊骇和恐怖等。

(二) 按照情绪状态分类

1. 心境(mood) 是一种带渲染性的、比较微弱又持久的情绪状态。通俗的理解就是人们说的“心情”。这种情绪状态不具有特定的指向,也不是对某一特定刺激的指向性反应体验,即心境并不是明确指向某人某事,而是对面临的一切人和事物都会带上情绪的色彩。当心境愉悦时,人喜笑颜开,看什么都是美好的;当心境不佳时,则神色沮丧。杜甫诗云“感时花溅泪,恨别鸟惊心”,正是作者当时心境的写照。

2. 激情(excitement) 是一种时间短暂的、爆发力较强的情绪状态,如狂喜、大怒、悲痛和恐怖等。激情爆发时,大都有鲜明的生理反应和外部表现,如狂喜时手舞足蹈,大怒时暴跳如雷等。同时,激情发作时往往意识范围缩小,理智性降低,容易言行过激,甚至毁物伤人。激情也有积极的一面,如见义勇为就是激情的优良表现。

3. 应激(stress) 又称压力,是机体受到出乎意料的巨大精神或躯体压力情况下所引起的情绪状态。突然发生重大事故、面对亲人意外伤亡以及躯体严重损伤等都有可能造成机体高度的情绪反应,并伴随生理功能的剧烈改变。在现代,应激的概念已有扩展,应激情绪已成为导致疾病的重要因素(详见第六章)。

(三) 高级情感

人和高等动物都有情绪,但是有本质的不同。人的情绪具有社会制约性,只有人才具有与社会性需要相联系的高级情感体验。

1. 道德感(moral feeling) 是关于人的行为是否符合人的道德需要和道德观而产生的情感体验。在社会生活中,人们都有一种共同遵守社会道德标准的心理需要。这种标准得到遵守,即产生肯定的体验,反之则产生否定的体验。对民族的自豪感,对公益活动的责任感,对集体的荣誉感,对患者的同情感,这些情感都属于道德感。

2. 理智感(rational feeling) 是人们对认识活动的需要和意愿能否得到满足所产生的情感体验。理智感总是与人的求知欲望、认识事物、科学探索和对真理的追求相联系的,它体现着人们对自己认识活动的过程与结果的态度。例如科学研究中发现新线索、学习中有了新进展而产生的陶醉感,工作中多次失败后获得成功的欣喜感等都属于理智感的范畴。

3. 美感(aesthetic feeling) 是事物是否符合个人审美需要而产生的个人体验。例如美好的音乐、美术和文艺享受,环境美、行为美等都能使人产生一种肯定的体验;相反,则是否定的体验。

还有一个描述高级情感的术语叫情操或操守,是指人的坚定的行为方式和品行。它是由情绪、情感和思想观念等复杂心理成分综合形成的。情操是持久的心理结构,是几种情绪以某一事物为对象结合成的一个体系,是情绪最高、最集中的表现。高尚的情操是人的精神生活的重要内容之一,它对调整人的行为、指导人的行动有着重要的意义。

三、情绪的外部表现和生理变化

情绪活动经常伴随着一系列的机体变化。这些变化可分为机体外部的表现和机体内部的生理变化两个方面。

1. 情绪的外部表现 主要包括面部表情、身段表情和言语表情三个方面。表情有时比千言万语更能表达感情。

2. 情绪的生理变化 往往表现为交感神经兴奋的特征,但缺乏特异性。在某些情绪状态下,呼吸的频率、深度及均匀性都会发生改变;循环系统的活动一方面表现为心率和强度的变化,另一方面出现外周血管的舒张与收缩的变化。如满意、愉快时,心跳节律正常;恐惧和愤怒时,心率加快,血压升高,血糖增加,血液中的其他化学成分也发生改变;情绪还会引起内分泌腺的变化。一般认为,在不同的情绪状态下肾上腺素、胰岛素、肾上腺皮质激素、抗利尿激素的分泌会出现增多或减少的现象。例如在激烈紧张的情绪状态中,肾上腺素分泌增加可导致血糖、血压、消化以及其他腺体活动的变化;在焦虑情绪下,抗利尿激素分泌受到抑制,对机体的影响表现为排尿次数增加。

四、情绪和情感的作用

1. 通过神经系统、内分泌系统和免疫系统的生理反应,对人体的健康产生影响　长期的负性情绪作用可导致心身疾病产生。乐观的心境有利于健康,而抑郁的心境则会导致心理疾患或心身病症。愤怒、紧张、焦虑情绪可使交感神经兴奋,应激性激素分泌,免疫系统功能低下而产生心身疾病。

2. 对工作效率的影响　积极的情绪、情感能提高工作效率、充实人的精力和体力,即产生增力作用;消极的情绪、情感则降低工作效率,即产生减力作用。

3. 对人际交往的影响　肯定的情绪和情感如自信感、信任感、理解感、忠诚感、爱感促进人际交往、友谊;而否定的情绪和情感,如不信任感、嫉妒感、猜疑、怀恨报复感则对人际交往产生减力和破坏的作用。

第四节　意　志　过　程

一、意志的概念

意志(will)是自觉地确定目的,并根据目的来支配、调节自己的行动,去克服困难,从而实现目的的心理过程。意志是意识的能动成分,人不仅能适应外界环境,而且能积极主动地改造客观现实。人的意志行动具有以下三个特征:

1. 意志行动是有自觉目的的行动　能够自觉地确立目的是行为的首要特征。人在从事活动之前,活动的结果已作为行动的目的而预先存在于意识之中,并以这个目的来指导具体的行动。因此,只有人类才能在自然界打上自己意志的印记。动物的行为不能达到自觉意识的水平,只能消极地适应环境,所以动物没有意志。

2. 意志行动总是与克服困难相联系　目的的确立与实现过程中总会遇到各种各样的困难,因此战胜和克服困难的过程,就是意志行动的过程。困难有内外两种:内部困难指人在行动时内心所发生的相反愿望干扰,如不同动机、不同目的之间的矛盾冲突,或由于知识经验不足、能力有限、缺乏信心、情绪低落、身体欠佳等引起内部矛盾的干扰等;外部困难指来自客观条件方面的阻挠,如环境艰苦、工具简陋、讥讽打击、诱因干扰等。在一般情况下,外部困难是通过内部困难而起作用的。

3. 意志行动以随意运动为基础　人的行动可分为不随意运动和随意运动两种。不随意运动是指不由自主的活动,如非条件反射运动,自动化的习惯性动作等。随意运动是受主观意识调节的,具有一定目的方向性的运动。有了随意运动,人就可根据目的去组织、支配和调节一系列的动作,组成复杂的行动,从而实现预定的目的。

二、意志行动的心理过程

意志行动的心理过程包括两个部分：采取决定阶段和执行决定阶段。

（一）采取决定阶段

采取决定是一个过程，包括动机斗争、目的确立、方法选择和计划制定等环节。在意志行动初期，人的动机是多样的，有高级的与低等的、正确的与不正确的、长远的与近期的、原则的与非原则的等。动机斗争是在确立目的时对各种动机进行价值权衡、评价，并作出选择的过程。在这个过程中，人们需要权衡各种动机的轻重缓急，反复比较各种动机的利弊得失，评定其社会价值。当某种动机通过斗争居于支配行动的主导地位时，目的也就确定下来，动机斗争才结束。在众多动机斗争中，原则性的、具有社会意义的动机斗争，检验着一个人意志水平的高低。

（二）执行决定阶段

1. 执行决定是意志、情感和认识活动协同过程　人在行动中，必然伴随着种种肯定和否定的情感体验。要想使自己的行动始终能瞄准预定的目的实现，就要有认识活动的积极参与，这样才能随时对自己的行动进行调节。因此，执行决定的过程实际上是多种心理因素积极参与、协同作用的过程。决定的执行是意志行动的关键。

2. 执行决定是克服各种困难的过程　人在执行决定的过程中，必然会遇到各种主观或客观上的困难。主要有：① 与既定目标不符的各种动机还可能重新出现，诱导人的行动脱离预定的轨道。② 行动中会出现意料之外的新情况、新问题。③ 在行动尚未完成时，还可能产生新的动机、新的目的和手段，会在心理上同既定目的发生竞争，从而干扰行动过程。④ 人的个性中原有的消极品质，如懒惰、保守、不良习惯等，以及可能由行动或环境带来的种种不愉快的体验。

意志的两个阶段是相互联系、相互渗透的，两者缺一不可。如果只有采取决定阶段，意志就只能是纸上谈兵，毫无实际价值；如果只有执行决定阶段，则只能变成盲目的行动，失去了意志的真实意义。

三、意志的品质和培养

（一）意志的基本品质

意志品质是指一个人在实践过程中所形成的比较明确的、稳定的意志特点。评价意志品质的优劣，根本的一条是要看其意志活动的社会价值。优良的意志品质包括自觉性、果断性、自制性和坚韧性，不良的意志品质包括盲从性、寡断性、冲动性和动摇性。

1. 自觉性与盲从性　自觉性指人的行动有明确的目的性，尤其是能充分地意识到行动结果的社会意义，使自己的行动服从该社会意义的一种品质。盲从性是与自觉性相反的消极品质，表现为目标不明确、行动不坚定以及缺乏主见。

2. 果断性与寡断性　　果断性指善于明辨是非,适时地采取决定和执行决定的品质。果断性是以勇敢和深思熟虑为前提条件,是个人聪敏、学识和机智的有机结合。寡断性是与果断性相反的意志品质,表现为缺乏主见,在需要作出决定的紧急或危急情势下,犹豫不决、摇摆不定、反复再三,做出决定后又患得患失、踌躇不前,以致贻误良机。

3. 自制性与冲动性　　自制性指人在意志行动中善于控制自己的情绪,约束自己言行的品质。自制性反映着意志的抑制职能,主要表现为:① 善于促使自己去执行已经采取的决定,并克服不利因素。② 善于克服盲目冲动行为和克制自己的困惑、恐惧、厌倦和懒惰等消极情绪。冲动性是与自制性相反的意志品质,表现为缺乏自控能力,心理活动和行为凭一时之痛快,往往不顾后果地草率行事,要么急躁莽撞,要么轻率任性,以致成事不足,败事有余。

4. 坚韧性与动摇性　　坚韧性指人在意志行动中坚持决定,以充沛的精力和坚韧的毅力,百折不挠地克服一切困难,实现预定目的的品质。动摇性是与坚韧性相反的意志品质,表现为在意志行动的初始阶段决心很大,一旦遇到困难,就灰心丧气,轻易地放弃预定目标。

(二) 优良意志品质的培养

主要有:① 树立崇高的理想。② 脚踏实地,从点滴做起。③ 在克服困难中锻炼和培养意志。④ 养成自我锻炼的能力和习惯。

第五节　个　　性

一、个性的概念

(一) 什么是个性

个性又称为人格,在不同的学科有不同的定义。1936 年 G. W. Allport 曾统计个性的定义有 50 种之多。目前我国多数心理学者将个性定义为:个性是指一个人整体的精神面貌,即具有一定倾向性的、稳定的心理特征的总和。个性是多侧面的、多层次的复杂体系,主要由个性倾向性和个性心理特征组成。

(二) 特征

1. 稳定性与可变性　　个性是指人在长期社会实践中稳定表现出来的行为特征。个性的这种稳定性特点,把人与人从心理面貌上区别开来。个性的稳定性并不排斥个性的可变性。作为人的生活历程中形成的个性特征,随着现实的多样性和多变性而发生或多或少的变化。

2. 独特性与共同性　　人的个性千差万别,是极端个别化的。这种独特性除了受生理活动、神经系统活动的影响外,也和所接触的外界刺激的个别性有关。个性中存在着共性,这种心理上的共性是在一定的群体环境、社会环境、自然环境中逐渐形成的,并具有稳定性和一致性,它制约着人的独特性。

3. 个性的整体性　个性是由许多心理特征组成的,这些心理特征相互联系、相互制约组成整体,具有多层次、多维度,并有高低、主次之分,是一个复杂的系统。这种整体性首先表现为个性内在的统一,使人的内心世界、动机和行为之间保持和谐一致;其次,个别的心理特征也只有在个性的整体中,在与其他个性心理特征的联系中才有确定的意义。

4. 生物与社会双重制约性　个性既具有生物属性,也具有社会属性。只有形成相应的世界观、信念、兴趣和性格等,才能成为区别于他人具有个性的人。如果只有人的生物属性而脱离人类社会的实践活动,就不可能形成人的个性。

（三）心理结构

个性主要由个性倾向性、个性心理特征两部分构成。

1. 个性倾向性　是人行为活动的基本动力,是个性中最活跃的因素,制约着人的全部心理活动。主要包括需要、动机、兴趣、理想、信念和世界观等,这些成分相互联系、相互影响和相互制约。其中需要是个性倾向性的源泉,而世界观在其中居于最高层次,它决定着一个人总的思想倾向。

2. 个性心理特征　是指在心理活动过程中表现出来的比较稳定的成分,包括能力、气质和性格三个方面。

（四）形成与发展

个性是在人从出生、成熟、衰老到死亡整个人生过程中形成和发展的。人在刚出生时,只具有个性形成的基础。如果个体不经历正常的人类社会生活,就不能形成健全的个性,容易出现人格偏移甚至人格障碍。个性形成是动态和变化的过程,有一个发展和成熟的问题,个性形成的关键是自我意识的确立和社会化的完善。前者标志着形成了个体有别于他人的心理内涵;后者标志着完成了社会角色的认同。

1. 个性形成的决定因素　主要有以下几种:

（1）遗传潜能:遗传决定一个人的生物特征,与构成个性内容的各个方面有关。

（2）共同经验:指不同个体处于相同的文化背景中所接受的某些共同的价值观念、风俗习惯和行为方式等。根据文化背景范围的不同,所具有的影响也不同:① 文化圈——不同的社会、文化、种族等,可以影响个性的发展和方向。如东方人含蓄、内向,西方人率直、外向等。② 亚文化群——可由地域、经济阶层、民族等多种因素的影响来划分。如南方人的灵秀,北方人的豪放等。③ 角色规范——社会文化对各种角色行为有一定的期望和要求,如对医务人员要求技术精湛、医德高尚等。社会文化对一个人在不同场合的表现也有要求,遵循角色规范实际上是社会化的要求和对个性的塑造。

（3）独特经验:每个人的经历不同,经验也不一样。每个人都是以独特的方式对环境的要求作出反应。

2. 个性形成的标志　主要有:

(1) 自我意识的确立:自我意识的确立有一个发展过程,是在与自然和社会的交往中逐渐形成的。自我常常借助于他人的眼睛为"镜子",以别人的评价为间接依据来形成对自己的认识。自我意识的形成和发展有一个过程。人类从出生开始,随着思维和语言的发展,在社会化的过程中,自我意识不断形成并确立。自我意识形成后,并非固定不变的,在社会实践中还会不断进行改造和完善。成熟的自我意识使人能正确地认识自我、评价自我和调节自我的行为。

(2) 社会化:指个体的观念及行为纳入到社会规范的过程。换言之,是自然人成为社会人的过程,按照社会的要求确定自己的角色行为。社会化的形式常常以各种禁忌和赞许的方式出现。当一个人从小到大接受了父母的养育、家庭的熏陶、学校的教育,经历了各种直接和间接的奖惩,社会文化已潜移默化地渗透到他的观念和行为中。

二、个性特征

个性特征是个体在其心理活动过程中经常地、稳定地表现出来的特性。它集中地反映了人的心理面貌的独特性,可表现一个人典型的心理活动和行为。个性特征不是孤立存在的,它受到个性倾向性的制约,两者彼此联系,相互交错,如此形成人与人之间千差万别的个性。个性特征主要包括能力、气质和性格。

(一) 能力

1. 能力的概念　能力(ability)是人顺利完成某种活动所必备的心理特征。能力在活动中形成和发展,并在活动中表现出来,能力的高低影响活动的效果。在完成某种活动中,各种能力独特的结合称为才能。如果一个人的各种能力在活动中能达到最完美的结合,能经常创造性地完成一种或多种活动,就可称之为天才。

2. 能力的分类　通常把能力划分为一般能力和特殊能力。

一般能力是指完成各种活动都需要的共同能力,就是通常所说的智力,主要指人在认识活动方面的能力。包括观察力、思维能力、记忆力、想象力、言语能力及操作能力等。

特殊能力是指从事某种特殊活动或专业活动所必需的能力。任何一种专业活动都要求与该专业内容相符合的几种能力的结合。例如,从事音乐工作除了需要有鲜明的想象力、创作灵感、意志力和情感等一般能力外,还要具备准确地反映音乐的听觉表象能力、曲调感和节奏感。特殊能力又称为专业能力或职业能力。一般能力和特殊能力的完美结合又称为专业才能。

一般能力是特殊能力发展的基础和内部条件,特殊能力是一般能力在活动中的具体化和专门化。在各种活动中发展相应特殊能力的同时,也就发展了一般能力。人的能力有很大的个体差异,它可表现在下列几个方面:① 能力的类型差异。人在知觉、记忆、言语和思维能力等方面都会表现出类型差异。如在知觉能力方面,有人对细节感知清晰,属分析型;有人善于概括、综合,属综合型;有人两者兼而有之,属于分析综合型。在记忆能力方面可分为视觉记忆型、听觉记忆型和动觉记忆型。在语言能力上亦有口才和文才之分;而思维能力则可分为形象思维型和抽象思维型。② 能力的发展水平差异。智力的发展水平差异大多用智商表示。研究发现,人类的智商呈常态分布。③ 能力表现的年龄差异。

3. 智力　智力(intelligence)属于一般能力,是指认识方面的各种能力的综合,其核心是抽象思维能力。智力在获得知识、技能的动态过程中,表现为对复杂事物的认识、领悟能力和分析解决疑难问题的正确性、完善性和速度等方面,即智力主要集中于人的认识活动和创造活动上。

智力同样存在个体差异。就智力的个体发展来说,从出生到青春期,智力伴随年龄迅速增长,达到峰值以后逐渐减缓。一般在 20～34 岁时达到高峰期,中年期保持在一个比较稳定的水平,到了老年时开始逐渐衰减。关于智力差异的原因,涉及遗传因素、环境因素、教育因素、营养、社会实践和个人的主观努力等。

(二) 气质

1. 气质的概念　气质(temperament)是人的高级神经活动类型特点在行为方式上的表现,是人心理活动的动力特征。所谓心理活动的动力特征是指心理过程的速度(知觉的快慢、思维的灵活性)、强度(情绪体验的强弱、意志努力的程度)、稳定性(注意力集中时间长短)和指向性(内倾、外倾)等。气质与遗传有关,每个人生来就具有一种气质倾向性。

气质表现在一切活动中,它使每个人的全部心理活动都涂上独特的个人色彩。如有人总是活泼好动,反应灵活;有人总是安静沉稳、反应迟钝。气质在各种活动中都表现出它的典型而稳定的心理活动动力特征,不依赖于活动的时间、条件和内容,因此气质没有社会道德评价意义。只有和一定的活动内容相联系,才能说某种气质的某些成分是好是坏,即它是否和该活动相适宜。

2. 气质的类型　关于气质的分型有多种提法,古希腊著名医学家 Hippocrates 按人的四种体液(血液、黏液、黄胆汁和黑胆汁)的多少来区分和命名气质,提出多血质、黏液质、胆汁质和抑郁质四种类型,沿用至今。Pavlov 根据神经过程的基本特性(强度、均衡性及灵活性)的不同结合,把人的高级神经活动分为四种类型,即活泼型、安静型、兴奋型和抑制型,与 Hippocrates 所提出的四种气质类型也是相吻合的,有着对应关系,如表 2-2 所示。但在实际生活中,典型的气质类型是不多见的,多数是两种或多种气质的混合型。

表 2-2　气质类型、高级神经活动类型及行为表现特征

气质类型	高级神经活动类型	行为表现特征
多血质	活泼型	活泼易感好动,敏捷而不持久,适应性强,注意易转移,兴趣易变换,情绪体验不深刻且外露
黏液质	安静型	安静沉着,注意稳定,善于忍耐,情绪反应慢且持久而不外露,容易冷淡
胆汁质	兴奋型	精力充沛,动作有力,性情急躁,情绪易爆发,体验强烈且外露,不易自制,易冲动
抑郁质	抑制型	反应迟缓,敏感,怯懦,情绪体验深刻,持久,且不易外露,动作缓慢,易伤感,孤僻,善于观察小事细节

　　气质类型既然是心理特征的结合,那么它是由哪些特征结合而成的呢? 根据现有的材料可以概括出以下几点:① 感受性。即人对外界刺激的感觉能力。② 耐受性。指人在经受外界刺激时表现在时间和强度上的耐受程度。③ 反应的敏捷性。指不随意注意及运动的指向性,心理反应及心理活动的速度、灵活程度。④ 行为的可塑性。指人依据外界事物的变化情况而改变自己适应性行为的可塑程度。⑤ 情绪兴奋性。包括情绪兴奋性的强弱和情绪外露的程度两方面。⑥ 外倾性与内倾性。外倾的人动作、言语、情绪反应倾向于外露,内倾的人的表现则相反。

　　3. 生理基础　关于气质的生理基础问题存在着各种不同的学说,其中有一定科学根据,影响较大的是 Pavlov 的神经活动类型学说。

　　Pavlov 关于条件反射的实验研究发现,神经系统最基本的过程是兴奋和抑制过程。它有三种特性:强度、均衡性和灵活性。强度是神经细胞和整个神经系统接受强烈刺激或持久工作的能力;均衡性指神经系统兴奋与抑制两种神经过程的相对关系;灵活性指兴奋与抑制两种神经过程相互转化的速度。这三种特性在人与人之间存在着个别差异,其不同组合就形成了高级神经活动的不同类型。Pavlov 从中找出四种最主要的类型:强-不均衡型、强-均衡-灵活型、强-均衡-不灵活型和弱型。这四种高级神经活动类型和四种气质类型有着对应关系(表 2-3)。

表 2-3　气质类型、特性与高级神经活动类型的关系

气质类型	高级神经活动类型	神经过程的特性			气质特性					
		强度	均衡性	灵活性	感受性	耐受性	敏捷性	可塑性	兴奋性	倾向性
多血质	活泼型	强	均衡	灵活	低	高	快	可塑	高而不强	外倾
黏液质	安静型	强	均衡	不灵活	低	高	慢	稳定	低而强烈	内倾
胆汁质	兴奋型	强	不均衡	灵活	低	高	快	不稳定	高而强烈	外倾明显
抑郁质	抑郁型	弱	不均衡	不灵活	高	低	慢	刻板	高而体验深	严重内倾

4. 社会学意义　主要包括：

(1) 气质在个性发展中的意义：每一种气质类型的基础都使个性品质有向一定方向发展的可能性。例如,胆汁质类型的人可以形成刚直、勇敢、豪爽、生机勃勃等良好品质,但也可形成蛮横、粗野、暴躁、任性等不良品质;多血质类型的人可以形成机敏、热情、爱交际、有朝气等良好品质,但也容易形成轻浮、志趣多变、不踏实等不良品质。

(2) 气质在社会实践中的意义：有些工作适合于某种气质的人来做,而由另一种气质的人来做可能就不适宜。例如,一些需要作出灵敏迅速反应的工作,胆汁质和多血质的人就容易做好,也容易取得较高效率,而黏液质和抑郁质的人则不易适应。

(3) 气质的类型也可以成为职业选择的依据之一,气质类型的特征能为一个人从事某种职业提供有利条件。

5. 临床意义　主要包括：

(1) 不同气质类型的人对待疾病、治疗和痛苦的检查的态度是不一样的。

(2) 人的心理卫生与气质类型有关。例如兴奋型的人,如果受到超强刺激或过度紧张疲劳,可以使抑制过程更加减弱,从而致病。对弱型的人来说,挫折和不幸易使其无法承受而患病。

(三) 性格

1. 性格的概念　性格(character)是个人对客观现实稳定的态度以及与之相适应的习惯化的行为方式。性格是个人在活动中与特定的社会环境相互作用的产物,是在社会生活实践中特别是儿童早期的生活经历中发展起来的,是个性的核心特征。但作为人生活历程反映的性格特征,随着现实环境的变化和各种重大转折,也处于不停改变的过程中。

2. 性格的特征　主要有：

（1）态度特征：是指人在对待事物态度方面的性格特征，包括：① 对他人、集体、社会的态度特征，如同情心或自私、诚实或虚伪。② 对劳动、工作、学习的态度特征，如勤劳或懒惰、认真或马虎。③ 对自己的态度特征，如谦虚或自负、自信或自满、自豪或自卑、自尊或羞怯等。

（2）理智特征：是指人在感觉、知觉、记忆、思维和想象等认知方面的性格特征。例如有人感知敏锐、想象丰富、具有分析型思维等，有人则反之。

（3）情绪特征：是指人在情绪的强度、稳定性、持久性和积极性等方面的性格特征。如在强度方面，有的人情绪表现强烈，难以控制，有的人情绪冷静，易于控制；在情绪稳定性和持久性方面，有的人情绪持续时间很久，有的人则转瞬即逝。

（4）意志特征：是指人对自己意志活动的自觉调节和调节水平方面的性格特征。例如在行为目标方面，有独立性、盲目性、易受暗示等；在对行为的自觉控制方面，有主动、自制、被动、任性等；在应付紧急状况方面，有镇定、果断、勇敢、惊慌、优柔寡断、软弱等；在执行决定方面，有坚韧不拔、马虎草率、半途而废等。

当上述四方面的性格特征体现在具体人身上时，就形成了这个人特有的性格结构。一个人的行为总是受其性格结构制约。

3. 性格类型　是指某些性格特征的独特结合。由于性格的复杂性，性格类型的划分迄今也没能达成共识，这里介绍几种有代表性的分类。

（1）对立型模式：这是根据性格特征向相反两个方向发展所确立的对立类型，也是建立在一个维度下所划分的性格类型。① 内倾型与外倾型。C. G. Jung 按力比多（libido）的活动方向，把人的性格分为外倾型和内倾型，也称外向型和内向型。② 独立型和顺从型。美国心理学家 Witkin 根据人的信息加工方式的不同提出了场依存与场独立学说，把人的性格分成独立型和顺从型两类。③ A 型和 B 型。Friedman 于 1975 年在研究心脏病与行为类型的关系时，提出了 A 型行为和 B 型行为的分类（表 2-4）。

表 2-4　性格的对立型模式分类类型

性格类型	特　点
内倾型	感情深沉，处事谨慎，善内省，孤僻寡言，缺乏决断能力，反应缓慢、多愁善感，较难适应环境
外倾型	性格开朗，感情外露，不拘小节，自信，善于交际，勇于进取，适应力强
独立型	倾向于更多地利用自身内在的参照标志去主动地对信息进行加工。具有坚定的信念，不易受外界的干扰，比较喜欢独立地发现问题和解决问题，受暗示性较少，有创造性
顺从型	常处于被动、服从的地位，缺少主见，受暗示性强，常不加批判地接受别人的意见，对朋友和群体的依赖性较强，容易与人相处

续表

性格类型	特　点
A 型	过度的时间紧迫感、行为急促、强烈的竞争意识、易激怒等,某些类型的心脏病患病率较高
B 型	悠闲自得、行动迟缓、顺从安宁、抱负少、说话声音低等

（2）多元型模式：根据对性格的研究发现,人的性格存在多种互不相关的特质,并且都很重要,因而可从不同的维度划分性格类型。如个性的维度理论和特质理论：① 个性维度理论（图 2-8）。Eysenck 通过精神医学诊断、问卷、客观动作测验、身体差异研究等手段收集资料,并进行因素分析。在此基础上提出了从外向-内向和情绪的稳定-不稳定两个维度来反映个性的理论。他将性格分成四种类型：稳定-内向型、稳定-外向型、不稳定-外向型和不稳定-内向型,每一种类型又包括八种特质。② Cattell 的特质理论。美国心理学家 Cattell 认为,个性是由个性特质构成的。特质（trait）是个人在不同的时间、环境下表现出来的稳定而一致的行为特点或行为倾向。个性特质可以作为个性分析和个性测量的单元。Cattell 将人的特质区分为个人特质、共同特质、表面特质和根源特质。个人特质指单个个体具有的特质。共同特质指群体所有成员共有的特质。而在 Cattell 人格理论中,最有影响的是对表面特质和根源特质的区分,这也是 Cattell 个性理论的特色所在。

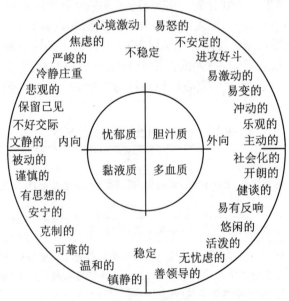

图 2-8　Eysenck 个性维度示意图

此外,美国职业心理学家 Holland 创立的人格类型理论对人才测评的发展产生了重要的影响。他在人格和职业的关系方面提出了一系列假设,在现实的文化

中,将人格分为六种类型:实际型、研究型、艺术型、社会型、企业型与传统型(表
2-5)。也有人根据人际关系,把人们的性格划分为 A、B、C、D、E 五种。A 型性格
情绪稳定,社会适应性及向性均衡,但智力表现一般,主观能动性一般,交际能力较
弱;B 型性格具有外向型的特点,情绪不稳定,社会适应性较差,遇事易急躁,人际
关系不融洽;C 型性格具有内向型特点,情绪稳定,社会适应性良好,但在一般情况
下表现被动;D 型性格具有外向型特点,社会适应性良好或一般,人际关系较好,有
组织能力;E 型性格具有内向型特点,情绪不稳定,社会适应性较差或一般,不善交
际,但往往善于独立思考,有钻研性。还有按人们的体型、血型对性格进行分类等。

表 2-5　Holland 性格类型

类型	特　　点
实际型	注重物质和实际利益而不重视社交;遵守规则,喜安定,但缺乏洞察力;适合从事那些具有明确要求、能按既定程序进行操作的职业
研究型	好奇心强,重分析,处事慎重;适合从事需要进行观察,以及科学分析的创造性工作
艺术型	想象力丰富,有理想,富有独创性;适合从事无固定程序、较少拘束的工作
社会型	乐于助人,善于社交,重友谊,责任感强;适合从事教育、医疗类与他人关联较多的工作
企业型	有冒险精神,自信而精力旺盛,喜欢支配他人,遇事有主见;适合选择从事组织、领导类的工作
传统型	易顺从,能自我抑制,想象力差,喜欢有秩序的环境;适合重复性或习惯性的工作

4. 影响性格的因素　影响性格形成和发展的因素是多方面的,主要有以下几
个方面:

(1) 生理因素:性格作为一种心理现象,它以一定的生理基础为前提,没有这
个前提,性格就无从产生。大脑的结构和功能、内分泌腺的活动以及其他一些生理
因素对性格的形成和发展都有一定的影响。内分泌腺活动的正常与否也是影响性
格的生理因素之一。另外,人的生理特长或生理缺陷也会对性格产生各种影响。

(2) 家庭环境:主要表现在父母的养育态度和家庭气氛上。父母用什么态度
教育孩子,直接影响儿童性格的形成。例如,父母以宽容的态度教育子女,既满足
孩子的正当要求,又在某种程度上予以限制,在这种态度影响下,儿童大多表现得
谦虚、诚恳而有礼貌;父母以独断的态度教育子女,对孩子一举一动横加干涉,甚至
经常打骂,则容易使儿童产生恐惧心理,缺乏自信,往往以说谎自卫;父母以溺爱的

态度教育子女,对孩子百依百顺,没有任何约束,没有任何要求,儿童就很容易养成自私自利、任性执拗和依赖性强的性格。家庭气氛特别是父母的关系,对儿童性格的形成也有重要影响。一般来说,相互尊重、相互理解、相互支持的和睦家庭气氛,对儿童的性格有积极的影响;相反,父母间的争吵、隔阂,甚至关系破裂,都会给儿童的性格带来消极的影响。

(3) 学校教育:学校教育对学生性格的形成和发展具有重要意义。首先,学习知识的过程也是形成性格的过程;其次,教师对学生性格的发展起着榜样作用。此外,班风、校风以及个人在集体中的地位,也会在一定程度上影响学生性格的发展。

(4) 社会实践:人的性格在人们从事的社会实践中逐渐定型。不同社会阶层、不同职业的人,由于从事社会实践的性质、深度和广度不同,形成各不相同的性格特征。例如,医务人员耐心细致、沉着冷静;文艺工作者活泼开朗、富于想象、感情丰富;科学家严谨、求实、独立思考。

三、个性倾向性

个性倾向性是决定个体对客观事物的态度和行为的基本动力,并使人具有选择性和积极性。个性倾向性主要包括需要、动机、兴趣、理想、信念和世界观等。

(一) 需要

1. 需要的概念　需要(need)是指人对某种目标的渴求或欲望,是对维持个体生命和种族延续所必需的条件以及相应社会生活的反映。人的一切活动都是为了满足需要,需要是人类行为和社会进步的原动力。

2. 需要的分类　主要有:① 按照需要的对象可分为物质需要和精神需要。② 按照需要的起源可分为生物性需要和社会性需要。精神需要和社会性需要是人类所特有的,物质需要和生物性需要是人和动物都具备的,但在寻找需要的对象和满足需要的方式上,两者是有区别的,对于人来说也具有一定的社会性。

3. 需要层次论　美国心理学家 A. H. Maslow(1908~1970)将人类的主要需要分为两类,依其发展顺序及层次高低分为五个层次(详见第三章第三节)。

(二) 动机与挫折

1. 动机的概念　动机(motivation)是一种驱使人进行活动,从而满足某种需要,实现某个目标的意念活动,它是直接激励人去行动的内部动力。动机的产生有两个必要条件:一是内部需要,二是外部刺激。需要是动机产生的根源和基础,它引起一种内部的紧张状态;而刺激是动机产生的诱因,它进一步加强内部的紧张焦虑,并使动机的产生和进一步的行动成为可能(图 2-9)。

动机是个体的内隐活动,而行动则是这种内隐活动的外部表现。动机对行动具有三种功能:① 始发功能。它可激发个体进行某种活动。② 导向功能。它使行动朝着特定的方向、预定的目标进行。③ 激励功能。它可根据需要激发个体维持、增强或制止、减弱活动。不同性质、不同强度的动机对行动产生程度不同的激

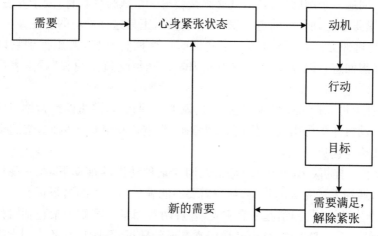

图 2-9　需要、动机和行动相互关系图

励作用。

2. 动机的种类　主要包括：

(1) 根据需要的对象可分为生物性动机和社会性动机：生物性动机又称生理性动机，它起源于机体的与生俱来的本能的生物性需求，如饥饿、干渴等；社会性动机又称心理性动机，它与心理和社会需求有关，是后天习得的，如交往、成就等。

(2) 根据动机持续的时间可分为长远性动机和短暂性动机：长远性动机一般来自对活动意义的深刻认识，它持续时间长，作用范围广，不受外界情境变化的影响，较为稳定；短暂性动机常由对活动本身的兴趣所引起，只对某一活动起一时作用，容易受情绪的支配和影响，所以不够稳定。

(3) 根据动机在活动中所起的作用可分为主导动机和辅助动机：主导动机是在活动中处于主导和支配地位的动机，是最强烈、最稳定的动机，活动的方向、强度都是由主导动机控制的；辅助动机则与一个人的习惯和兴趣相联系，它对主导动机起补充作用。

(4) 根据引起动机的原因可分为内部动机和外部动机：内部动机是活动本身激发出来的动机，人们从活动中得到满足，活动本身构成了对自己的奖励或报酬；而外部动机则是活动以外的动机，是外力诱发出来的。

3. 动机冲突　所谓动机冲突就是在同一时间内存在着两种或多种非常相似或相互矛盾的动机，使个体难以决定取舍，行动犹豫不决。动机冲突有三种基本形式。

(1) 双趋冲突：指两个对个体具相同吸引力的目标同时出现且引起相同强度的动机，由于条件所限，无法同时实现，两者只能选择其一，即所谓"鱼与熊掌不可兼得也"。

(2) 双避冲突：指个体同时受到两种事物的威胁，产生同等强度的逃避动机，迫于情境,回避一个威胁性目标,就必须接受另一个威胁性目标,处于左右为难、进退维谷的紧张状态,所谓"前遇悬崖,后有追兵",正是这种处境的表述。

(3) 趋避冲突:指个体对同一事物同时产生两种动机,既想得到它以满足需求,同时又想回避它以减少威胁或不利因素,"既想吃鱼又怕腥"就是表达了这种冲突。

动机冲突可以造成个体不平衡、不协调的心理状态,严重的或持续时间过久的心理冲突、动机斗争可引起个体的心理障碍,影响心身健康。因此,遭遇动机冲突时,要尽快确定优势动机。

4. 挫折　　挫折(frustration)是指人们在某种动机的推动下,在实现目标的行为过程中,遇到无法克服的障碍,导致需要不能满足而产生的紧张状态。

(1) 产生的原因:归纳起来有主观、客观两种因素。客观因素包括自然环境和社会环境因素。一般来说,社会环境因素造成的挫折,要比自然环境因素造成的挫折多、影响大。主观因素包括个体的生理和心理因素。生理因素主要是指个体的身体、容貌等先天的缺陷或不足带来的限制。心理因素主要是指个体的主观认知等因素带来的影响,如对事物的期望值过高,目标超越个人的能力,则挫折难免。

(2) 挫折后的反应:遭遇挫折后常见的心理、行为反应有:① 攻击。包括直接攻击和转向攻击。② 倒退。即以退缩方式来适应挫折情境。有的表现为冷漠,所谓"哀莫大于心死"。有的表现为退化,以简单幼稚的方式应付挫折,甚至再现童年时期的习惯与行为。有的表现为盲从,自己毫无主见,盲目地相信别人、执行别人的指示。还有的表现为幻想,受挫后以想象的虚幻情境应对挫折,聊以自慰。③ 固执。是指个体受挫后反复进行某种无效的活动,且难以被更适当的行为所取代。如失火时,被困在室内的人拼命地推门,虽然推不开(因为门是朝里开的)仍固执、反复地去推,因此而延误了逃生的机会。④ 焦虑。是指个体预感到即将发生危险或受到威胁时的一种不愉快的情绪状态等。

(3) 影响因素:挫折是一种主观感受,影响挫折程度的因素主要有:① 动机强度。越是个体认为重要的动机,动机的强度就越大。一旦受挫,感受到的挫折也越大。② 抱负水平。如果一个人的抱负水平很高,即希望达到的目标的标准太高,就容易受到挫折。③ 承受力。是个体遭遇挫折后能承受打击,免于行为失常的能力。承受力的大小与生物因素、社会因素和认知水平有关。

(三) 兴趣

1. 兴趣的概念　　兴趣是个体积极认识某种事物的心理倾向。它表现为人们对某种事物的选择性态度和肯定的情绪体验。兴趣以需要为基础,并和认识紧密相连。如果一个人对某个事物没有任何认识,一无所知,也就不会对它产生情感,因而不可能对它发生兴趣;反之,认识越深刻,情感越丰富,兴趣也就越浓厚。兴趣是推动人们认识事物和从事活动的强大动力。兴趣还能增强注意力和记忆力等,从而提高学习和工作的效率。

2. 兴趣的分类　兴趣可分为直接兴趣和间接兴趣。前者是人们对活动本身发生的兴趣;后者是人们对活动结果产生的间接兴趣,如对考试成绩和劳动报酬的兴趣等。

3. 兴趣的品质　兴趣的品质包括四种:① 兴趣的倾向性,指人对什么事物发生兴趣。② 兴趣的广阔性,指人的兴趣范围。③ 兴趣的持久性,指兴趣稳定的程度。④ 兴趣的效能性,指兴趣推动活动的力量。

(四) 理想、信念、世界观

1. 理想(ideal)　是对奋斗目标的向往与追求,是一种同奋斗目标相联系的、有可能实现的想象。不具备现实性、完全脱离现实的理想是空想。

2. 信念(faith)　信念是坚信某种观点的正确性,并支配自己行动的个性倾向。信念是个性倾向性系统中的高层次成分,它对于人的行为具有巨大的激励作用。信念一经确立后就有较高的稳定性,不会轻易改变。

3. 世界观(world view)　世界观是人们对整个客观世界总的、根本的看法和态度,是个性倾向的最高形式。它是在需要、动机、兴趣和信念的基础上通过社会活动逐渐形成的。世界观支配着人的认识和言行,影响着人的整个精神面貌,反映了一个人的个性品质。世界观决定着个性发展的趋向和稳定性,影响人们认识的正确性和深度,制约情感的性质和情绪变化,使人的目标行为更加稳定与持久。

第六节　行　为

一、行为的概念

人的行为是多学科研究的课题。生理学认为行为是人体器官对外界刺激所产生的反应,哲学认为行为是人们日常生活中所表现的一切活动,心理学对行为有各种不同的看法。

行为(behavior)一般是指人和动物心理活动的外在表现,是对周围环境事件的反应。行为主义心理学创始人 J. B. Watson 认为,行为是个体活动中可以直接观察的部分,如语言、表情和动作等。这是狭义的行为概念。心理学家 B. F. Skinner 等人扩大了对行为的理解,认为行为是个体内在和外在的各种形式的运动,包括主观体验、意识等心理活动和内脏活动,形成广义行为的概念。后者又可以将内心活动称为内隐行为,将外在活动称为外显行为。格式塔心理学认为人的行为由人与环境的相互关系决定,行为指受心理支配的外部活动。

二、行为与健康和疾病

目前的研究显示,行为对人健康的影响和对疾病的发生、发展和转归作用非常明显。

健康行为是预防疾病的重要因素。据 WHO 的界定,人类的健康和长寿,40%

依靠遗传和客观条件,60%依靠自己的生活方式和行为习惯。美籍华人健康教育博士李浈指出,在美国只有 10%的疾病是由微生物引起的,另外 10%是遗传的,30%起源于环境因素,而 50%则与人们的日常行为有关。

人的不良行为是导致疾病的重要因素,几乎所有的疾病都与不良行为有程度不等的关联。特别是当前威胁人类健康最主要的慢性疾病如高血压、冠心病、糖尿病、恶性肿瘤、高脂血症等,都与吸烟、酗酒、紧张、少动以及饮食等行为因素有密切的关系。行为医学的研究已经证明,通过调整人的行为,可以预防疾病的发生,提高健康水平和生活质量。例如,美国从中小学生入手,普及"两降"(降血压、降胆固醇)运动知识,到 2004 年冠心病病死率下降 59%,脑卒中病死率下降 64%。疾病谱和死亡顺位的变化表示行为危险因素扮演了重要作用。1957 年我国城市前三位的死亡疾病为呼吸系统疾病、传染病和消化系统疾病,而近十年来,恶性肿瘤、脑血管病和心脏病位列前三。对我国已公布的前两位死亡原因的分析发现,在心血管疾病中,不良生活方式与生物因素的比例为 45.3%、29%,脑血管疾病为43.3%、36.0%,恶性肿瘤为 43.6%、45.9%。有数据显示,目前有 2/3 的人死于与不良生活方式和行为习惯有关的疾病。

因此,保持健康行为、消除危险行为是维持健康和预防疾病的重要措施。

三、行为的分类

(一) 按行为目的分类

1. 意志行为　　意志行为是指人们有明确动机目标的行为。按照个人行为动机与整体长远目标是否统一,又可分为有积极主动动机的行为和无积极主动动机的行为。所谓积极主动性,就产生过程来讲,是指个体动机与行为的整体长远目标的统一程度,它包括个体目标与群体目标的统一程度、战术目标与战略目标的统一程度、短期目标与长远目标的统一程度等。

动机的积极主动性或消极被动性,不在于人们的认识和情绪等心理活动是否愉快或消沉,而是在于人们的认识和情绪等是否能与群体的行动目标相符合。很多看起来消极被动性的心理活动,只要与积极主动的目标联系起来,往往就会有积极主动的性质。例如"保存生命"这在医疗实践中看似只具有消极被动性动机的情绪,虽然与"放弃"这种消极被动目标联系起来,确实对完全康复具有消极被动的作用,但若与"放弃损坏的肢体来保存生命"这一积极主动的目标联系起来时,则使这一恐惧情绪转而对治疗具有了积极主动的性质。

2. 潜意识行为　　潜意识行为是指人们具有明确目标但无明确动机的行为,即人们老想做但又不知道为什么要这样做的那些行为。潜意识是指人们平常被压抑的、或者当时知觉不到的本能欲望和经验。潜意识中的内容由于不被人们的道德价值意识和理智所接受,所以只有通过各种各样伪装的形式表现出来,比如梦境就是个人在清醒时不能由意识表达的压抑的欲望和冲动的表现。但做梦不是行为,只是大脑这个身体机体的动作。潜意识行为在行为中表现为两个方面：一是口语流露与不经心的笔误等行动；二是神经性症状，即过分强烈的潜意识形成的变异行为，它包括压抑、反应形式、投射、文饰作用、升华等。

（二）按人的生物性和社会性分类

1. 本能行为　是指人一生下来就具有生物遗传性的无条件反射行为。它构成了其后一切行为发生的基础。人类和其他动物一样，具有生物属性的本能行为，如摄食、生殖、睡眠、攻击与防御等。本能行为的实现是遗传因素与环境刺激的共同结果。

2. 社会行为　主要包括：

（1）社会认知：又称社会知觉，是指个人在与他人交往接触时，根据他人的外观行为，推测与判断他人的心态、动机、意向和个性的过程。

（2）人际吸引：是人与人之间产生心理上的好感，从而促进接近的过程。这是人际交往的第一步。人际吸引的种类有：仪表吸引、相似吸引、接近吸引、奖励吸引、崇拜吸引等。

（3）社会影响：是指一个人的行为不能摆脱社会关系，随时会受到社会群体的影响。如会受到父母、老师、同学、亲友、同事或陌生人的影响，会受到社会规范、习俗的制约等。

（4）人际行为：是指在社会活动中人与人之间相互作用而表现出来的行为。主要有：① 一致与从众，一致是指生活在社会群体中的人们在很多方面倾向于相似。从众，即人们自觉不自觉地以某种集团规范和多数人意见为准则，作出社会判断、改变态度和行为的现象。从众现象大致出于两个目的，一是为了不犯错误，因为通常大多数人的意见可能是正确的；另外则是为了受到大家的欢迎，不至于使自己孤立于团体之外或受到惩罚。② 攻击，又称侵犯，是指有意伤害他人的任何行为。可以分为亲社会（如警察保卫社会秩序、正义战争中与敌人搏斗）、反社会（如暴力犯罪）、社会可接受三种类型。③ 亲和与利他，亲和是指人们喜欢与别人在一起，并乐于帮助别人；利他行为是指在任何形式下不求报答去帮助他人。利他行为发生的原因可能有社会正义感、社会平等思想、内疚、愉快等。④ 竞争与合作，竞争是互动的各方为获得一个物质或精神目标而充分挖掘自身潜力，并相互争夺的过程，其结果可区分优劣和胜败；合作是互动的各方联合起来，为相互利益而协调一致的活动，其结果不仅有利己，也有利他。

行为具有目的性、能动性、预见性、程序性、多样性和可度性等特征。目的性就是指行为是一种有意识的、自觉的、有计划的、有目标的、可以加以组织的活动，是自觉的意志行动；能动性是指人的行为动机是客观世界作用于人的感官，经过大脑思维所作出的一种能动反应；预见性是指人的行为方式和行为结果等是可以预见的，因为人的行为具有共同的规律；行为的多样性是指人的行为有性质不同、时间长短不同、难易程度不同等的区别；可度性是指人的行为通过各种手段可进行计划、控制、组织和测度。

四、影响人类行为发展的因素

人类行为是个体受遗传、成熟、环境和学习 4 个主要因素相互作用而发展成为个体所特有的行为模式。

1. 遗传　父代长相、身材、皮肤、头发颜色等形态特征,内脏生理状态、易患病器官、大脑神经类型等生理特征,性格、气质、能力等心理特征,A 型行为、变态行为特征均可遗传给子代。遗传对人类行为发展有着重要的影响。

2. 成熟　成熟是指个体生理组织结构和功能及各类本能行为按遗传基因表达的时间程序而顺序发展。出生后 4 周的婴儿可控制眼睛运动,能追随一个物体看;3 个月时婴儿可保持头部平衡,转头;6 个月会坐;7 个月会用手抓物;10 个月会爬;1 岁时会站、会走。心理学家皮亚杰(Jean Piaget)曾将 6 个月的婴儿分成两组,一组训练其爬行,一组不进行训练。结果两组婴儿都是在 10 个月才会爬行,早训练组并未能提早爬行。因为爬行动作只有当锥体神经系统和锥体外神经系统发育成熟到能控制躯干肌、四肢肌、颈肩肌并使其相互协调、共济时才会出现。上述婴儿运动行为发展的方向性和顺序性证明成熟是行为发展的必要前提。

3. 环境　环境是指胎儿所处的子宫内环境、出生后的家庭环境和社会自然环境对个体行为发展的影响。

(1)母体环境对胎儿的影响:近年的研究发现,母亲的年龄、营养、疾病、服药情况、吸烟、酗酒和情绪状态都会影响胎儿生存的环境,从而影响胎儿的正常发育。如怀孕母亲患风疹,则有可能生出低智商的孩子。

(2)早期环境的影响:将刚出生的猴子拿到特定环境中饲养,使其不与母猴和动物接触(环境剥夺实验),经过 1 年后再放回自然条件下的猴群中生活,则该猴表现得特别恐惧、畏缩,别的猴攻击它时不能进行自卫,不能参与猴群中的社交、游戏。

(3)家庭的影响:父母养育方式、家庭氛围和亲子关系都会对儿童行为发展产生影响。如民主式家庭培养的小孩独立性强、性格果断、社交能力强;而专制式家庭培养的孩子则易依赖、缺乏自信、人际交往出现障碍等。

4. 学习　单靠遗传和成熟发展的少数本能行为是不能适应变化的环境的。只有通过学习而获得的条件反射的建立、操作条件反射的形成和社会观察学习的习得才能适应不断变化的环境。人还要改造环境,而创新与发明也与学习有着重要关系。

人类行为的发展是一个连续不断变化的过程,现在的行为是过去行为发展的继续,是以渐变为基础的,而将来的行为又必然是现在行为发展的延续,称为行为发展的连续性。例如婴儿的运动行为发展是从眼球运动→颈部运动→躯干运动→坐→爬→站→走而连续发展的。

早期行为发展是行为发展最快的时期,如脑的重量在出生后 6 年内增加到刚出生婴儿脑重的 3 倍,约为 1280 克,已接近成人水平(成人约为 1400 克)。由于行为发展是连续的,早期行为发展又最快,这意味着早期行为发展的质量和水平将影响到成年,甚至终生。

心理学在研究行为早期发展中注意到一个现象,即行为发展的关键期(key period)。奥地利动物习性学家 Hendrik Antoon Lorentz 于 1937 年在小鸭出生后追随第一眼看见的动物或者人这个反应中他首先发现发展关键期现象。许多学者认为,人的行为发展也存在着关键期,并将关键期定义为:人的行为发展具有明显的阶段性,行为发展到某阶段时,只有在适当的环境刺激下该行为才会出现,若此期缺少适当的环境刺激,则这种行为就永远不再出现,此期称为该种行为发展的关键期。根据研究可知,人类口头语言发展的关键期在 1～3 岁;性身份心理识别的关键期为 3～5 岁,这段时期如对自己的性别认同与生理识别不同,则易产生性变态。

五、性格类型与行为

现代心理学家研究发现,人的性格类型与行为特征是紧密联系的。按照把性格分为 A、B、C、D、E 五种类型的理论,人的行为也具有相对应的行为表现和特征(详见第七章)。

阅读一　什么是自我意识?

1. 自我意识的概念

自我意识(self-consciousness)是个体对自己作为主体和客体存在的各方面的意识。是人对自己以及自己与周围环境关系的认识,是个体关于自我全部的思想、情感和态度的总和。这种认识是个体通过社会比较、观察、分析外部活动与情境等途径获得的,是一个多维度、多层次的心理系统。

平时我们常说,"我觉得我是个急性子""我认为我能完成这项工作"。这些对自己的感知觉、情感、意志等心理活动的意识,对自己与客观世界的关系,尤其是人际关系的意识,以及对自身机体状态的意识,都属于自我意识之列。自我意识担负着人的内心世界与外部世界之间的协调任务。

2. 自我意识的特性　主要有:

(1) 自我意识的社会性:自我意识是在人类进化演变过程中,为了适应社会群体协作的方式而产生的。随着社会的发展、人际关系的复杂化而使自我意识具有更多的社会性。从个体的发展看,自我意识的发生和发展也是一个社会化过程。随着人的年龄增长,在与周围的人们交往中,观察别人的态度,关注他人对自己的评价和判断,并把这些内化,整合为自己的心理模式。此后就以此作为评价和改善自己行为的标准。可见,自我意识是在社会生活中逐渐形成的个体对人际关系的反映。

(2) 自我意识的能动性:自我意识的发生和发展是人的意识区别于动物心理的重要标志。动物只是单纯地适应外界环境,人则能掌握自己改变外界环境。人在改造客观世界时,意识到人与自然界的关系,意识到自己和周围人的关系,从而调整人们之间的协作关系。

(3) 自我意识的同一性:具有自我意识的个体总是在发展变化的,但对自身的本质特点、信仰,对一生中的行为以及其他心身方面的基本认识和基本态度却始终保持一致。自我意识的同一性标志个人的内部状态与外部环境的协调一致。

3. 自我调控系统 自我意识是由自我认识、自我体验和自我控制组成的自我调节系统,调控着个体的心理活动和行为。

(1) 自我认识:是对自己的洞察和理解,是对自己的心理活动和行为进行调节控制的前提,它包括两个方面:① 自我观察。是指自己对自己的感知、所思所想以及意向等内部感觉的觉察,并对所观察的情况作初步分析和归纳。② 自我评价。是指一个人对自己的想法、期望、品德、行为及个性特征的判断与评估。自我评价是自我调节的重要条件。正确地认识和评价自己,有利于使自己的个性得以健全地发展。对自己的评价过高或过低,都可能造成自己在人际关系方面的不适应。

(2) 自我体验:是自我意识在情感上的表现。包括自尊、自信、自爱、自卑、自怜等,最主要的是自尊,自尊不足就容易形成自卑。自我体验的调节作用可概括为:① 使认识内化为个人的需要和信念。② 引起和维持行动。③ 制止自己的行为。

(3) 自我控制:是自我意识在意志行动上的表现。自我控制系统一般包括四个环节:① 主体意识到社会要求,并力求使自己的行动符合社会准则,从而激发起自我控制动机。② 从知识库中检索与认识、改造客观现实及自己主观世界的有关知识,同时正确地评价运用这些知识的可能性。③ 制订能够完善和提高自己行动的计划和程序。④ 在行动中运用诸如自我分析、自我体验、自我鼓励、自我监督、自我命令等激励手段,使动机激发和行动准备在执行中反复进行调整,达到对自己心理和行为的控制,最终实现自我意识的调节作用。

阅读二　自我意识发展的三阶段模式

心理学研究表明,个体自我意识从发生、发展到相对稳定和成熟,需要20多年的时间。我国心理学家提出了自我意识发展的三阶段模式,即一个人的自我意识经历了生理自我、社会自我和心理自我发展时期。

1. 自我中心期　在生命降生之初,婴儿是没有自我意识的,他们一般不能意识到自己和外界事物的区别,还生活在主体与客体尚未分化的状态之中。比如他们经常吸吮自己的手指头,就像吸吮母亲的乳头一样津津有味。婴儿8个月左右,生理自我开始萌生,这就是自我意识的最初形态。到1岁左右,儿童开始能把自己的动作和动作对象区别开来,初步意识到自己是动作的主体。例如,当他们手里抓着玩具的时候,他们不再把玩具当作自己身体的一部分了。1周岁以后,儿童逐步认识自己的身体,也开始能意识到自己身体的感觉。不过,他们只是把自己作为客体来认识,他们从成人那里学会使用自己的名字,并且像称呼其他东西一样地称呼自己。到2岁左右,儿童逐渐学会用代词"我"来代表自己。3岁左右的儿童,自我意识有了新的发展。主要表现在:① 出现了羞愧感与疑虑感。当做错事时会感到羞愧,碰到矛盾时会感到疑虑。② 出现了占有欲和嫉妒感。儿童看到自己喜欢的东西就想独自占有而不愿与人共享,如果母亲对其他儿童表现出关心和喜爱他会产生强烈的嫉妒感。③ 第一人称"我"的使用频率提高,许多事情都要求"我自己来",开始有了自立的要求。应该说,3岁儿童的自我意识已经有了一定发展,但其行为是以自我为中心的,即以自己的想法解释外部世界,并把自己的想法和情感投射到外界事物上去。

2. 客观化时期　从3岁到青春期,是个体接受社会文化影响最深的时期,也是学习角色的时期。个体在家庭、幼儿园、学校中学习、游戏、劳动,通过模仿、认同、练习等方式,逐渐形成各种角色观念,如性别角色、家庭角色、伙伴角色、学生角色等。这一时期,也是获得社会自我的时期,他们开始能意识到自己在人际关系、社会关系中的作用和地位,能意识到自己所承担的社会义务和享有的社会权利等。

青春期以前,个体的眼光是向外的,引起他们兴趣和注意的是外部世界,他们对自己的内心世界关注不多。此时虽然已经意识到自己是一个主体,可以充分认识到自己的行为,但却不了解自己的心理状态,他们常常把自己的情绪视为某种客观上伴随行为而产生的东西,而不懂得情绪是自己的主观感受;他们还不善于运用自己的眼光去认识世界,只是照搬成人的观点作为自己对外部世界的认识。

3. 主观化时期　从青春期到成年的大约10年时间,个体的自我意识趋于成熟,并逐步获得了心理自我。此时,个体的自我意识表现出四方面的特点:

① 用自己的观点来认识与评价事物,使自我意识成为个体认识外部世界的中介因素,从而使个体的思想和行为带有浓厚的个人色彩。② 个体会从自己所见到的人格和身体特征出发,强调相应事物的重要性,形成特有的价值体系,以指导自己的言行,提高自己的社会地位。③ 追求生活目标,出现与价值观相一致的理想自我。④ 抽象思维能力大大提高,使自我意识能超越具体的情境,进入精神领域。

(范佳丽 王 欣)

第三章 主 要 理 论

案例3-1 "杯弓蛇影"的治疗

　　成语故事"杯弓蛇影"说的是晋朝名士乐广的一个朋友到他家中做客,饮酒时隐约看到一条小蛇在杯中蠕动。碍于情面,朋友喝下了此酒。但回家后一病数月不起。乐广去探望时问及病因,朋友说:"上次在你家喝酒,看到一条小蛇在杯中蠕动,犹豫再三,端起杯子喝了此酒,谁知此后肚子一直不舒服,总觉得那条蛇还在腹中爬动,越想越怕,病至今不愈。"乐广感到奇怪,回到家中苦思良久,在客人坐过的位置上坐下,倒了一杯酒,竟在杯中也见到了一条蛇的影子!抬头见墙上挂着一张蛇形弓,才恍然大悟。于是乐广再次邀请朋友上门,请他仍坐在原位,面前放一酒杯。倒酒后其友急呼又见小蛇。乐广取下墙上的蛇形弓,问小蛇还在否。其朋友再看杯中已无蛇影,乃知是弓的影子,才豁然开朗,病也不治而愈。

思考题

结合生活中的例子思考一下,心理因素对生理症状的影响?

　　乐广对这位朋友的心理困惑的解决方法,可谓现代认知行为治疗的精彩实践。当然对此类心理病患还有其他多种心理治疗方法。这些解释和解决心理问题的不同途径形成了一个又一个心理学理论。众多的心理学家从不同的角度对心理的产生、发展以及心理障碍防治提出了不同理论观点。本章介绍五种重要的心理学理论。

第一节　精神分析理论

一、主要理论内容

精神分析（psychoanalysis）又称心理动力理论，是奥地利精神科医生 S. Freud（1856～1939）于 19 世纪末 20 世纪初创立的。Freud 通过"自由联想"和"梦的分析"，从患者的谈话和自己的深入观察中，对许多心理和病理现象进行了分析和推理，形成了精神分析学说。"他的学说曾经激起成千富有成果的假说和鼓舞人心的实验，他的影响不仅在心理学领域，在社会学和人类学方面也都是同样不可估量的。"这一学说主要有以下理论体系。

（一）潜意识理论

Freud 把人的心理活动分成意识、潜意识和前意识三个层次。他把这三个层次形象地比喻为漂浮在大海上的一座冰山，如图 3-1 所示。

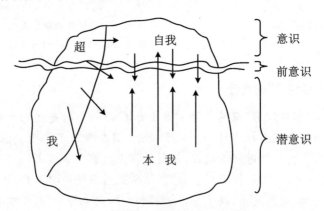

图 3-1　精神分析理论结构示意图

1. 意识（conscious）　与语言（即信号系统）有关的，人们当前能够注意到的那一部分心理活动叫作意识。如感知觉、情绪、意志、思维等，以及可以清晰感知的外界刺激。也就是说，人在清醒状态下，对自己所想所做事的动机是清楚的，即自己知道为什么要这么想、这么做。意识仅是个人心理活动很小的一部分，意识是图 3-1 中海平面以上的冰山部分。

2. 潜意识（unconscious）　又称为无意识，是个体无法感知到的那一部分心理活动。这部分的内容往往是不被客观现实、道德、理智所接受的各种本能冲动、欲望，已经被意识遗忘了的不愉快的童年经历、心理创伤等。按照 Freud 的观点，潜意识几乎是各种精神活动的原动力，是图 3-1 中海平面以下的冰山部分。

3. 前意识（preconscious）　前意识介于意识与潜意识之间，主要包括未被注意到或不在意识之中，但通过自己努力注意或经他人的提醒又能被带到意识区域的心理活动和过程。前意识的存在保持了个体对欲望和需求的控制,使其尽可能按照现实要求和道德准则来调节,成为意识和潜意识之间的缓冲地带。前意识是图 3-1 中两条曲线中间的部分,介于海平面上下部分,随着波浪的起伏时隐时现。

精神分析理论认为,潜意识的欲望只有经过前意识的审查、认可才能进入意识。人的各种心理、行为并非完全由个体的意志决定,而是被无意识的欲望、冲动等决定的。被压抑到潜意识中的各种欲望或观念,如果不能被允许进入到意识中,就会

> 请思考心理学家如何才能知晓人们潜意识中的冲突。

以各种变相的方式出现而获得间接的满足,心理、行为或躯体的各种病态都与此有关。

(二) 人格结构理论

这是 Freud 晚年的又一学术贡献,将人格结构分成本我、自我和超我三个部分。

1. 本我(id)　又称伊底,原我,存在于潜意识深处,是人格中最原始、最模糊和最不易把握的部分,代表生物性的本能冲动,主要是性本能和攻击本能。其中性本能也称为力比多(libido,意指欲力或性力)对人格发展尤为重要。人格中的本我具有要求即刻被满足的倾向,按照"快乐原则"(pleasure principle)行事;追求直接的、绝对的和立即的满足,以释放紧张和焦虑。在婴儿及儿童的行为中体现出更多的本我的表现。随着人格的发展及社会化的过程,本我的活动逐渐转为在自我的管理和控制之下。

2. 自我(ego)　自我大部分存在于意识中,小部分是潜意识的。自我是人格中最重要的部分,自我的发育及功能决定着个体心理健康的水平。一方面,自我的动力来自本我,是本我的各种本能、冲动和欲望得以实现的执行者;另一方面,它又在超我的要求下,顺应外在的现实环境,采取社会所允许的方式行动,保护个体的安全。自我遵循着"现实原则"(reality principle)调节和控制本我的冲动。因此,自我可以说是人格的执行部门,它努力使人格结构保持平衡。自我的适应体现着心理健康的水平,也是判断人格成熟水平的重要标志。

3. 超我(superego)　类似于良心与道德,具有良知、理性等含义,大部分是属于意识的。它是在长期社会化过程中社会规范、道德观念等内化的结果。它用良心和罪恶感去指导自我行为,限制本我冲动,从而对个体的动机、欲望和行为进行管制。超我遵循着"至善原则"(principle of ideal)。凡不符合超我要求的活动都将引起良心的不安、内疚甚至罪恶感。

Freud 认为,人格是由本我、自我、超我三部分交互作用构成的。人格是在企图满足本能的欲望和努力争取符合社会道德标准两者间长期冲突的相互作用中发展和形成的。即"自我"在"本我"和"超我"中间起协调作用,使两者之间保持平衡。如果两者间的矛盾冲突达到"自我" 无法调节时,就会产生各种精神障碍和病态行

为。一个人要保持正常的心理状态,就必须保持这三种力量的平衡。

(三) 性心理发展理论

按照 Freud 的观点,人的发展即是性心理的发展,这一发展从婴儿期就已开始。儿童在性生活方面是主动的,其发展源于力比多的驱动。Freud 将个体出生后至性成熟的性心理发展分为以下五个阶段:

1. 口欲期(oral stage,出生～1.5 岁)　口腔构成了满足欲望以及进行交流的最重要身体部位。婴儿通过吮、咬、吞咽等口部动作获得快感和满足,即从吸吮母亲乳头得到快感和满足。如果婴儿口腔的欲求因某种外部因素而遭受挫折(如断奶太早等),可能会产生固着现象,长大后仍可能停留在以口腔活动(如咬手指、咬笔尖、过食行为)的方式来减轻焦虑,而且可能终身没有安全感。

2. 肛欲期(anal stage,1.5～3 岁)　肛门成为快感集中区。随着成熟,幼儿获得了依照自己的意愿大小便的能力,孩子根据自身的快感需求决定,是保留还是排泄,从排泄活动中得到快感和满足。但这一时期也正是父母开始培养孩子按时大小便的习惯的时期,围绕排便训练与父母产生的冲突会影响幼儿未来人格发展。此期时期,对幼儿管教过于严厉、生硬,或完全放任、溺爱,都可能影响正常的心理发展。肛欲期留下问题的人,在成年时表现为极度吝啬或慷慨的性格,过分整洁或杂乱无序的习性。

3. 性器期(phallic stage,3～5 岁)　外生殖器部位的刺激成为快感来源之一,幼儿开始注意两性之间的差别。在性器期的最初阶段,儿童的性力都是指向自身的。而在后期,儿童开始将性力指向外界对象,产生了对异性父母的爱恋和对同性双亲的嫉妒,男孩的性爱指向母亲,叫做恋母情结,女孩的欲望指向父亲,叫做恋父情结。男孩的欲望指向母亲时,总要无意识地与父亲争夺爱,敌视父亲,男孩会幻想父亲要阉割他,产生阉割焦虑;女孩则潜意识地感觉到来自母亲的焦虑和威胁,害怕母亲约束她的乳房,嫉妒她的身材。为了解决这种冲突,男女儿童只好认同父亲和母亲,将父母形象内化发展出成熟的超我,并在心理上进入潜伏期阶段。

4. 潜伏期(latency stage,6～12 岁)　在此时期,儿童的性心理活动进入一段安静的时期。性欲保持沉寂状态,对异性漠不关心,而对动物、运动、自然界的好奇心加重,以及学校的学习、同伴的交往等活动日益增加,游戏时大多寻找同性伙伴。

5. 生殖期(genital stage,12 岁～成人)　此期男女力比多的关注点朝向异性成员而不是朝向自我,从与异性的接触中寻求乐趣,此时性腺发育成熟,具有成人的性欲和性意识。

Freud 认为,性心理的发展过程如不能顺利地进行,停滞在某一发展阶段,即发生固着;或在个体受到挫折后从高级的发展阶段倒退到某一低级的发展阶段,即产生了退行,就可能导致心理的异常,成为各种神经症和精神病产生的根源。

(四) 心理防御机制理论

心理防御机制理论(mental defense mechanism)是一个人为了保护自我、避免精神上的痛苦、缓解矛盾冲突、达到心理平衡而表现的心理反应体系。由于本我、自我、超我三者经常处于矛盾冲突之中,于是产生了应对矛盾的防御机制——心理防御机制。这一机制使本我得到一定的表现而不触犯超我,使行为表现被现实所接受,不引起自我的焦虑反应和心理矛盾。心理防御机制不良便会产生现实性焦虑、神经症性焦虑等各种焦虑反应。

1. 心理防御机制的分类

(1) 自恋型:又称为精神病型防御机制,婴幼儿时期的孩子只表现自己、爱恋自己,所以常常被采用,正常人多为暂时采用,而精神病人常被极端地采用,故又称为精神病型防御机制。包括否认、曲解、外射等。

(2) 神经症型:少儿时期得到充分采用,成年人也常采用,但在神经症病人常被极端采用。包括合理化、反向作用、转移、隔离等。

(3) 不成熟型:多发生于幼儿期,但也被成年人采用。包括退化、幻想、内射等。

(4) 成熟型:出现较晚,是一种较有效的心理防御机制,成熟的成年人常采用。包括幽默、升华、压抑等。

2. 常见的心理防御机制

(1) 否认(denial):是一种比较原始和简单的心理防御机制,是把已经发生而令人不愉快或痛苦的事情完全否定或彻底"忘掉",就当它根本未发生,以躲避心理痛苦。例如:小孩打坏东西,往往用手把眼睛蒙住,这与鸵鸟在敌害逼近时,便把头埋在沙堆里的行为一样。即把心理上不愿接受的事物,当作没发生过,以减轻心理上的负担。

(2) 退行(regression):也称退化,当人遇到困难时,使用较原始而幼稚的方法应付困难,或利用自己的退行来获得他人的同情和照顾,用以避免面对的现实问题或痛苦。有的人在经受巨大挫折时,害怕担负成人的责任,更难承担随之而来的恐惧与不安,因而退化成像孩子一样,表现出一些幼稚的言行。

(3) 幻想(fantasy):就是脱离实际的空想。在现实遇到困难时,因无法处理,就利用幻想方法,使自己从现实中脱离开,存在于幻想的境界,凭其情感与希望,随意想象应如何处理其心理上的困难,以得到内心的满足,如灰姑娘的故事、做"白日梦"都是对幻想机制的生动写照。

(4) 反向(reaction):由于社会道德或行为规范的制约,将潜意识中某种不能直接表达的欲望和冲动,以完全相反的方式表现出来,就是以"矫枉过正"的形式处理一些不能被接受的欲望与行为。"此地无银三百两"的故事就是一种典型的反向机制。

(5) 合理化(rationalization):就是当个体遭受挫折或无法达到所追求的目标及行为表现不符合社会规范时,给自己杜撰一些有利的理由来解释。虽然这理由常常是不正确的,在旁人看来是不客观或不合乎逻辑的,但本人却强调这些理由去说服自己,以避免心理上的苦恼。如伊索寓言所讲的狐狸吃不到葡萄就说葡萄是酸的,这种"酸葡萄心理"就是合理化作用,认为自己得不到或没有的东西就是不好的,以冲淡内心欲望与心理不安。

(6) 升华(sublimation):是采用社会上可以接受的形式,以发泄自己原来的情感,把其原有的冲动或欲望导向比较崇高的方向,具有创造性、建设性,当有利于社会与本人时,便是"升华作用"。例如:司马迁的挫折与《史记》的成就,歌德年轻时的失恋与他所写的《少年维特之烦恼》都是升华作用的范例。

(7) 幽默(humor):处于尴尬的境地时,有的人常会自发地以发笑、说俏皮话等方式进行自我解嘲,既无伤大雅又可解除难堪的局面,使自己摆脱困境。这是一种成熟的、积极的心理防御机制。如大哲学家苏格拉底有位脾气暴躁的夫人。有一天,当他在跟一群学生谈论学术问题时,夫人突然跑进来,先是大骂,接着又往他身上浇了一桶水,把他全身都淋湿了。可是,苏格拉底只是一笑说:"我早就知道,打雷之后,一定会下雨。"本来是很难堪的场面,经此幽默,也就把事情化解了。

(8) 压抑(repression):又称潜抑,其方法是把不能被意识所接受的念头、情感和冲动,在不知不觉中抑制到潜意识。这是心理防卫最根本的方式。

> 结合自身分析自己最常用的防御方式是哪种。

(五) 释梦理论

Freud 认为,梦是通向潜意识的一条迂回道路。通过对梦的分析,可以发现神经症患者被压抑的欲望,并且梦的分析也可作为治疗神经症的一种方法。梦不是被压抑欲望的本来面目,还得加以分析和解释,才能寻得其真正根源,Freud 把梦境分为"显梦"和"隐梦"。显梦是指人能回忆起来的梦境,隐梦是指隐藏在梦境中的欲望,做梦好比制造谜语,显梦是谜面,隐梦是谜底。释梦的工作是通过一系列的方法,把凌乱的"显梦"内容加工整合从而复原并解读"隐梦"的过程。借助于对梦的分析、解释,可以窥见人的内部心理,发现其潜意识中的欲望和冲突,以治疗疾病。

二、精神分析理论评述

精神分析理论在心理学发展史上具有十分重要的地位,影响面非常大,无论是对更好地了解人们的内心世界、治疗和预防心理疾病,还是更好地了解文学、历史、思想领域,都产生了深远的影响。

(一) 主要贡献

潜意识理论是最重要的发现,对于解释和治疗心理疾病和心身疾病具有十分重要的价值。被压抑在潜意识中的各种心理冲突,在特定条件下可通过某些种转换机制以病态的方式表现出来,形成各种心身症状或精神疾病。该理论开辟了一条重视心理治疗的新途径。通过对梦的分析或自由联想,把潜意识中的心理冲突挖掘出来并加以疏泄,患者的症状即可得到缓解。精神分析的人格理论对于维护和促进心理健康也有理论意义和应用价值。

（二）局限性

因该理论依据主要来自临床观察和个案研究,有关本我、自我与超我以及潜意识、力比多等概念主要依靠逻辑推断,缺乏有力的实验证据和数据支持。特别是过分强调早期性本能的压抑是人格发展不健全和心理疾病的主要原因。其次,该理论过分强调潜意识冲突的作用而忽视了社会环境、文化对人格发展的影响。另外,精神分析治疗需要漫长的时间,极少有人能完成分析治疗的过程。

专栏 3-1 精神分析学派的创始人——S. Freud

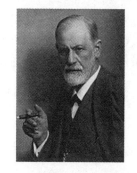

S. Freud(1856～1939),奥地利维也纳的精神科和神经科医生、精神分析学派的创始人。出生于摩拉维亚一个犹太商人之家,4 岁时举家迁居维也纳。他在中学时代就显示出非凡的智力,成绩一直名列前茅,精通多国语言。17 岁考入维也纳大学医学院,1881 年 3 月 Freud 以优异成绩通过了医学院的毕业考试后开始私人开业,担任临床神经专科医生,1895 年他与精神病学家 Josef Breuer 合作发表《歇斯底里研究》,开始使用"精神分析"的概念,1900 年发表了《梦的解析》,该著作在西方被列为世界 16 大名著之一,这是对 Freud 一生思考奋斗的最高评价。1905 年 Freud 出版《性学三论》一书,探讨了儿童性心理的发展与精神变态机制的联系。真正开始为世人所重视。1923 年在《自我与本我》一书中,他详细阐述了人格结构理论。Freud 一生育有三儿三女,其中女儿 Anna Freud 后来也成为著名的心理学家。1938 年 3 月,德国纳粹入侵奥地利后,Freud 在朋友的帮助下,离开了早已成为故乡的维也纳而飞抵伦敦,1939 年 9 月 23 日因口腔癌在伦敦逝世。

第二节 行为学习理论

20 世纪 20 年代,美国心理学家 J. B. Watson(1878～1958)创立了行为主义心理学,也称为行为学派。Watson 认为,心理学的研究对象是行为,而不是意识。

Watson 所认定的行为是个体活动中可以直接观察的部分,即外显行为,又称为"狭义的行为"。美国心理学家 B. F. Skinner(1904～1990)等人通过大量的研究,扩大了对行为的理解,认为行为是个体内在的和外在的各种形式的运动,包括主观体验、意识等心理活动和内脏活动,即"广义的行为"。

行为学习理论(learning theories of behavior)是一组学习理论的总称,该理论强调个体行为的习得性,认为人类的行为都是后天习得的,环境决定了一个人的行为模式,无论是正常的行为还是病态的行为都是经过学习而获得的,也可以通过学习或训练的方式加以改变。行为学习的理论来源主要包括三个部分:经典条件反射理论、操作条件反射理论、社会学习理论。

一、主要理论内容

(一) 经典条件反射理论

经典条件反射就是某一中性环境刺激(无关刺激)通过反复与非条件刺激(unconditioned stimulus,UCS)相结合的强化,最终成为条件刺激(conditioned stimulus,CS),引起了原本只有非条件刺激才能引起的行为反应(conditioned reflex,CR)的过程。

1. 实验与解释   20 世纪初,俄国著名的生理学家 I. P. Pavlov(1849~1936)通过实验研究提出了条件反射理论。他用食物作为非条件刺激,用铃声作为条件刺激(无关刺激),条件刺激与非条件刺激反复结合,使狗产生唾液分泌的反应。经典条件反射实验过程示意图如图 3-2 所示。

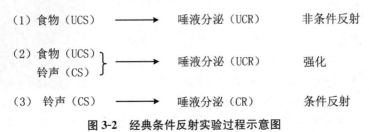

图 3-2   经典条件反射实验过程示意图

食物作为非条件刺激(UCS)所引起唾液分泌的反射过程称为非条件反射(unconditioned reflex,UCR)。当食物(非条件刺激)和唾液分泌无关的中性刺激(如铃声)总是同时出现(强化),经过一定时间的结合后,铃声成为食物的信号,转化为条件刺激(CS)。此时,铃声引起唾液分泌的反射过程称为条件反射(CR)。

条件反射是在大脑皮质中建立的暂时神经联系,它是在非条件反射基础上经过学习而获得的习得性行为。这种条件反射过程不受个体随意操作和控制。

2. 经典条件反射的特点

(1) 强化(reinforcement):指环境刺激对个体行为产生促进的过程。两者结合的次数越多,条件反射形成就越巩固。如食物和铃声反复结合引起唾液分泌就是一个典型的强化结果。

(2) 泛化(generalization):作为反复强化的一种结果。不仅条件刺激本身能够引起条件反射,而且某些与之相似的刺激也可以引起条件反射的现象称为泛化。其主要机制是大脑皮质内兴奋过程的扩散。例如经常生病到医院打针的儿童,开始时看到注射器会特别恐惧,以后由于泛化作用,一旦看到穿白大褂的人也会出现害怕反应。

(3) 消退(extinction):如果非条件刺激长期不与条件刺激结合,已经建立起来的条件反射就会消失的现象。如以上实验,如果食物长期不与铃声结合出现,以后仅有铃声刺激,则不会引起动物的唾液分泌。

3. 经典条件反射的意义　经典条件反射理论强调环境刺激(S)对行为反应(R)的影响。根据这一理论观点,任何环境刺激都可以通过经典条件反射机制影响行为,包括内脏活动、心理活动和社会行为。据此,许多正常或异常行为可以通过经典条件作用而获得。这对于医学心理学具有重要的理论意义和应用价值,不仅可以解释各种神经症以及心身疾病的发生机制,而且还可用以指导心理治疗。见第九章第四节。

(二) J. B. Watson 的早期行为主义观点

1. 关于心理学的研究对象　Watson 认为,心理学属于自然科学,只能应用客观观察的方法进行研究,而只有行为才是可以直接观察并进行科学研究的对象。内心的欲望、驱力以及主观体验、意识、心理冲突,都无法直接进行观察和了解,是不能进行科学研究的。他主张心理学采用"黑箱作业"的方法,忽略刺激与反应之间的中间环节。认为即使是思维,也不过是由内部语言所引起的喉头肌肉运动,情绪不过是内脏和腺体的变化,它们都是可以客观记录的行为。他建立了刺激-反应模式:$R=f(S)$。认为查明了环境刺激与行为反应之间的规律性关系,就能根据刺激预知反应,或根据反应推断刺激,达到预测并控制动物和人的行为的目的。

2. 关于个体行为的形成　Watson 认为行为是可以通过学习和训练加以控制的,行为就是有机体用以适应环境刺激的各种躯体反应的组合,有的表现在外表,有的隐藏在内部。在他的眼里任何动物没有什么差异,都遵循同样的规律,环境决定了一个人的行为模式,无论是正常的行为还是病态的行为,都是经过学习所获得的,也可以通过学习来更改、增加或消除。

Watson 跟他的同事于 1920 年发表了他们的临床实验。他们让一个 9 个月大的男孩跟一只小白鼠接近,每当男孩看到小白鼠时,他们就制造出吓人的噪声,小男孩会被吓哭。经过这样的几次结合后,每当小白鼠出现时,男孩就会哭闹。此后观察到这个男孩不但怕小白鼠,而且还怕其他白色有毛的动物,甚至对棉花也产生了恐惧。这也证实了"恐怕"的行为可经过"学习"而产生。Watson 曾夸口说:"给我一打健康的婴儿,并在我设置的特定环境中教育他们,那么任意挑选其中的一个婴儿,不管他的才能、嗜好、性格和神经类型等种种因素如何,我都可以把他训练成我所选定的任何专家、医生、律师、艺术家、商人乃至乞丐和小偷。"

专栏 3-2　行为主义的创始人——J. B. Watson

J. B. Watson(1878～1958),美国心理学家,于 1878 年 1 月 9 日出生在美国南卡罗来纳州的格林维尔城附近的一个农庄。他从小是在学校里开始接受教育的。Watson 承认自己小时不是个好学生,有点懒、不听话、好争斗、学习成绩不好,只能勉强升级。这些情况在进入了当地的福尔曼大学后才有所改变。1894 年,他进入福尔曼大学,五年后获得硕士学位。随后他选择了芝加哥大学,把获得哲学博

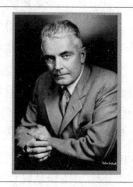

士作为目标。但是在学习中,他对哲学的热情很快消失,他甚至很难理解他的导师杜威的思想。然而,在安吉尔的影响下,开始对心理学产生兴趣,并把神经学作为第二副科。他还师从洛布学习生物学和生理学。1903 年,他得到了哲学博士学位。直到 1908 年,他都在芝加哥大学当讲师。在那几年里,他一边学习一边工作,又做了大量的动物行为实验,并表现出对以动物为被试研究行为的偏好,开始形成他的行为主义方向的信念。1908 年他被聘为霍普金斯大学教授。1913 年,他在《心理学评论》杂志上发表了题为《行为主义者心目中的心理学》一文,这篇论文被称为 Watson 在西方心理学史上掀起的一场革命,它成为行为主义诞生的标志。1914 年,他又出版了专著《行为:比较心理学导言》。1915 年美国心理学会接受了他的观点并推选他为美国心理学会主席。1919 年,他出版第二本专著《从行为主义者的观点看心理学》,对他的观点作了较全面的论述。在这本书里他把研究动物的技术应用于研究婴儿,包括条件反射的实验。1920 年他离开学术界,进入商界,经营广告业,到 1930 年完全放弃了心理学。但由于他的工作对心理学所产生的影响巨大,1957 年,美国心理学会仍然对他授予嘉奖。1958 年去世。

(三) 操作条件反射理论

1. 实验与解释 操作条件反射理论(operant conditioning theory)是根据 B. F. Skinner 等人的实验而建立的。实验是在他设计的一种动物实验仪器即著名的"斯金纳箱"中进行的。他们在实验箱内安装了杠杆,按压杠杆可以从旁边盒子里掉出食物。在实验中,老鼠在饥饿的刺激(S)下会产生一系列行为反应(R_1, R_2, R_3, …),当其中的一种行为反应即按压杠杆动作(R)出现时,会立即获得食物刺激(R),经过多次以后,便形成了条件反射,老鼠学会了主动按压杠杆以获取食物。显然,这种食物刺激(S)的结果对老鼠按压杠杆的行为(R)起一种强化作用。

同样,在回避操作条件(avoidance conditioning)作用实验中,如果动物受到电击(S),就会产生一系列的行为反应(R_1, R_2, R_3, …),而只有一种行为反应即回避动作(R)出现时,才能获得取消电击的结果(R)。因此,取消电击的结果对回避行为(R)产生了强化作用,使动物学会了回避行为。

Skinner 等人的实验表明,如果行为反应 R(如按压杠杆行为或回避行为)出现后总能获得某种结果 S(食物刺激或取消电击),则个体可以逐渐学会对行为反应 R 的操作,这就是操作条件作用(operant conditioning)。由于操作条件反射是借助对工具操作的学习而形成的,故又称为工具操作条件作用(instrumental operant conditioning)。

上述运用操作条件反射学习原理的两个实验示意图如图 3-3 所示。

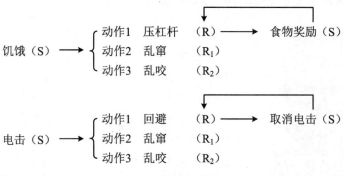

图 3-3　实验示意图

2. 操作条件反射的类型　从上述实验看,行为反应引起的结果刺激有两种情况:既可具有积极、轻松愉快的性质,也可具有消极、痛苦的性质;这些刺激可以从无到有,逐渐增强;也可从有到无,逐渐减弱。这就是所谓的"强化作用"。Skinner花了大量时间来研究强化的作用,涉及强化的种类、性质及强化物的实施程度等。根据操作条件反射中个体行为之后的刺激性质以及行为变化规律不同,可将操作条件反射分为以下几种情况:

(1)正强化(positive reinforcement):是指个体行为的结果导致了积极刺激增加,从而使该行为加强。

(2)负强化(negative reinforcement):是指个体行为的结果导致了消极刺激减少,从而使该行为加强。

(3)惩罚(punishment):是指个体行为的结果导致了消极刺激增加,从而使该行为减弱。

(4)消退(extinction):是指个体行为的结果导致了积极刺激减少,从而使该行为减弱。

3. 操作条件反射的意义　操作条件反射重视行为的结果对行为本身的作用。任何与个人需要相联系的环境刺激,只要反复出现在某一种行为之后,都可能对这种行为产生影响。由此可见,人类许多正常或异常的行为反应包括各种习惯或症状,也可以是由于操作条件反射机制而形成或改变的。该理论在医学心理学中广为应用,用以解释个体不良行为,如吸烟、依赖性等不良行为的形成机制,还用来指导各种行为治疗。

> 结合生活中的例子谈谈如何帮助个体建立一个合适的行为。

专栏 3-3 新行为主义学派的创始人——B. F. Skinner

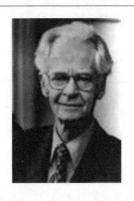

B. F. Skinner(1904～1990)，美国心理学家，新行为主义的代表人物之一，操作性条件反射理论的奠基者。创制了研究动物学习活动的仪器——斯金纳箱。他1904年3月20日生于美国宾夕法尼亚州东北部的一个小镇，从小喜爱发明创造，富有冒险精神。1922年，进入汉密尔顿学院主修英国文学并开始从事写作。由于他对动物和人类的行为深感兴趣，因此他选修了生物学、胚胎学和解剖学等学科。在生物学教师的指导下他阅读了洛布的《脑生理学和比较心理学》、Pavlov 的《条件反射》等科学著作，还阅读了 Watson 的《行为主义》。这些著作对他日后的学术成就产生了巨大影响。1926年，Skinner 从汉密尔顿学院毕业，转入哈佛大学心理系，1930年获哈佛大学心理学硕士学位，1931年又获心理学博士学位。此后他在该校研究院任研究员。1937～1945年他在明尼苏达州大学教心理学，1945～1947年任印第安纳大学心理系主任。1947年，他重返哈佛大学，担任心理学系的终身教授，从事行为及其控制的实验研究。操作条件反射这一概念，是 Skinner 新行为主义学习理论的核心。Skinner 通过实验发现，动物的学习行为是随着起强化作用的刺激而发生的。

Skinner 把动物的学习行为推广到人类的学习行为上，他认为虽然人类学习行为的性质比动物复杂得多，但也要通过操作条件反射。Skinner 认为，人的一切行为几乎都是操作强化的结果。

Skinner 还将强化理论推广到教育学上，他根据操作条件反射和积极强化的理论，对教学进行改革，设计了一套教学机器和程序的教学方案。在教学方面教师充当学生行为的设计师和建筑师，把学习目标分解成很多小任务并且一个个地予以强化，学生通过操作条件反射逐步完成学习任务。

在心理治疗领域，他提出了行为矫正技术，认为可以不断地利用奖惩来塑造人们的行为，促使人们固化好的行为，改变不良行为。他于1958年获得美国心理学会授予的杰出科学奖；1968年获得美国政府颁发的最高科学奖——国家科学奖。

(四) 社会学习理论

行为学习的一些理论认为个体在获得某些行为的过程中，并未直接得到强化。持这种观点的人认为学习的产生是通过模仿过程而获得的。有研究者认为人类的大多数行为都是通过观察学会的，这种观点已被心理学的研究所证实。

美国心理学家 A. Bandura 是社会学习理论的创始者。他强调人与社会环境的相互作用,提出了另一种学习理论——社会学习理论(social learning theory),称作观察学习或模仿学习。社会学习理论认为,人类的大量行为的获得不是通过条件作用的途径进行的。人学会一种新的行为类型可以通过对具体模型榜样的行为活动的观察和模仿进行,而不一定是刺激和反应间的联系。按社会学习理论的说法,构成人的模仿对象的范围极其多样,不仅有别人的行为,而且像书籍、电影等均是被模仿行为的来源。这就难怪他们要宣称模仿学习是人类学习的主要途径了。

Bandura 曾对模仿学习进行研究,将其分成四个过程:① 注意过程。即集中注意观察所要模仿的行为示范,成为学习的依据。② 保持过程。即记忆的过程,观察对象的行为特征被学习者有意无意记住,成为日后自己行为的模型。③ 运动再现过程。学习者表现出观察对象的特征性行为。④ 动机建立过程。从观察到行为,此过程决定了哪一种经由观察而习得的行为得以表现。经过前三个过程后,模仿行为基本上为学习者所习得,但习得的行为却不一定被学习者在自己的行为中表现出来,所以模仿行为的习得与模仿行为的操作是有距离的。操作是在足够的动机和激励作用下才出现的。

Bandura 认为影响模仿的因素很多,一般来说,高地位的、敌对的、攻击性行为最容易被模仿,受到奖赏的行为比受到惩罚的行为更易被模仿。依据社会学习理论,人类的许多行为特别是社会行为包括良好行为和不良行为,均是通过模仿学习形成的,如儿童看到成人或电视中的攻击行为,自己就会变得富有攻击性。模仿学习有助于人们学会很多重要的技能,但也可能会在习得不良和病态的行为方面起作用。当今电视、电影已成为人们行为模仿的主要来源,尤其对儿童的影响更加明显。该理论在临床医学也具有十分重要的意义。例如,患者角色行为的形成与模仿有一定关系,手术后患者的疼痛、呻吟、应对方式对同病室其他患者可能会产生消极的示范作用。因此,在临床患者的治疗、护理中应注意发挥积极的示范作用。

专栏 3-4 社会学习理论的创始者——A. Bandura

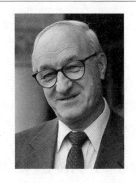

A. Bandura,美国心理学家。1925 年出生在加拿大,他是在一个小镇上长大的。他就学的中学仅有 20 个学生和 2 位教师。1949 年,他在哥伦比亚大学获得学士学位,1951 年在美国爱荷华大学获心理学硕士学位,1952 年获哲学博士学位;他在爱荷华大学攻读研究生学位期间,尽管接受的是临床心理学方面的教育,但由于受赫尔的学生斯彭斯的影响,对实验模式的有效性印象颇深。1953 年,他到维基台的塔萨斯指导中心,担任博士后临床实习医生,同年应聘在斯坦福大学心理学系执教,1964 年升任正教授。在这期间,受赫尔派学习理论家 N. Miller 和 J. Dollard 等人的影响,把学习理论运用于社会行为的研究中。此后,除了 1969 年任行为科学高级研究中心研究员一年外,一直在该校任教。其中,1976~1977 年间出任心理学系系主任。Bandura 一生中撰写的一些文章和书籍,在心理学研究中被广泛引用。1959 年,Bandura 与 Richard Walters 合作写作了第一部书——《青春期的攻击行为》。1973 年,他撰写了《攻击行为:社会学习分析》。四年后,出版了他最优秀的著作——《社会学习理论》。

由于 Bandura 的奠基性研究,才有了社会学习理论的诞生,从而也使他在西方心理学界获得了较高的声望。他在 1973 年获加利福尼亚心理学会杰出科学成就奖;1974 年当选为美国心理学会主席;1980 年获美国心理学会授予的杰出科学贡献奖。

二、行为学习理论评述

(一) 主要贡献

行为学习理论是建立在实验研究的基础上的,而不是依据单纯的推理。所以,与精神分析理论相比,该理论更客观。行为学习理论可以解释和解决许多医学心理学问题:人的个性可以被理解成一系列习得性行为的结果;某些疾病的发生可能是"错误习得性行为"的结果,如人的许多恐惧症就是通过这类学习过程而形成的;某些适应不良行为可能是通过强化的作用固定下来的。依据行为学习理论建立的行为疗法已成为目前心理治疗的重要方法之一。

(二) 局限性

条件反射理论大多来自动物实验,难以全面解释人类复杂的行为。行为学习理论坚持刺激-反应(S-R)模式,忽略了人的认识的作用,因此对人的行为的解释过于简单化和片面化。

第三节 人本主义理论

人本主义心理学(humanistic psychology)是 20 世纪 50 年代在美国兴起的一种心理学流派,主要代表人物是 A. H. Maslow(1908~1970)和 C. Rogers(1902~1987)。该理论是继精神分析和行为主义以后影响最大的一个心理学派,故被称为心理学的第三势力。

人本主义心理学认为,行为主义心理学基于动物行为的研究,混淆了人和动物的本质区别,因而是一种狭隘的研究途径;而精神分析主要来自对精神障碍患者的研究,只注意到人的缺陷和阴暗面,无视人的积极品质和特征,只能产生一种残废的心理学和残废的哲学。人本主义心理学派认为,凡是有机体都有一种内在倾向,即维持和增强有机体的方式发展自身

试用层次需要理论分析患者患病住院时的需要。

的潜能。这种潜能包括一般生物潜能和心理潜能。人本主义反对将人的心理低俗化、动物化的倾向,研究对象主要是健康人和自我实现者。

一、主要理论内容

(一) A. H. Maslow 的需要层次理论

Maslow 认为人类行为的心理驱力不是性本能,而是人的需要。需要有先天的遗传基础,但人的需要和满足要取决于后天的环境。需要构成人内心世界的核心,控制着人的一切意识和认识,需要是人的所有行为的根本动力。以人为本就要抓住人本性的基本需要进行研究,他把人的需要按强度不同从最低级的生理需要到最高的自我实现需要分成了五个层次。

1. 生理的需要 是人们最基本的需要,如对食物、水、空气、排泄等的需要。这类需要若得不到满足,有机体将会有生命危险。生理需要是最强烈的、不可避免的、最底层的需要,也是推动人们行动的强大动力。显然,这种需要具有自我和种族保护的意义,是有机体为了生存必不可少的需要。

2. 安全的需要 包括对人身安全、生活稳定以及免遭痛苦、威胁或疾病的需要,表现在生命安全、财产安全、职业安全和心理安全四个方面。每一个在现实中生活的人,都会产生安全感的欲望、自由的欲望、防御实力的欲望。

3. 爱与归属的需要 爱与归属的需要也称为社交的需要,是指个人渴望得到家庭、团体、朋友、同事的认可,是对友情、信任、温暖、爱情的需要。爱与归属的需要包括:① 社交欲。希望和他人保持友谊与忠诚的伙伴关系,希望得到互爱等。② 归属感。希望有所归属,成为团体的一员,在个人有困难时能得到帮助。

4. 尊重的需要 可分为自尊、他尊和权力欲三类,包括自我尊重、自我评价,也包括他人的认可和尊重以及尊重他人。尊重的需要也可以按如下划分:① 渴望实力、成就、适应性和面对世界的自信心,以及渴望独立与自由。② 渴望名誉与声望。声望来自别人的尊重、赏识、注意或欣赏。

5. 自我实现的需要 是人的需要层次中最高等级的需要,其目标是自我实现。这是一种创造的需要。满足这种需要要求个体完成与自己能力相称的活动或工作,最充分地发挥自己的潜在能力,成为自己所期望的人物。自我实现意味着充分地、活跃地、忘我地、全神贯注地体验生活,追求既定的理想,把工作当作一种创作活动,在工作中运用最富有创造性和建设性的技巧,从而完全实现自己的价值和抱负。

自我实现理论是人本主义的核心理论之一,它是指个体的各种才能和潜能在适宜的社会情景中得到充分发挥,实现个人理想和抱负的过程。自我实现的人是一些正在竭尽所能使自己趋于完美的人,他们已经走到或者正在走向自己力所能及的高度。Maslow 发现自我实现者大都是中年或年长的人,或心理发展比较成熟的人。

除了上述五种基本需要外,Maslow还在尊重的需要和自我实现的需要之间嵌入了认知的需要和审美的需要,形成七种需要的提法。但他也认为这两种需要还不能称为人的基本需要,故在学术界影响最大的仍然是需要的五层次理论。

在上述需要层次中,层次越低的需要强度越强;层次越高的需要强度越弱。在高层次的需要充分出现以前,低层次的需要必须得到适当的满足。低层次的需要基本得以满足之后,它的激励作用就会降低,其优势地位将降下去。高层次的需要会取代它成为推动行为的主要动力。不同层次的需要在不同时期表现出来的迫切程度是不同的,人最迫切的需要才是激励人行动的主要原因和动力。人的需要是从外部得来的满足逐渐向内在得到的满足转化。

人的五种需要不可能完全满足,愈到上层,满足的百分比愈少。任何一种需要并不因为下一个高层次需要的发展而消失,各层次的需要相互依赖和重叠,高层次的需要发展后,低层次的需要仍然存在,只是对行为影响的比重减轻而已。高层次的需要比低层次的需要具有更大的价值。人的最高需要即自我实现就是以最有效和最完美的方式表现他自己的潜力,唯此才能使人得到高峰体验。

高峰体验(peak experience)是指人在进入自我实现和超越自我的状态时体验到的最完美的心理境界。Maslow在阐述高峰体验时认为:"这种体验是瞬间产生的,压倒一切的敬畏情绪,也可能是转瞬即逝的极度强烈的幸福感,甚至是欣喜若狂、如痴如醉、欢乐至极的感觉。"高峰体验可以是极度的欢乐,也可以是宁静而和平的喜悦。Maslow说:"实际上每个人都有高峰体验的出现,但并不是每个人都能意识到它的出现。"

专栏 3-5　人本主义心理学派代表人物——A. H. Maslow

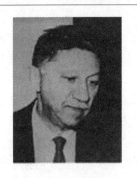

A. H. Maslow(1908~1970),美国社会心理学家、人格理论家和比较心理学家,人本主义心理学的主要发起者和理论家,心理学第三势力的领导人。出生于纽约市布鲁克林区一个犹太家庭。1926年考入康奈尔大学,三年后转至威斯康星大学攻读心理学,1930年获学士学位,次年获得心理学硕士学位,1934年获心理学哲学博士学位。之后留校任教。1935年在哥伦比亚大学任桑代克学习心理研究工作的助理。1937年任纽约布鲁克林学院副教授。1951年被聘为布兰迪斯大学心理学教授兼系主任。在此期间,他集中精力进行了健康人和自我实现者的心理研究,并成为美国人本主义心理学运动的领导者。1963年,在Maslow等人的倡导下,建立了人本主义心理学会。1967年,Maslow当选为美国心理学会主席。20世纪60年代中期以后,他和萨蒂奇等人致力于超个人心理学的研究,是超个人心理学会的主要发起人,也是《人本主义心理学》和《超个人心理学》两个杂志的首任编辑。主要著作有:《动机与人格》《存在心理学探索》《宗教、价值观和高峰体验》《科学心理学》《人性能达的境界》等。1970年6月8日,因心脏病突发,猝然去世。

(二) C. Rogers 的主要理论

1. 对人的基本看法

(1) 人的主观性:Rogers 强调现象学观点,他认为,每一个人都以一种独特的方式看待世界,人们对自己和世界的知觉构成个人现象场,所谓的现象场就是指一个人的内心世界或经验世界。在他看来,每个人都生活在自己的内心世界中,正是这种内心世界决定着个体的行为。他认为:"人基本上是生活在他个人的主观世界中的。"Rogers 相信每个人都有其对现实的独特的主观认识,所以他进一步认为人们的内心是反对那种只能以单一的方式看待真实世界的观点的。因此,以人为中心这个观点建立起来的心理治疗强调了人的主观性的特征,为每个来访者保存了他们的主观世界存在的余地。

(2) 人的实现的倾向:实现的倾向是一种基本的动机性驱动力,它的实现是一个积极主动的过程,不但在人身上,而且在一切有机体都表现出先天的、发展自己各种能力的倾向性。在这一过程中,有机体不但要维持自己,而且要不断地增长和繁衍自己。Rogers 认为人类有一种成长与发展的天性。他从临床经验得到这样的启示:"人类给予人印象最为深刻的事实似乎就是其有方向性的那种倾向性,倾向于朝着完美、朝着实现各种潜能的方向发展。"基于他的这种观点,他所倡导的以人为中心的治疗的基本原理就是使来访者向着自我调整、自我成长和逐步摆脱外部力量的控制的方向迈进。

(3) 人的人性观:Rogers 认为,人基本上是诚实、善良、可以信赖的,是与生俱来的,而"恶"是由于防御的结果而并非出自本性。而且,他认为每个人都有着自我实现的倾向。若能有一个适宜的环境的话,一个人将有能力指导自己,调整自己的行为,控制自己的行动,从而达到良好的主观选择与适应。

2. 自我论　Rogers 将个体与环境长期交互作用中形成的"自我"分成两个子系统,即分为"自我"和"自我概念"。自我(self)就是一个人真实的自我,而自我概念(self-concept)则是一个人对他自己的知觉和认识。自我概念并不总是与一个人的体验或机体的真实自我相同。因此,理想的实现倾向即自我实现,就是指自我与自我概念完全一致的那种情况了。不过,在自我与自我概念一致的情况下,自我概念又可能向着实现机体的自我更深层需要的目标努力了。当自我得到的经验、体验与自我概念冲突矛盾时,自我概念受到威胁就产生了恐惧,通过防御机制否认和歪曲自身的经验、体验。当经验、体验与自我的不一致有可能被意识到、知觉到时,焦虑就产生了。一旦防御机制失控,个体就会产生心理失调。

（1）自我概念的发展：Rogers 认为，刚出生的婴儿并没有自我的概念，但在与环境的交互作用中，越来越多的自我体验被意识到并被言语化了。在与环境、与他人的交互作用中，儿童区分出不同于他人、他物的自己，发展出了包括有关于他对自身的知觉的和各种各样的积极的和消极的评价的自我概念。

（2）价值的条件化：对来自他人的积极评价的需要，是在婴儿早期发展中通过学习得到的。当一个人的行为得到他人的好评时，人们的这种对积极的评价的需要就得到了某种程度上的满足。当父母对儿童微笑时，对方就会有一种愉快的体验，并对此做出积极的评价。

当然，对儿童来讲，也存在着另外一种可能性，即他会感到他的那种要从某些对他来说重要的人那里得到积极评价的需要会与他自身的体验发生矛盾和冲突。Rogers 曾举过这样一个例子：一个男孩觉得打他的弟弟使他感到很快活，但他的父母却对他这样说："你很坏，这种行为很坏，你这样做一点也不可爱。"这个男孩打弟弟的行为没有得到积极的评价，却体验到了负的消极的评价。这样，他可能产生不正确的、歪曲的言语评价，如"我觉得这种行为是不能令人满意的"，而此时，正确的体验的言语化应为"在我干这种事时，我感到高兴而我的父母感到不满"。那种不正确的评价不是建立在个体自身有机体的评价之上的，而是建立在他人的评价之上的，这就被称为价值的条件化。

价值的条件化这一概念在自我概念理论中是很重要的。因为这意味着个体存在着两种评价过程：一种是有机体的自我评价，这个过程可以真实地反映实现的倾向；第二种是价值的条件化过程，是建立在对他人评价的内化或内投射的基础上的，这一过程并不能真实地反映个体的实现倾向，相反，却在妨碍着这种倾向。当个体采用第二种评价过程反映现实时，就会产生错误的知觉，而这可能更多地是为了避免出错而不是为了自己真正的需要。Rogers 认为不同个体在价值条件作用内化的程度上各不相同，然而，没有人能够完全排除价值条件作用。

Rogers 认为，每个人都有着自我实现的倾向。他相信个体中蕴藏着实现倾向的强大动力，人有能力调整和控制自己，不断使自我概念适应于新的经验。Rogers认为只有个人本身才能真正地、完全地了解自己的经验世界，别人永远不可能像他本人那样了解他自己，因此，在心理治疗和咨询中要以当事人为中心，提出了以人为中心的心理治疗。帮助来访者创造一个充满温暖、友好和支持气氛的人际关系环境，无条件积极关注和设身处地的理解的氛围和条件，就能帮助来访者自己改变自己。

专栏 3-6　　人本主义心理学派代表人物——C. Rogers

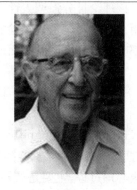

　　C. Rogers(1902~1987)，美国心理学家，人本主义心理学的代表之一。1902 年 1 月 8 日生于美国伊利诺伊州的奥克派克。1919 年考入威斯康星大学，选读农业，后转修历史，1924 年获威斯康星大学文学学士学位，同年考上纽约联合神学院，两年后转到哥伦比亚大学读临床心理学和教育心理学，1928 年获文科硕士学位，1931 年获哲学博士学位，他曾出任纽约罗切斯特"禁止虐待儿童协会"儿童社会问题研究室主任，罗切斯特儿童指导中心主任，1940 年他成为俄亥俄州立大学心理学教授。1942 年，他的《咨询与心理治疗：新的概念和实践》一书问世。1945 年，他供职于芝加哥大学，出任咨询中心执行秘书。离开芝加哥后，他回到母校威斯康星大学，任心理学教授。1946~1947 年担任美国心理学会主席。1951 年，他出版了《当事人中心治疗：实践、运用和理论》一书，十年后《个人形成论：我的心理治疗观点》问世。

　　Rogers 的突出贡献在于创立了一种人本主义心理治疗体系，其流行程度仅次于 Freud 的精神分析法。在 1927 年以来的半个多世纪中，Rogers 主要从事咨询和心理治疗的研究。他以首倡患者中心治疗而驰名，患者中心疗法的根本原则就是人为地创造一种绝对的无条件的积极尊重气氛，使就诊者能在这种理想气氛下，修复其被歪曲与受损伤的自我实现潜力，重新走上自我实现、自我完善的心理康庄大道。他还在心理治疗的实践基础上，提出了关于人格的"自我理论"，并把这个理论推广到教育改革和其他人际关系的一般领域中。他的主要著作有：《咨询和心理治疗：新近的概念和实践》《当事人中心治疗：实践、运用和理论》《在患者中心框架中发展出来的治疗、人格和人际关系》《自由学习》《个人形成论：我的心理治疗观》《卡尔·罗杰斯论会心团体》《罗杰斯著作精粹》。1956 年，他获得美国心理学会的卓越科学贡献奖。1972 年，又获美国心理学会卓越专业贡献奖。

二、人本主义理论评述

（一）主要贡献

　　人本主义理论为心理学研究提供了一个全新的视角，关注个体的需要和自我实现的价值以及内在的潜能。提出了以健康人作为研究对象。人本主义的人性本善学说为医患关系建立了新的模式，有利于建立和谐的医患关系。需要层次理论成为患者心理需要和心理护理的基本理论。该理论促进了以人为本的心理治疗的发展。

（二）局限性

该理论过分强调人性自然因素的作用,忽视了人性的社会环境和社会实践的作用。过分强调主观经验的重要性,缺乏有力的实验分析与佐证。将一切心理障碍都归于自我失调是片面的。另外,Maslow 的理论缺乏严格的科学性。

第四节　认知心理学理论

认知心理学(cognitive psychology)是 20 世纪 50 年代中期在西方兴起的一种心理学思潮,20 世纪 70 年代成为西方心理学的一个主要研究方向。它研究人的高级心理过程,主要是认知过程,如注意、知觉、表象、记忆、思维和语言等。

一、主要理论内容

认知心理学通过学习活动理解人的智能本质以及人的思维,了解人是如何获得客观环境中的信息,即信息是如何作为知识得以再现和转换,如何被储存,以及如何被用于指导人的心理和行为的。

认知心理学不像传统的心理学派,它的理论不是由某个人独创,而是在许多学者研究的基础上产生的。有关的基本概念、内容要点也在不断发展之中。

（一）认知的概念

认知(cognition)一般是指认识活动或认知过程。即个体对"感觉信号的接受、检测、转换、简约、合成、编码、储存、提取、重建、概念形成、判断和问题解决等信息加工的过程"。简单地说,认知的概念有广义和狭义之分,广义的概念是应用现代信息加工处理的理论将人的认知看成是一个过程,即包括:① 接受和评价信息的过程。② 产生应对和处理问题方法的过程。③ 预测和估计结果的过程。而狭义的认知就是认识。本书所应用的认知概念是广义的,包括了传统心理学中的多种心理活动,如感觉、知觉、注意、记忆等与认知的接受过程密切相关,智能、思维、情感和性格等与认知的应对、处理和结果预测等过程相关,尤其是侧重认识过程中的观念或态度形成及其改变的策略。

1967 年,美国心理学家 U. Neisser 综合了许多不同领域内相互渗透的观点撰写了《认知心理学》一书,该书的出版标志着认知心理学成为心理学领域的又一个理论学派。

（二）人类的认知特点

1. 认知的多维性　这是说人们从不同的角度看同一事物会有不同的认识。若要真正认清事物的全貌和本质,必须认识到事物的整体性和多维性。"盲人摸象"所说明的道理,就是一个很好的范例。

2. 认知的相对性　由于"事物都是一分为二的",所以人们要学会"两分法"来认识和处理问题。在现实社会中,许多事物都是由两个相对的部分组成一个整体的,如事物有好坏之分,身高有高矮之分。实际生活中,人们常常会因为某事而出现"大喜大悲"的情感表现,其实质可能只是认识到事物的一方面,并未考虑到事物认知的相对性。

3. 认知的联想性　人类的认知活动并不仅仅是感知觉的活动,而且包括了思维、想象等心理过程,同时也与人的智力及其既往经验有关。俗话说"情人眼里出西施",便是这个道理。

4. 认知的发展性　认知功能有其历史性或发展性的特点。例如,过去人们对健康的认识是没有躯体疾病就是健康;而现在人们已经认识到,健康应是身体、心理和社会适应的完好状态,还包括道德品质的良好状态。因此,认知活动与一个人的知识水平是成正比关系的,即认知也是不断发展改变的。

5. 认知的先占性　在日常生活中,人们的认识活动经常会发生"先入为主"的现象,或以"第一印象"来判断解决问题,这便是认知的先占性。认知的先占,在某些情况下是有益的,人们通过检验认知的实践效果,"吃一堑,长一智";但在另外一些情况下则与心理障碍的形成有关。如恐惧症患者往往是"一朝被蛇咬,十年怕井绳"。一般来说,认知的先占性与个体的既往经历和个性特征有关,个性敏感、拘谨、内向的人易产生认知上的先占。

6. 认知的整合性　所谓整合,就是个体最终表现出对某一事物的整体认识或认知,往往是综合了有关感知、记忆、思维、理解、判断等心理过程之后获得的。正是因为认知有整合性的特点,因此有人会产生"自己经历过和深思熟虑的东西没错,肯定正确"等过分僵硬的信念,这是认知治疗中经常会遇到的棘手问题之一。一般说来,正常成人因为认知整合性的特点会经常自我修正一些认知错误和偏见,学会自我调节。如有的人被领导当众批评,起初感到"失去面子""无脸见人",甚至认为"领导不喜欢自己";但在经过自我认知的整合处理后则感到"领导脾气比较暴躁,谁出错就会批评谁,这次批评我是因为我出错,因此,领导对我和其他员工一样,都是一视同仁的"。这样思考过后心情也随之平静了。

(三) 认知与情绪的关系

关于认知对情绪的调节作用,许多心理学家做过大量实验,取得了许多实验证据。

美国心理学家 M. B. Arnold 认为情绪是个体对事件进行直觉评价的结果。他认为,刺激情景并不直接决定情绪的性质,从刺激出现到情绪的产生,要经过对刺激的估量和评价,情绪产生的基本过程是刺激情景→评估→情绪。同一刺激情景,由于对它的评估不同,就会产生不同的情绪反应。评估的结果可能认为对个体"有利""有害"或"无关"。如果是"有利"的,就会引起肯定的情绪体验,并企图接近刺激物;如果是"有害"的,就会引起否定的情绪体验,并企图躲避刺激物;如果是"无关"的,人们就予以忽视。

美国心理学家 S. Schachter 和 J. Singer 也提出,对于特定的情绪来说,有两个因素是必不可少的。第一,个体必须体验到高度的生理唤醒,如心率加快、呼吸急促等;第二,个体必须对生理状态的变化进行认知性的唤醒。为了检验情绪的两因素理论,他们进行了实验研究。结果表明,人对生理反应的认知和了解决定了最后的情绪体验,情绪状态是由认知过程、生理状态和环境因素在大脑皮层中整合的结果,其中认知是情绪产生的核心部分。

R. Lazarus 认为,在情绪活动中,人不仅反映环境中的刺激事件对自己的影响,同时要调节自己对于刺激的反应。也就是说,情绪活动必须有认知活动的指导,只有这样,人们才可以了解环境中刺激事件的意义,按照 Lazarus 的观点,情绪是个体对环境事件知觉到有害或有益的反应。

(四) 医学心理学有关的主要认知理论

1. Ellis 的 ABC 理论 在 ABC 理论的模型中,A(activating event)代表诱发事件;B(belief system)代表信念或信念系统;C(consequence)代表个体的情绪反应和行为结果。这一理论的要点就是情绪不是由某一诱发性事件本身所引起的,而是由经历了这一事件的个体对这一事件的解释和评价所引起的。通常,人们会认为人的情绪及行为反应是直接由诱发事件 A 引起的,但 ABC 理论指出,诱发性事件 A 只是引起情绪及行为反应的间接原因;而人们对诱发性事件所持的信念、看法、解释 B 才是引起人的情绪及行为反应的更直接的原因。Ellis 指出,人天生具有歪曲现实的倾向,造成问题的不是事件本身,而是人们对事件的判断和解释。人也能接受理性,改变自己的不合理思考和自我挫败行为。由于情绪来自思考,所以改变情绪或行为要从改变思考着手。Ellis 认为,人生来便具有以合理信念对抗非合理信念的能力,但又常常被非合理信念所困扰。当人们坚持某些不合理的信念,长期处于不良情绪状态中时,就可能产生心理障碍。

> 试用 ABC 理论分析导致患者焦虑情绪常见的不合理信念有哪些?

2. Beck 的情绪障碍认知理论 美国临床心理学家 A. T. Beck 认为情绪障碍者有独特的认知模式,并开辟了认知-行为理论和相应的认知-行为疗法。Beck 认为各种生活事件导致情绪和行为反应时要经过个体的认知中介。情绪和行为不是由事件直接引起的,而是经由个体接受、评价、赋予事件意义才产生的。每个人的情感和行为在很大程度上是由其自身认识外部世界、处世的方式方法决定的,也就是说一个人的想法决定了他的内心体验和外在反应。Beck 还归纳了认知过程中常见的认知歪曲的五种形式,即任意的推断、选择性概括、过度引申、夸大或缩小和"全或无"思维。Beck 认为人的情绪障碍及不良行为正是这些不良认知存在的结果。

专栏 3-7　认知心理学之父——U. Neisser

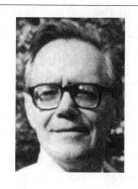

　　U. Neisser，美国心理学家，以信息加工理论为基础的现代认知心理学的先驱，因其开创性的著作而被誉为认知心理学之父。

　　1928 年，Neisser 出生于德国的一个知识分子家庭，3 岁时随着父母移民美国。1946 年他考入哈佛大学，先是主修物理学，后因受当时该校年轻教授米勒的影响而改学心理学。1950 年毕业后他进入斯沃斯莫尔学院，师从完形心理学创始人之一的柯勒教授，这无疑对他今后从事认知心理学的研究产生了深刻的影响。获得硕士学位之后，由于对当时占据主流地位的行为主义丝毫不感兴趣，他先是到麻省理工学院新成立的心理系学习，但很快发觉该系对信息理论的研究范围太窄，于是不久之后重返哈佛大学并于 1956 年取得心理学哲学博士学位。1957 年他在布兰迪斯大学开始自己的第一份教学工作，虽然当时的系主任 A. H. Maslow 对他影响很大，但他并没有因此而转入人本主义阵营，相反在这一阶段他因在视知觉研究领域进行了大量的探索而崭露头角。1967 年，他出版了被誉为认知心理学界"圣经"的《认知心理学》一书，这也成为心理学发展史上的一座里程碑，他因此而被誉为认知心理学之父。随后他曾在康奈尔大学、亚特兰大大学、佐治亚大学、宾夕法尼亚大学和埃默里大学等多所大学任教，研究范围从早年的视知觉研究，注意、记忆、语言、自我概念等的研究转移到晚年的智力测量的研究。Neisser 从不盲目跟随主流，却总能引领心理学研究的潮流。

　　晚年的 Neisser 将注意力转向了对人类智力的研究，主要研究如何测量人的智商以及解释不同社会阶级和种族在 IQ 上的差异。1996 应邀担任全美心理协会主席。

二、认知理论评述

(一) 主要贡献

　　认知心理学采用信息加工观点来解释人的认知过程，为心理学研究和应用开辟了新的途径，对心理学的发展功不可没。认知理论借用了计算机科学的模型，揭示了人们在环境中是如何获得信息的，这些信息又是如何作为知识得以再现和转换，如何被贮存以及如何指导人的行为的。在认知理论基础上形成的多种认知疗法及结合行为治疗方法的认知行为治疗模式已成为目前应用最广的心理干预方法之一。

(二) 局限性

由于研究方法不够科学,因此在理论形成过程中更多地依靠推理。认知因素与心理障碍之间的因果关系的推断缺乏科学依据。认知理论并不能解释或解决人的所有的心理行为问题。

第五节　心理生物学理论

心理生物学研究是由生理学家和心理学家以生物学的方法探索心身相关的规律而形成的,心理生物学是目前心身相关研究中的最前沿部分,也是今后医学心理学研究的一个重要方向。

一、心理生物学研究概况

心理生物学的研究对象主要是心理现象的生理机制,也可以说是研究在人的大脑中产生心理活动的物质过程。研究主要集中在神经系统的有关结构和功能,内分泌系统的作用,感知、思维、情绪情感、记忆、学习、睡眠、动机等心理活动和生理机制等方面。不同时期的生理学家在这方面做出过重要贡献,他们的研究成果为心理生物学的发展奠定了基础。

20世纪20年代,美国生理学家 W. B. Cannon(1871～1945)和 P. Bard 在总结当时生理学实验研究结果的基础上,提出了情绪的丘脑假说。该理论认为,情绪的控制中枢在丘脑,丘脑一方面传递情绪冲动至大脑皮质产生情绪体验,另一方面通过自主神经系统影响外周心血管活动和内脏功能。Cannon 还指出,强烈的情绪变化(恐惧、发怒等)会使动物产生"战斗或逃避"反应,该反应通过下丘脑-垂体-肾上腺髓质轴,引起交感神经系统活性增强,最终导致心血管系统活动的改变,如果不良的情绪反应长期反复出现,就会引起机体生理功能紊乱和病理改变。与此同时,苏联著名生理学家 Pavlov 提出了情绪的动力定型和高级神经活动学说,认为高级神经活动控制情绪并调节内脏功能,并进一步推论,高级神经活动的异常可导致内脏功能失调,使机体产生各种各样的疾病。他强调大脑皮质在心身调节、心身疾病产生中起主导作用。

20世纪30年代,加拿大生理学家 H. Selye 提出了著名的应激适应假说,认为应激是机体对恐惧等有害因素进行抵御的一种非特异性反应,即一般适应综合征(general adaptation syndrome,GAS),根据这一假说,个体对外界紧张性刺激首先表现为警戒反应,之后是适应或抵抗期。如果应激源持续存在,则进入衰竭期,个体会出现焦虑、头痛和血压升高等一系列症状,并可导致心身疾病的发生。

20世纪40年代,瑞士生理学家 W. Hess 首先利用电刺激等方法研究动物的情绪反应,他发现用微弱的电流刺激猫的下丘脑特定部位可引起恐惧、发怒等情绪反应和攻击行为。他的研究带动了寻找"情绪中枢"的热潮。随后,美国心理学家

Olds 和 P. Milner 通过实验发现了下丘脑和边缘系统中存在一个"愉快中枢"。目前已证实下丘脑存在"性中枢""摄食中枢""饱食中枢"等。这些"情绪中枢"的发现为中枢控制情绪的假说提供了丰富的证据。

美国心理学家 H. G. Wolff 是现代医学心理学中生物学研究方向的代表人物,他系统地研究了各种心理变量和生物学变量之间的关系,探讨了心理社会因素与生理因素相互作用对人类健康的影响。Wolff 最大的贡献是在研究中对心理变量进行定量化,并客观地测量所观察的生理和病理学变化。所以,他所开创的心理生物学的研究方法,在 20 世纪 50 年代以后成为研究心身疾病的主要方向。

1977 年,美国精神病学和内科教授 G. L. Engel 提出人对不同性质的心理应激所产生的生理反应主要分两大类:人面临危险、威胁、焦虑、恐惧时,主要通过交感-肾上腺髓质系统、垂体-肾上腺皮质系统和脑内上行激动系统活化,引起心血管反应、血糖升高,称为"或战或逃反应";而抑郁、悲观、无助感和失助感则通过副交感神经系统活化垂体-肾上腺皮质,引起胃肠道分泌活动亢进、支气管痉挛和免疫力降低等,称为"保守-退缩反应"。前者的持续作用是产生冠心病、高血压、心肌梗死、脑卒中、糖尿病和脑血管病的重要原因;后者则是心脏猝死、溃疡病、癌症、哮喘、类风湿关节炎、皮肤病的原因之一。

专栏 3-8　美国生理心理学家——W. B. Cannon

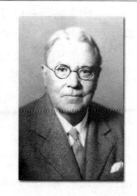

W. B. Cannon(1871~1945),美国生理心理学家,美国 20 世纪贡献最大的生理学家之一。1871年出生于威斯康星州。1892 年入哈佛大学,1896 年入哈佛大学医学院,是将 X 射线用于生理学研究的第一人,钡餐设计者。1900 年获医学博士学位后任生物学讲师,1902 年任助理教授,1906 年成为生理学教授(乔治·希金森纪念讲座教授),并担任系主任。1914 年当选为美国国家科学院院士。1912~1942 年任波士顿儿童医院和布里格姆医院的生理学顾问。他与 Pavlov 有密切来往。Cannon 对情绪的研究十分著名,他的情绪理论被称为坎农-巴德学说。Cannon 在研究内分泌学和生理学的过程中,做出了对心理学具有意义的几项发现。其中关于情绪及其对消化过程的影响的研究特别重要。对该领域的进一步研究使他发现了在情绪、压力和组织需要的影响下其他一些适应性生理变化。这些发现在其《痛、饥饿、恐惧和愤怒时的身体变化》一书中得以报告。1926 年,Cannon 正式命名"内环境稳定"或"自稳态",并根据他自己的实验结果进一步加以肯定。

　　　　1929～1930 年作为访问学者赴法。1935 年曾来华在协和医学院工作半年。1936～1938 年任美国卫生局主席,积极参加西班牙共和政府反对德意法西斯军队的斗争。20 世纪 30 年代末,在援华抗日医药机构和联合援华救济委员会工作。

　　　　1935 年,他在北平协和医学院工作期间,为中美学术交流促进中国生理学的发展做出了突出贡献。第二次世界大战期间,他任美国休克和输血研究委员会理事会主席。1944 年任纽约国际医学院的客座教授。1945 年逝于新罕布什尔州。

二、主要研究内容

　　1. 中枢神经递质　脑内许多神经递质如儿茶酚胺、5-羟色胺(5-HT)、谷氨酸、乙酰胆碱等都与心理活动有关。

　　2. 神经内分泌的研究　心理行为与神经内分泌调节之间的关系十分密切。其中下丘脑、垂体和靶器官之间构成的几个轴:下丘脑-垂体-肾上腺(HPA)轴;下丘脑-垂体-甲状腺(HPT)轴;下丘脑-垂体-性腺轴(HPG)起到了重要的调节作用。

　　心理生物学的研究已证明,处于紧急状态时血中促肾上腺皮质激素(ACTH)的升高主要是由于下丘脑的室旁核释放促肾上腺皮质激素释放激素(CRH)引起的。脑对应激的调节主要通过:① 激活脑干蓝斑交感神经-肾上腺髓质轴而释放儿茶酚胺。② 兴奋下丘脑-腺垂体-肾上腺皮质轴而增加糖皮质激素的合成和分泌。同时脑的边缘系统,如海马、杏仁核等也参与应激的调节。但是对不同应激源,脑的调节(脑内参与的神经递质、神经核等)是不同的。

　　3. 神经免疫学的研究　临床试验和动物实验也都证明心理因素可以影响机体的免疫功能,有报道指出抑郁症患者血中自然杀伤细胞(natural killer,NK)的数量和活性都比正常人低。现在已经在几乎所有的免疫细胞上都发现了神经递质和激素的受体。心理因素和神经-内分泌-免疫系统有着密切的关系。神经内分泌系统在机体应激过程中对免疫功能进行调节,研究表明:强烈、长久的应激会损害下丘脑,造成皮质激素分泌过多,使内环境严重紊乱,从而导致胸腺和淋巴组织退化或萎缩,抗体反应抑制,巨噬细胞活动能力下降,嗜酸性细胞减少等一系列变化,从而产生免疫功能抑制。

　　4. 神经心理学研究　研究方法包括脑电图、脑地形图、诱发电位等,主要用于探讨各种复杂心理活动的神经电生理的基础。

　　5. 脑影像技术　目前用于进行脑定位、脑功能、脑代谢及其某些精神异常机制研究的脑影像技术,主要包括磁共振成像(MRI)、功能性磁共振成像(fMRI)、磁共振波谱成像(MRS)、正电子发射断层摄像(PET)等。

6. 遗传学的研究　研究方法包括分子杂交、聚合酶链式反应(PCR)等。

三、心理生物学理论评述

(一) 主要贡献

采用严格的实验设计、客观的测量手段和可靠的数理分析,能准确地解释心身之间的某些本质联系。由于技术的先进性,心理生物学的研究更加具有前沿性。其越来越丰富的研究成果及其相应的有关理论和方法有助于阐明多种疾病特别是心身疾病的发生发展机制,并为其诊断、治疗、康复和预防提供科学依据。

(二) 局限性

人的心理活动是生物-社会和多种其他因素交互的产物,而心理生物学试图以心理生物学的研究结果和生物学的理论观点来全面解释复杂的心理现象和心身关系无疑是有一定的局限性的。许多心理生物学的研究结果是由动物实验获得的,有相当部分不适合于解释人的心身关系。

阅读一　后现代心理学思潮

前文中的五种心理学流派尽管理论相差甚远,但是它们都把心理现象看作是独立于研究者的实际"客体"存在,并能被准确地发现和认识。但是从后现代的社会建构论看来,所有的知识都是通过语词而社会建构的结果,语词的意义随着群体和时间发生变化,因而我们不可能达到对世界统一的客观理解。因此,心理学很多概念和理论作为心理学话语的建构物,也必然会随着文化、历史和时空而变化。

20世纪80年代诞生的后现代心理学是一个宽泛的概念,学者认为后现代心理学是能充分地反映后现代社会历史文化和指导人们适应社会变迁的心理学。它包含着许多具体形式的心理学理论,如社会建构论或社会建构心理学、叙事心理学、解构心理学、多元文化论思潮、后现代女性心理学,等等。后现代主义心理学迄今为止尚未形成明晰的、系统的理论观点,但从一些倡导者的论述来看,其主要的思想可归纳为以下几点:

第一,提倡经验论和相对主义。后现代主义心理学家认为把客观性、重验性这些硬科学的实证原理,运用到心理学的研究中来本身就是荒谬的。他们认为主流心理学运用自然科学的方法来研究心理学,使自己背上了沉重的包袱,主张心理学研究不是旨在探讨客观现实本身,而是寻求一种达到良好目的的客观性共建,这种共建本身便是一种相互作用和协调的过程。

第二,重视高级心理的研究,强调心理学应尽快与哲学人文社会科学结合。他们认为心理学应着重研究人的思维、创造性、人际关系、共存意识等高级心理,心理学应尽快与伦理学、艺术学、社会学、教育学接轨,使心理学能成为用于解决复杂的社会问题、指导人的发展的活生生的科学,与人类日常生活的情景有更为密切的联系。

第三,提倡整体论和从文化历史的角度来研究人的心理。他们指责科学心理学割裂了人与社会文化的关系。为了使心理学与活生生的社会生活相结合,提倡用历史文化学的研究方法来研究人的心理。

基于后现代主义的心理治疗与咨询师以社会建构论作为其认识论的基础。后现代临床心理学家认为"病理心理"并没有客观的意义,仅仅是一种语言建构,是"叙事"而不是"实在",因此,他们的工作重点不是根据固有的知识做出诊断和治疗,而是倾听患者的"故事",从中发现患者组合经验、产生生活意义的方式方法,并帮助患者构建一个更为积极的"故事",形成一个健康的"自我"。目前,国内常用的后现代取向的治疗方法有叙事疗法、焦点解决、合作对话、接纳和承诺、社会治疗等,其中,叙事治疗和焦点解决已得到广泛的应用并取得了良好的社会反响。

后现代主义心理思潮的评价:后现代主义心理学目前只是一种思潮。主要是探讨个人与社会的关系,人如何更好地适应正在迅速变化的高科技、信息化和商品化的社会。这种思潮的出现绝不是偶然的,在西方资本主义发展的后期,由于物质文明和精神文明的反差,人被物役化、商品化、程序化,使得生活在其中的人内心出现巨大的冲突,后现代心理学应运而生,是历史时代发展的需要和产物。但是,后现代主义心理学家对主流心理学的全盘否定是不可取的。现代心理学用科学的研究方法来认识心理学,给近百年来的心理学发展带来了生机,在生理心理和学习心理方面都积累了大量材料,功不可没。另外,后现代主义心理学思潮无论是其哲学思想还是研究内容和方法都有待完善和发展。

因此,后现代心理学作为一种思潮,一个发展中的领域,有其独特的精神和文化内涵,值得每一个心理学工作者认真反思。

阅读二 积极心理学的兴起

自 1997 年 Seligmen 在就任 APA 主席一职后提出"积极心理学"这一思想以来,积极心理学渐渐成为心理学的一个分支流派。它主要研究最理想的人类机能,其目标是发现使得个体和团体、社会良好发展的因素,并运用这些因素来增进人类的健康、幸福,促进社会的繁荣。

积极心理学认为,心理学不仅仅只对损伤、缺陷和伤害进行研究,它也应对力量和优秀品质进行研究;治疗不仅仅是对损伤、缺陷的修复和弥补,也是对人类自身所拥有的潜能、力量的发掘;心理学不仅仅是关于疾病或健康的科学,它也是关于工作、教育、爱、成长和娱乐的科学。具体就研究对象而言,积极心理学的研究分为三个层面:① 在主观的层面上,研究积极的主观体验:幸福感和满足(对过去)、希望和乐观主义(对未来)以及快乐和幸福流(对现在),包括它们的生理机制以及获得的途径。② 在个人的层面上,研究积极的个人特质:爱的能力、工作的能力、勇气、人际交往技巧、对美的感受力、毅力、宽容、创造性、关注未来、灵性、天赋和智慧,目前这方面的研究集中于这些品质的根源和效果上。③ 在群体的层面上,研究公民美德以及使个体成为具有责任感、利他主义、有礼貌、宽容和有职业道德的公民的社会组织,包括健康的家庭、关系良好的社区、有效能的学校、有社会责任感的媒体等。

积极心理学提出了积极预防的思想。它认为在预防工作中所取得的巨大进步是来自于在个体内部系统地塑造各项能力,而不是修正缺陷。在它的观点中,当一个人处于孕育着抑郁、物质滥用或精神分裂等问题的环境中或其遗传素质较差的情况下,要防止在其身上出现以上问题的可能性;但是在人类自身存在着可以抵御精神疾病的力量,它们是:勇气、关注未来、乐观主义、人际技巧、信仰、职业道德、希望、诚实、毅力和洞察力,等等,预防的大部分任务将是建造一门有关人类力量的科学,其使命是去弄清如何在青年人身上培养出这些品质。总之,积极心理学认为通过发掘并专注于处于困境中的人自身的力量,就可以做到有效的预防。对研究者而言,在这方面所需的工作是可靠并有效地测量这些品质,进行适当的纵向研究来弄清这些品质的形成过程、途径,并进行恰当的干预以塑造这些品质。

西方关于积极心理学的研究,得到了许多有意义的结论,平衡了既往临床心理学着重关注消极和问题的偏向,但是,积极心理学作为发展中的学科,同时也有许多尚待解决的问题,例如,快乐在不同文化背景中的意义,研究方法的适合性,在各领域中的实际应用方法的可行性等,这些都有待心理学工作者去思索和研究。

（刘新民　何苗苗）

第四章 心理健康

案例 4-1 烦躁的石小姐

石小姐是一家文化公司的企宣专员,由于工作的性质需要和外界频繁联系,手机便成为她形影不离的得力"助手",她使用手机的频率也远远高于他人。由于工作业绩突出,石小姐被提升至管理岗位从事行政工作。工作性质转变了,接入电话骤然减少,一向对工作热情很高的石小姐开始感到十分焦虑,郁郁寡欢,情绪低落,时不时地掏出电话来看是否有未接电话,还经常把别人的电话铃当成是自己的手机在响。在等人的时候总是频繁打电话问对方身在何处,如果不打就焦急难耐,甚至连脾气也变得暴躁起来,经常莫名其妙地发火。最近还出现手脚发麻、心悸、头晕、冒汗、肠胃功能失调等症状。

石小姐的表现正常吗? 她的心理健康吗? 怎样才能帮她走出困境呢?

第一节　概　　述

一、心理健康的基本含义

（一）健康的概念

在人类发展的历史过程中，人类对健康的认识和理解是随着社会的发展和对自身认识的深化而不断丰富的。传统的生物医学模式认为，"健康就是躯体没有疾病"。但随着疾病谱和现代医学模式的转变，人们对健康的理解逐步深入并趋于全面。1948年，世界卫生组织（WHO）定义："健康，不仅仅是没有疾病和身体的虚弱现象，而且是一种身体上、心理上和社会上的完满状态。"1990年WHO进一步对健康的定义作了补充，提出健康还应包括道德健康。由此，我们可以概括出健康的四个维度：躯体健康、心理健康、社会适应健康和道德健康。

（二）心理健康的概念

心理健康（mental health）也称心理卫生（mental hygiene）。严格来讲，两者有区分，心理健康是心理卫生在发展认识上的更高阶段。到目前为止，心理健康尚未有一个全面而确定的定义，不同的理论学派、不同心理学专家从不同的角度给予心理健康的定义均不完全相同。而且心理健康的概念随着时代的变迁、社会文化因素的影响而不断变化。1946年，第三届国际心理卫生大会将心理健康定义为："身体、智能以及情感上，在与他人的心理健康不相矛盾的范围内，将个人心境发展成最佳的状态。"1958年，H. B. English认为："心理健康是一种持续的心理状态，当事人在这种情况下，能有良好的适应能力，具有生命的活力，而能充分发挥其身心潜能。这乃是一种积极的、丰富的情况，不仅是免于心理疾病而已。"综上，我们把心理健康界定为根据不同年龄特征，通过各种形式的教育和训练以培养人们形成健全的人格和正常的心理过程，去适应发展中的社会环境，从而使心身和社会生活都处于完美的状态，并预防精神病、神经症、变态人格、心身疾病和不良行为的发生。

通常，心理健康应包括四层含义：一是指心理健康状态，即个体具有积极稳定的情绪，健全的个性和良好的社会适应能力。二是指习惯行为方式，即个体具有符合保护和增进心理健康状态的行为方式。三是指心理健康工作，即采取积极有益的教育和措施，维护和改进人们的心理状态以适应当前和发展的社会环境。四是指心理健康学科，即运用医学心理学的理论和方法，从纵向（按照个体不同年龄发展阶段和心理发展规律）和横向（不同社会群体特定人群存在的心理问题）来研究人的心理健康问题，培养、维护、增进人的心理健康。

随着现代医学模式的逐步建立，人们对健康概念认识的深入以及心理卫生事业本身的发展，心理健康的内容已经突破了原有的局限，不仅仅局限于对精神疾病的防治，而是扩展到全社会的人群，转向健康人群的心理健康和社会人口的健康促进。即根据不同群体和个体不同年龄阶段的心理特征与发展规律,运用心理学和心理健康的理论和方法,通过各种有益的教育和训练以及家庭、社会的良好影响等措施培养和维护健全的人格,促进个体健康成长,使其能以积极有效的心理活动、平稳正常的心理状态去适应当前和发展的社会及自然环境。因此,心理健康和健康促进工作日益受到重视,在医疗、教育等领域得以广泛开展。

二、心理卫生运动简史

心理卫生运动起源于西方国家,是从改善精神病患者待遇开始的。1789 年,法国大革命爆发后,精神病学家 P. Pinel 率先将囚禁在锁链之中的精神病患者从非人道约束之下解救出来,掀起了世界精神病学的广泛革新的浪潮,Pinel 因此被称为心理卫生运动的首倡者。

1908 年,C. Beers 以自己患精神病后又恢复健康的亲身体验所著的《一颗失而复得的心》(《A Mind That Found Itself》,亦译为《自觉之心》)一书出版,他以生动的文笔描述了自己在精神病院的亲身遭遇,特别是精神病治疗机构对患者的冷漠和虐待,以及公众对于精神病患者的偏见和歧视。此书引起了心理学家和社会大众的大力支持和强烈反响,由此开始了一场由美国发轫,最后遍及全世界的心理卫生运动。1908 年,世界第一个心理卫生组织——康涅狄格州心理卫生协会成立,1930 年国际心理卫生委员会成立,1948 年,在联合国教科文组织主持下,成立了世界心理健康联合会(WFMH)。

中国心理卫生协会于 1936 年 4 月 19 日在南京成立,因翌年爆发抗日战争而被迫解散,直到 1985 年 3 月经国家科协和国务院改革办公室批准重新成立,并于同年 9 月 27 日在山东泰安举行成立大会。从此心理卫生工作和各类学术活动在我国如雨后春笋般普及推广开来,对维护人们身心健康起到了不可低估的作用。

专栏 4-1　康涅狄格州心理卫生协会

> Beers 于 1908 年 5 月 6 日在故乡康涅狄格州组织了 13 个人,建立了世界上第一个心理健康组织——康涅狄格州心理卫生协会,Beers 任会长。协会提出五项宗旨:① 保持心理健康。② 防治心理疾病。③ 提高精神病患者待遇。④ 普及对心理疾病的正确认识。⑤ 与有关的精神卫生机构合作。

自 20 世纪 50 年代以来,随着现代医学模式的逐步建立,人们对健康概念认识的深入以及心理卫生事业本身的发展,心理卫生工作的内容已经突破了原有的局限,已不仅仅局限于对精神疾病的防治,而是扩展到全社会的人群,转向健康人群的心理健康和社会人口的健康促进,使人们认识到只有从个体生命萌发之始就打好基础,逐步培养健康心理和完善人格,才能从根本上预防精神疾病、心身疾病和适应不良的心理行为发生。随着人们对心理健康认识的不断深化,心理健康的“三级预防”得以提出:初级预防是向人们提供心理健康知识,以防止和减少心理障碍的发生;二级预防是尽早发现心理障碍并提供心理与医学的干预;三级预防是设法减轻慢性精神障碍患者的残疾程度,提高其社会适应能力。因此,心理健康具有三级功能:初级功能——防治心理障碍;中级功能——完善心理健康状况;高级功能——发展健康的个人与社会。

> 心理健康的"三级预防"是什么?

三、心理健康的任务与研究范围

(一)心理健康的任务

心理健康的基本任务是维护和促进人们的心理健康和消除身心不健康因素,提高个人的生活质量和社会的精神文明水平,具体包括以下三个方面:

(1)揭示心理健康的本质及影响因素,促进个体在学习、工作和生活中形成良好的心理调节能力及环境适应能力。

(2)研究、探讨实现人类心理健康的最佳途径与策略,预防心理障碍、心身疾病与精神病的产生。

(3)研究、探讨人生不同阶段的心理保健原则与措施,促进人的正常发展,培养健全的心理和完善的人格。

(二)心理健康的研究范围

从当前国内外心理健康发展状况来看,心理健康的研究范围可概括为两个方面:一方面是微观的心理健康研究。即以纵向心理健康的研究为方向,着眼于探讨各年龄阶段(如儿童、少年、青年、中年、老年)的心理健康规律,指导各年龄阶段个体探索心理健康的最佳途径与策略,预防心理障碍、心身疾病与精神病的产生。另一方面是宏观的心理健康研究。即以横向心理健康的研究为方向,着眼于探讨人际、群体和社区中健康行为的维持和疾病相关行为的转变,改进社会健康保健政策、加强医疗机构的管理,创造维持健康的良好外部环境。

心理健康需要维护和促进,一般来说,要达成两个方面的目标:一是一般目标,即治疗心理疾病及处理适应不良行为,并设法尽早发现疾病的倾向,及时矫正或预防疾病的发生。二是高级目标,即保持并增进个人和社会的心理健康,发展健全人格,使每个人都有能力适应变动的环境,同时应设法改善社会环境及人际关系,以防止或减少心理不健康的发生。目前健康促进是一种普遍的观点,是使人们能增强自我控制感并能改善自身健康的一个过程,可以通过个人的努力,也可以通过与医疗系统的配合,还可通过制定健康保健的政策来实现。

四、心理健康的标准

心理健康是相对于身体健康而言的,对人的精神状态的一种描述,是健康概念的重要组成部分。由于到目前为止仍然没有一个全面而确定的心理健康的定义,有关心理健康的判断标准可因不同的人群、目的和情境等因素而有所不同。

1. 正常的标准　　正常的标准即从常态心理角度描述心理健康,可以理解为完美的标准或理想的标准。这一标准的特点是对心理健康的定义进行全面展开,在心理结构诸方面进行系统的描述。此类标准作为任何一个人的努力目标是有用的。

《简明不列颠百科全书》认为心理健康的具体标准为:① 认知过程正常,智力正常。② 情绪稳定、乐观,心情舒畅。③ 意志坚强,做事有目的。④ 人格健全,性格、能力、价值观等均正常。⑤ 养成健康习惯和行为,无不良行为。⑥ 精力充沛地适应社会,人际关系良好。

Maslow 和 Mittelman 将心理健康的标准概括为 10 个方面:① 有充分的自我安全感。② 能充分了解自己,并有恰当估价自己的能力。③ 生活理想切合实际。④ 不脱离周围现实环境。⑤ 能保持人格的完整与和谐。⑥ 善于从经验中学习。⑦ 能保持良好的人际关系。⑧ 能适度地宣泄情绪和控制情绪。⑨ 在符合社会规范的前提下,能有限度地发挥个性。⑩ 在不违背社会规范的前提下,能适当地满足个人的基本需求。

我国学者认为心理健康的人应能保持平静的情绪、敏锐的智能、适于社会环境的行为和愉快的气质。提出人的心理健康标准包括以下 7 个方面:① 智力正常。② 情绪健康。③ 意志健全。④ 行为协调。⑤ 正视现实。⑥ 人格完整。⑦ 心理行为符合年龄特点。

这一标准特别是在教育模式或发展模式的心理辅导中最为实用。但如果仔细地对照,我们发现能够百分之百地做到的人是极少的。因为每一种标准差不多都是心理健康的理想状态。如果我们用其作为判断一个人有无心理障碍的标准,就会发现在现实生活中几乎没有正常的人。因此,从有无异常心理的角度来评价心理健康应有另外的方法和标准。

2. 异常的标准　　这一标准主要是判断自己心理现象的各个方面是否存在异常或明显的问题。例如,是否存在伤害自己的异常心理,如焦虑、恐惧、强迫、抑郁等。这里除了自我评价外,常常还需要他人评价,特别是专家的评价。

有关异常心理与行为是变态心理学和精神医学的研究对象,已有多种诊断标准和方法。如 WHO 的《国际疾病分类》第 11 版(ICD-11),美国的《精神障碍诊断和统计手册》第 5 版(DSM-Ⅴ)以及我国的《精神障碍分类与诊断标准》第 3 版(CCMD-3)等,都是目前通用的心理疾病的分类和诊断工具。这些具有诊断意义的判定,需要由训练有素的专业人员进行。

3. 综合的标准　　1988 年许又新教授提出心理健康的三标准学说:① 体验标准。是指一个人的主观体验和内心世界的状况,主要包括是否有良好的心情和恰当的自我评价等。② 操作标准。是指通过观察、实验和测验等方法考察心理活动的过程和效应,其核心是效率,主要包括个人心理活动的效率和个人的社会效率

心理健康的标准有哪些?

或社会功能。如工作及学习效率高低,人际关系和谐与否。③ 发展标准。即着重对人的个体心理发展状况进行纵向考察与分析。心理健康不能仅限于个体的生存方面,对绝大多数人来说必须考虑发展问题。衡量心理健康时,要把这三种标准联合起来综合考虑。

五、心理健康的评估原则

我们在理解和运用心理健康标准对心理健康进行评估时,应把握如下原则:

1. 差异性原则　　不同的国家和地区以及具有不同文化背景、传统习俗的群体有着不同的心理测量常模。因此,对个体心理健康的判断应基于其所处的人口学背景来进行。

2. 动态性原则　　心理健康状态随人的成长,知识经验的积累,环境的变换等发生变化,既可以从不健康转变为健康,也可以从健康转变为不健康。每个人的心理健康水平可处在不同的等级,健康心理与不健康心理之间难以分出明确的界限,有很多人可能处在所谓的非疾病又非健康的"亚健康状态"。因此,对个体心理健康的判断应把握动态性原则。

3. 稳定性原则　　心理健康状态指的是较长一段时间内持续存在的良好心理状态和在此状态下发生的较为稳定、成熟的习惯性行为,而不是短暂偶然的心理现象。所以,在判断一个人心理是否健康时,应该将其行为与其一贯的行为表现联系起来进行评定,偶尔出现的不健康行为,并不必然意味着心理不健康。

4. 整体性原则　　心理健康是各要素的有机整合,从而构成较完整的心理健康和适应功能。个体心理在某一方面不健康不足以构成对整体心理健康的严重威胁。

5. 发展性原则　　心理健康标准反映的是社会对个体的一般心理要求。在同一时期,心理健康标准因社会文化标准不同而有所差异,特定的社会文化对心理健康的要求,取决于这种社会文化对心理健康的各种特征的价值观。心理健康不是固定不变的状态,而是不断变化和发展的过程。

第二节　个体心理健康

心理健康是人类健康的重要维度。当今人们不仅重视躯体的健康,而且越来越重视心理的健康和社会适应的良好。人的一生都在发展,每一发展阶段各具特定的心理行为特征和相应的心理健康维护和促进任务。掌握心理发展规律,有助于理解心理健康的含义和标准,以及不同年龄阶段心理发展特点和心理健康促进措施。对于正常发展的个体而言,随着机体的成长成熟,每个生命阶段会出现不同的心理特征和特定的发展主题。医学生应该了解人的心理发展过程中心理健康的特征以及如何保持和促进个人的心理

> 1. 不同年龄阶段心理健康特征有哪些?
> 2. 如何促进各年龄阶段个体的心理健康?

健康,进而推动心理健康教育和健康促进工作。

一、儿童期

(一) 儿童期心理特征

儿童时期分为胚胎期、婴儿期、幼儿期、童年期。

1. 胚胎期的心身发展　生理发展是心理发展的物质基础,人的生命是从胚胎期开始的。个体是否心理健康,其先天素质和胚胎期的发育起着重要的作用。胚胎期是指从受孕到出生这段时间。此时胎儿的生长发育迅速,胎儿具备一定程度的感知觉能力、记忆力和语言能力,有了接受教育影响的可能性。

2. 婴儿期的心理特征　婴儿期指 0～3 岁的时期,可以划分为新生儿期(0～1个月)、乳儿期(1 个月～1 岁)和婴儿期(1～3 岁),是儿童生理发育和心理发展最迅速的时期。婴儿动作的发展改变着婴儿与周围环境的关系,对心理健康具有促进作用。婴儿期的心理健康被认为是心理健康的起点,此时婴儿在言语、知觉、记忆、思维和想象、意志、情绪和社会性行为等方面开始发展,许多心理健康素质是在婴儿时期奠定的,对其以后的心理发展具有决定性的影响。

3. 幼儿期的心理特征　幼儿期是指 3～7 岁的时期,是儿童生理与心理发展非常迅速的时期。幼儿期也是许多心理功能发生形成的关键期,包括语言、智力、情感、社会认知等。精神分析学派认为,这个阶段的心理健康十分重要,心理创伤对其以后人格的发展有难以估量的影响。

4. 童年期的心理特征　童年期是指 6～12 岁的时期,这个时期正是小学阶段,故也称为学龄期。此时期儿童除生殖系统外其他器官已接近成人,是智力发展最快的时期,心理过程和社会性也得到了全面发展。

(二) 儿童期心理健康的常见问题

1. 婴儿期的分离焦虑与陌生人焦虑　婴儿期的依恋状况直接关系到个体以后的心身发育。分离焦虑是熟悉的照料者离开后的痛苦,而陌生人焦虑是婴儿对其不认识的人的警觉,这是婴儿期情绪和认知发展的重要里程碑。

2. 婴幼儿期的过度依赖　指发生在婴幼期在行为、情感、活动上独立性不足,过分依靠父母或他人的行为。过度依赖行为在婴幼期可达 21% 左右,部分女孩的过度依赖行为可以持续到成年以后。男孩的过度依赖行为则持续时间较短,随着年龄的增长,独立性逐渐发展,依赖性逐渐被克服。

3. 儿童感觉统合问题　指儿童大脑对人体各种感觉器官如眼、耳、皮肤等传来的感觉信息不能很好地进行分析和综合处理,造成整个身体不能和谐有效地运动。感觉统合问题会使儿童智力得不到充分的发展,进而会导致学习能力、运动技能、社会适应能力等方面出现问题。

4. 儿童情绪问题　婴幼儿阶段,由于神经系统发育不完善,其情绪反应往往具有不稳定、容易被诱发、容易外露和不易自控等特点,表现为易哭闹、难哄劝等。

幼儿的情绪问题主要表现为焦虑、恐惧。焦虑会对幼儿个性形成产生影响,使之变得过分敏感、谨小慎微、依赖、自卑、退缩,不受同伴欢迎等。幼儿恐惧若持续存在,则会产生回避、退缩行为,影响正常生活。童年期儿童情绪主要由于学习失败、受到批评、受到挫折或者学习过分紧张、学习压力大、学习习惯不好等,而表现出害怕上学、经常逃学、学习疲劳、烦躁、记忆力下降、反应迟钝、注意力不集中、上课困倦、学习成绩下降等。

5. 幼儿的退缩行为　退缩的幼儿在人际交往过程中表现过分胆怯、孤独、不愿与小朋友一起玩,躲避人群,对小朋友的友好表示反应淡漠,言语少;不敢去陌生环境,对新环境不适应,极为害怕;自卑胆小,自信心不强,特别在意老师的批评,常常哭泣。这些退缩行为反映出幼儿在早期社会性发展存在问题,如不及时矫正会给他们成年后的社会行为和心理状况带来严重影响。

6. 入学适应困难　对童年期的新入学儿童来说,学校环境陌生,老师和同学陌生,学习生活不习惯都可能造成入学适应困难,表现为害怕、焦虑不安、注意力不集中、对学习无兴趣、不能约束自己等。

7. 学习技能问题　主要表现在阅读技能、拼写技能、计算技能等学习技能的获得与发展问题。

(三)儿童期心理健康维护和促进

1. 胚胎期心理健康　胎儿的心理健康主要是通过妊娠母亲的心理行为调节来实现的。胎儿的心理健康取决于妊娠母亲的健康状况、情绪状态、习惯嗜好等。因此妊娠母亲需要在孕期做到以下三点:一是注重合理的膳食及保健。孕妇营养丰富合理,定期接受预防保健是胎儿心身发育的重要保证。母体营养不足或营养过剩均可影响胎儿的发育,尤其是智力的发育。另外,孕妇吸烟、饮酒,患有严重心脏病、肝病等疾病或妊娠早期患风疹等病毒感染性疾病,过多受到X线辐射都会影响胎儿的心身发育。二是保持稳定愉悦的情绪。1945年,Berly等发现:自发性流产常与孕妇情绪紊乱有关,心理治疗有助于多次流产的孕妇解除焦虑成功生产。大量临床观察表明,引起孕妇情绪波动的不同因素,发生在胎儿发育的不同阶段,会引起胎儿相应的心身发育问题及缺陷。研究发现:孕妇经常忧愁苦闷、急躁烦恼、悲伤恐惧不但会使胎儿脑的供血量减少,还会产生一些有害神经系统的化学活性物质,影响脑的发育,并容易导致难产,使胎儿发生宫内窒息、缺氧、损害脑和神经系统。因此要多方努力控制孕妇的心理社会环境,确保孕妇心境平和、情绪乐观、稳定。三是开展科学适当的胎教。所谓胎教,就是有目的、有计划地为胎儿生长发育实施的最佳措施。现代医学、胚胎学、儿科学和儿科心理学都证实:胎儿不仅可以通过母亲间接地接受外界刺激和影响(如母亲的情绪),也可直接接受外界的刺激和影响。如有人用内窥镜发现胎儿的眼睛能随光线活动;触碰手足可产生收缩反应;外界声响可传入胎儿听觉器官。因此,在医护人员指导下,科学合理地通过对胎儿抚摸训练进行运动胎教,让胎儿通过母亲腹壁"欣赏"高雅优美的音乐进行音乐胎教或与胎儿"对话"进行言语胎教。这些胎教方法不仅可以使产妇产生愉悦、宁静的心境，也可改善胎盘供血从而促进胎儿大脑的发育。

2. 婴儿期心理健康　一是提倡母乳喂养。母乳营养充足、适合消化吸收，含有抗体和胱氨酸，可增加婴儿的免疫力和促进智力发展。更重要的是通过哺乳可增加母亲和孩子在视、听、触摸、语言和情感上的沟通，使孩子获得心理上的满足，有助于神经系统的发育和健康情感的发展。二是增进母爱和爱抚。母亲的爱抚对婴儿的心理健康至关重要，而帮助婴儿建立依恋关系、减少分离焦虑是婴儿期心理健康的重要内容。依恋是指婴儿与主要照顾者之间的情感联结，也包括对他人或宠物，甚至是一件物体如毯子、浴巾等的情感联系。三是促进运动和智力的发展。有意识地提供适量视、听、触觉刺激，促进婴儿运动、感觉器官和智力的发展。2～3个月的婴儿可帮助他做被动体操，空腹时可训练俯卧和渐渐俯卧抬头；4～5个月的婴儿可在俯卧的基础上训练四肢运动；半岁以后应训练用手握东西；10个月以后可训练他站立、迈步走路。研究认为婴儿的动作训练有益于脑的发育和动作的协调。同时婴儿期言语中枢已发育成熟，因此要进行言语训练，创造口头言语交流的机会。四是培养良好的习惯。个体在这一时期养成的习惯，包括良好的饮食习惯、规律的睡眠习惯以及大小便等卫生习惯等，对其以后的性格发展和社会适应性有着重要影响。

3. 幼儿期心理健康　一是促进幼儿言语的发展。如父母为幼儿提供良好的语言示范，尽量使用各种不同的词汇；不要再使用婴儿期的儿语；提供幼儿会话的机会，培养幼儿良好的语言习惯，如礼貌用语；鼓励幼儿多讲话，不厌其烦地回答其提出的各种问题。二是对幼儿的独立愿望因势利导。这一时期的儿童有强烈的好奇心和独立的愿望，心理上称之为"第一反抗期"。这是自我意识发展的表现，有积极的意义，应因势利导，培养他们的自我管理能力。同时不要过分保护，过分保护指的是包办、代替和控制，长期受到过分保护的儿童容易形成不良的心理品质。三是鼓励幼儿游戏与玩耍。游戏与玩耍是幼儿的主导活动，也是其身心健康发展的重要途径。在游戏过程中幼儿的智力得到开发，性格得以塑造。在与同伴的游戏过程中，形成一定的交往能力，情感得以丰富。四是正确对待幼儿的过失和错误。儿童是在错误和过失中不断学习成长的，要引导幼儿认识错误，吸取教训，避免挫伤幼儿的积极主动性。五是发挥父母及老师的言行表率作用。家庭的气氛、父母及老师的言行举止对幼儿心理发展有重要影响，幼儿评判是非对错常常以父母或老师的言行作为标准。幼儿通过观察模仿、学习成人的适应行为，这些行为对其以后处理人际关系、家庭关系等方面有重要影响。

4. 童年期心理健康　一是科学合理安排学习。这是一个由游戏活动为主导转变为学习活动为主导的时期，需要帮助童年期学龄儿童尽快适应学校环境，从品德行为、课堂纪律、学习方法、体育锻炼、劳动卫生等方面引导儿童对自己进行规范和约束，培养正确的学习动机、学习态度和学习习惯。二是培养广泛的学习兴趣。

按照儿童的心理发展规律安排教学内容和教学防范,实施素质教育,不但要强调传授文化知识,还应注意儿童思维的灵活性、多向性、创造力和想象力的培养。三是注意"情商"的培养。"情商"系非智力因素,即良好的心理品质,应着重从三个方面加以培养:① 良好的道德情操,积极、乐观、豁达的品格。② 良好的意志品质,困难面前不低头的勇气,持之以恒的韧性。③ 同情与关心他人的品质,善于与人相处,善于调节控制自己的情感,并给人以好的感染。四是防止不良的心理行为。由于这一时期儿童模仿力增强,但辨别力差,不仅容易被新奇事物所吸引,也可能会沾染一些不良行为,如入学后容易出现入学多动症以及说谎、逃学等问题,严重者会出现儿童精神病性障碍。因此务必保持警觉心态,既要敏感地发现儿童的不良心理行为,同时又要抓住儿童的心理特点,循循善诱,正确引导。

二、青少年期

(一)青少年期心理特征

青少年期,指少年期和青年初期。少年期(11～16 岁)指初中阶段,青年初期(15～18 岁)指高中阶段。少年期和青年初期又统称为青春期。此时是个体生长发育的特殊时期,是心身发育的重要转折阶段,是从儿童期的不成熟状态向青年期的成熟状态的过渡时期,此时心理变化最明显,有强烈的独立性和自觉性,又有极大的依赖性。其主要心理特征是:生理发育变化显著;认知能力发展迅速,抽象逻辑思维发展是初中生思维发展的主要特点,形式逻辑思维和辩证逻辑思维发展是高中生思维发展的主要特点,形式逻辑思维具体体现在他们对概念、推理和逻辑法则运用能力的发展上;自我意识存在矛盾,其个性特征处于似成熟非成熟、想独立又独立不了的阶段;人格可塑性大,易受外界影响,情绪趋于复杂与冲突,容易出现理想与现实的矛盾冲突;性意识开始觉醒,产生对异性的好奇、关注和接近倾向,由于社会环境的制约,出现性意识与社会规范之间的矛盾。

(二)青少年期心理健康的常见问题

由于身心发展不平衡,心理矛盾冲突增多,自我调节能力不足却又常常不服从父母、老师的教育、指导;增长的交友需求与苦恼的性心理等,是心理发展的"第二反抗期"。青少年期心理健康要解决的主要矛盾是:身心发展不平衡与社会规范的矛盾。因此,对青少年的心理问题要尽早发现,及时疏导、干预。

1. 自我意识问题 青少年缺乏综合认识自我的能力,表现自主性差,依赖成人和其他环境因素的要求和控制,不能独立自主地制定目标、计划和持续实现目标。当自我评价出现问题时,青少年会过高或过低评价自己。过高评价自己时会导致自负,做事冒险鲁莽;自我评价过低时可能会导致放弃尝试,逃避困难,丧失发展、锻炼的机会。

2. 与学习相关的问题 学习问题成为青少年期主要的心理问题之一,既包括学习的动机、兴趣等,又包括学习的方法、态度、情感等。良好的学习习惯有利于提高学习的效果,反之则给学习带来困难。一旦学习缺乏兴趣,难以激发学习的热情和积极性,就会导致学习效率低下。

3. 不良情绪问题 指因情绪稳定性差,过度的情绪反应和持续的消极情绪导致的心理问题。由于青少年的情绪特征决定了他们容易出现情绪健康问题,包括焦虑、恐惧、抑郁等。

4. 人际关系问题 主要表现为:① 亲子关系问题,如孩子与父母的敌对、疏远、过分依赖等。② 师生关系问题。③ 同伴关系问题,如青少年不良情绪和有缺陷的个性特征不被同伴接纳,影响了同伴间的交往;不能正确处理同伴间竞争与合作的关系而影响了人际关系;缺乏交往技能,不懂交往策略也同样影响同伴关系。

5. 行为问题 指在精神状态正常的情况下,表现出的不符合社会期望和规范,且妨碍适应正常社会生活的行为。常见的有说谎、偷窃、打架、抽烟、喝酒、考试作弊、离家出走、逃学、赌博、沉迷网络等。

6. 适应发展问题 主要为环境适应,如生活环境适应和学习环境适应;人际适应和自我适应,如对自己身体发育的适应和心理发展的适应。

(三) 青少年期心理健康维护和促进

1. 发展良好的自我意识 尊重青少年的个人隐私,帮助他们发展出良好的自我意识。学校应及时开展青春期的自我意识教育,使青少年能够认识到自身的生理、心理发展变化规律,学会客观地认识自己。

2. 引导塑造健康的性意识 与动物不同,人类的性由生物、心理、社会三因素构成。研究表明:人类性活动很大程度上由心理因素(即动机、态度、情绪和人格等)决定。因此有必要及时对青少年进行性教育。著名学者吴阶平指出:坚持性知识教育与性道德、性法制教育的统一,是开展性知识教育的一个重要原则。要让青少年对性器官及第二性征有正确的认识,以消除他们对之产生的神秘、好奇、不安、恐惧;培养高尚的道德情操,提高法制观念,自觉抵制黄色影视、书刊的不良影响;正确认识和理解性意识与性冲动,增进异性间的正常交往,通过心理健康教育解决一些特殊问题,如手淫、性梦、失恋等。

3. 培养驾驭情绪的能力 应适时引导青少年学会用多维的、客观的、发展的眼光去看待周围的人和事物,逐渐纠正他们偏激的认识,使他们的情绪趋于成熟。

4. 纠正青少年不良行为 首先要让青少年深刻认识到不良行为可能对自己、家庭和社会的危害;其次教会青少年自我行为掌控的方法,减少不良行为的发生;同时要给青少年提供培养自我积极健康行为的机会和场所。

5. 积极消除心理代沟 代沟是指两代人之间心理上的差异和距离,一般是指父母与子女在思维、行为上尤其是在看待事物的观点上的差异,可以引起相互之间的隔阂、猜疑、苦闷,甚至导致青少年离家出走、亲子关系对抗等问题行为的发生。对于代沟问题应通过家庭教育与学校教育相互配合、心理咨询等方式促进代际双方及早进行心理调适。

6. 关注青少年的"伙伴世界" 据研究,从小学高年级开始,儿童的伙伴关系依从性进入高峰期(高一前后开始下降),孩子更注重朋友间共有的价值观,更重视同伴对自己的评价。良好的伙伴关系有助于满足其独立、尊重、归属的心理需要,促进亲社会价值观的形成和社会化的发展。不良的伙伴关系轻则使青少年的人际关系越来越被物化而出现实用主义的倾向;重则可能使其走上歧途,成为犯罪团伙的一员。如何填补这个心理健康的空白,应当引起家长、学校与社会的高度重视!

三、青年期

(一) 青年期心理特征

青年期又称为成年初期,这一时期的年龄界定为 18～35 岁,是人生中最宝贵的黄金时期,生理与心理都已达到成熟,个体应该成为一个有能力承担社会责任和义务的真正意义上的社会人。其主要心理特征:

1. 智力发展的高峰期 随着生理发育的成熟,青年人逐渐获得敏锐的观察力、良好的记忆力、理解力和概括力;注意力稳定而又转移灵活;逻辑思维能力基本完成;对新事物极为敏感,分析问题、解决问题的能力得到充分发展。智力,尤其是流体智力的发展达到高峰。

2. 自我意识的形成 青年早期,"理想我"与"现实我"不断地碰撞,催促着青年自我意识的发展。美国著名精神分析学家 H. Erikson 对青年期个性发展提出了著名的"自我同一性"理论。大多数青年在追求同一性的过程中不仅使自我意识走向成熟,也会认识到自己对他人、家庭、社会的责任与义务,逐渐形成自己的世界观、价值观和个性,为将来的事业做好准备。

3. 理智弱于情绪的冲动期 青年人精力充沛,满怀激情,遇到问题往往难以克制,从而一失足成千古恨,害人害己。

4. 与他人、集体、社会的磨合期 青年期旺盛的生命活力与增长的知识才干常常使一些青年自我感觉良好。但他们毕竟涉世不足,对纷繁复杂的社会并没有深刻的体验。有些人在青年期可以完成这个磨合过程而大展宏图,有的人则迟迟不能反省自己、调节自己而失去极好的发展机会,甚至造成终生的遗憾。

(二) 青年期心理健康的常见问题

1. 社会适应问题 青年期自我意识迅猛增长的同时,他们的社会成熟则显得相对迟缓,社会生活中常遇到各种挫折与人际关系的矛盾。有些青年不能很好地进行社会交往,甚至形成社交障碍,为此而感到苦闷、自卑,以至于影响了心身健康。

2. 情绪情感问题 青年人富有理想,但容易在客观现实与理想不符时遭受挫折打击,出现强烈的情绪反应,表现为怨天尤人,自尊也可能转化为自卑、自弃。青年人虽然懂得一些处世道理,但不擅长处理情感与理智之间的关系,以致不能坚持正确的认识和理智的控制,而成为情感的俘虏,事后又往往追悔莫及,苦恼不已。

长期或经常的情绪情感困扰,将严重影响个体的心理健康和事业的发展。

3. 性的困惑问题　　青年时期是发生性及其他心理健康问题的高峰期,与青年时期性生理成熟提前与性心理成熟相对延缓的矛盾有关,与性的生物性需求与性的社会要求的冲突有关,也与整个社会的性心理氛围是否健康有关。主要表现为:① 对性的好奇与敏感。一方面青年人对性的自然属性了解不多,常发生对性的神秘感、可耻感与禁忌感;另一方面对性的社会属性知之甚少,常发生对性的随便、越轨与不负责任。② 性冲动与性压抑。在青年期,随着性生理的成熟,男女青年常常表现出不同程度的性冲动。由于谈性色变等保守观念依然影响着部分当代青年,有些青年强迫自己否认、回避性需求,长期处于紧张焦虑等状态下,最后形成严重的性压抑。严重的性压抑会有害健康,导致性欲畸变,引发性扭曲,更有甚者表现为窥视、恋物等性心理行为障碍。③ 异性交往问题。对异性的兴趣和异性交往的渴求、恋爱、结婚,是每个人都会经历的生理、心理和社会行为的发展变化过程。但现实中,许多人羞于与异性交往,常常拒异性于千里之外,缺乏或不善于与异性交往是青年心理健康问题的主要原因。

(三) 青年期心理健康维护和促进

1. 培养良好的适应能力　　正确的自我观念是心理健康的重要条件。青年从学生时代起就要在学好科学文化知识、参加社会实践活动的同时,学会把自我放在与社会、集体、他人及自身前后的对比中来认识和评价,充分了解自己的长处与不足,主动地进行自我调节、自我控制和自我教育,从而以良好的心态融入社会。同时,要帮助青年人树立适当的目标,从而避免不必要的心理挫折和失败感的产生,并且正确对待失败和挫折,并能从中汲取教训和经验。

2. 及时解决情绪情感问题　　首先,确定适度的抱负水平。应该根据自己的能力,结合社会的需要和发展趋势,确定一个适度的抱负水平。超越现实的理想容易导致挫折与失败,引起心理的创伤;过低的抱负会使自己失去进取的动力,降低自己的人生价值。其次,增加愉快生活的体验。每个人的生活中包含有各种喜怒哀乐的生活体验。对于一个心理健康的人来说,多回忆积极向上、愉快生活的体验,有助于克服不良情绪。第三,寻找适当的机会及时宣泄自己的情绪。人在情绪不安与焦虑时,可以向好朋友倾诉或寻求心理咨询。第四,运用行动转移或者升华法。用新的工作或新的行动去转移不良情绪的干扰。

3. 树立正确的友谊观和婚恋观　　爱结交朋友是青年期重要的行为特征之一,恋爱、婚姻也是青年期要解决的一件大事。树立正确的友谊观和婚恋观,应选择与有理想、爱生活、有道德、有责任心的人交朋友。婚恋观方面,应增进男女正常的交往。两性正常、友好交往后,往往会使青年男女更稳妥、更认真地择偶,会在交往中加深了解,逐步发展,减少因空虚无聊而恋爱的比例,更易获得美好的恋爱,达成美满的婚姻。

四、中年期

(一) 中年期心理特征

中年期又称为成年中期,一般指 35～60 岁这段时期。由于中年期时间段较长,有研究者又将 35～50 岁称为中年前期,50～60 岁称为中年后期。在中年前期,个体处在心身发展的成熟期,是生命的鼎盛时期,体力好、精力旺盛、工作能力强、效率高,知识经验和智力水平都处于高峰期;而在中年后期,个体的体力和心理发展状态开始呈现下降的趋势,但随着年龄增长,个体的经验越来越丰富,知识面更宽广、深厚,因而工作能力和效率依然较高。这个时期是生命过程中生长、发育、成熟到逐渐衰老的转折期,也是各种疾病容易发生的时期。其主要心理特征:

1. 智力发展最佳期 随着知识经验的积累,中年期的晶态智力迅速发展,而液态智力到中年晚期方开始下降,分析能力、思维能力都处于最佳时期,因而是最容易出成果和事业上获得成功的主要阶段。据统计,从 1500 年到 1960 年间,全世界 1249 名杰出科学家获得的 1228 项重大科研成果中,科学发明的最佳年龄处于 25～45 岁之间,高峰期为 37 岁。

2. 心理素质稳定期 中年人的人格基本定型,在多年的生活实践中,经历了自我意识的建立、改造与再完善的反复锤炼和再社会化过程,以自己独特的方式建立稳定的社会关系,并顺利完成自己追求的人生目标。情绪趋于稳定,较青年人更善于控制自己的情绪,较少冲动,有能力延迟对刺激的反应。一般中年人都能够按照自己的意愿安排学习、工作与生活,并随时根据环境、社会的变化自觉调整自己的心态与生活目标。

3. 心身负荷沉重期 中年人不论在社会还是家庭中,都处于承上启下的中坚地位,肩负着巨大的社会责任,面临着极大的工作压力。中年期生理功能逐渐从旺盛走向退化,但工作、生活的竞争与压力却不同步退化,是个体一生中身心负荷最持久、最沉重的时期。

(二) 中年期心理健康的常见问题

中年期心理健康要解决的主要矛盾是:社会中坚的角色与自身能力的矛盾。

1. 心理疲劳问题 在背负社会和家庭的双重责任下,在开创自己的事业、处理各种复杂的人际关系、扮演多重社会角色的过程中,要不断权衡利弊,许多中年人常常陷入角色超载和角色冲突之中,处于思考、焦虑、郁闷、担心的状况,感觉心力交瘁,出现心身疲劳等一系列表现。如记忆力、注意力下降,学习和工作效率降低;情绪不稳,易冲动,易焦虑,心境不佳;睡眠质量不高;全身乏力、食欲减退、全身不适等。

2. 更年期综合征 更年期是中年向老年过渡的转折期,女性在 45～55 岁,一般把绝经期前、后各两年称为更年期;男性在 55～60 岁。其主要原因是内分泌功能下降,尤其是性激素的减少,不仅导致性功能下降,而且导致自主神经系统功能紊乱。这种生理的变化被人体验到便会产生情绪反应。若同时存在夫妻不睦或事业挫折、亲人去世、人际关系不良等生活事件的刺激,加上个性的因素,有的人(一般女性多见)就会出现焦虑、紧张、多疑、固执、偏激、易激惹等更年期综合征的情绪表现,个别严重的还可能出现心悸、失眠、喜怒无常等精神症状。更年期个体差异较大,绝大多数男性能顺利渡过更年期,70%的女性可能出现更年期综合征,需要经过心理疏导与适当药物治疗,方能顺利渡过。

3. 家庭与婚姻矛盾　步入中年,随着子女逐渐长大成人,当子女离家自立时,夫妻在情感上需要重新调整情感指向,原有的家庭面临向"空巢家庭"的转变,夫妻情感生活往往因单调、乏味而可能导致抑郁,进而成为阻碍其事业发展的不利因素。另外,家庭上中年人与自己父母、子女的关系处理也会常常遇到困惑,成为影响心理健康的因素。

(三) 中年期心理健康维护和促进

1. 社会重视、关心体谅　中年期心理健康是个社会问题,确保中年人的身心健康,不仅保护了社会中坚人群,有利于社会、政治、经济诸多方面的发展,也可通过中年人成熟的智力与非智力因素去解决老年人问题及年轻一代的教育问题,从而有利于社会的稳定与可持续发展。

2. 量力而行,善于运筹　中年期的心理保健是心理健康的重要方面。同时要懂一点运筹学,学会合理、有序地安排自己的学习、工作、娱乐,子女教育和孝敬老人等具体事宜,做到忙而不乱、忙而不倦。否则会使自己陷入疲于奔命、心情烦躁的恶性循环之中。

3. 关注家庭,重视沟通　第一,夫妻间相处首先要相互信任、相互尊重,不要疑心疑德、相互贬低;第二,要相互理解、相互体谅,不要主观武断、相互指责;第三,要相互奉献、相互支持,不要一味索取、各行其是。

4. 陶冶性情,结交新知　中年期尤其是中年后期应主动参与书法、钓鱼、下棋、保龄球等休闲活动及太极拳、晨舞等业余体育活动,既健身健脑,又能结交新知,丰富情感生活。

5. 平稳渡过更年期　现代情绪理论研究表明:更年期不良情绪的产生是外界刺激、机体的生理变化与个体的认知评价三者相互作用的结果。其中个体对生理激动状态和情绪体验的认知评价是主要因素。因此,让中年人尤其是中年妇女了解更年期的生理与心理两方面的科学知识,对平稳渡过更年期具有重要的意义。对有明显更年期症状的妇女进行适当的药物治疗与心理疏导也是必要的。

五、老年期

(一) 老年期心理特征

老年期又称为成年晚期,指 60 岁至死亡这段时期。20 世纪 90 年代我国 60 岁以上的老年人口超过 1.2 亿,已经步入老龄化社会。老年人除了生理上的正常衰老,心理也在不断发生变化。其主要心理特征是:感知觉功能下降,视觉、听觉、味觉、嗅觉能力减退,皮肤的冷、热、触、痛觉下降;记忆力下降,特别是近期记忆差,易遗忘,远期记忆保持效果尚好,常常对往事的回忆准确而生动。理解记忆尚佳,机械记忆衰退明显;随着年龄的增长,智力出现发展和衰退两种对立的倾向,一方面老年人能够运用前半生积累的丰富知识和经验,从事某些脑力创造活动,智力仍会有所发展,另一方面老年人概念学习的能力下降,推理能力下降,思维的敏捷性和逻辑性逐渐下降,解决问题的能力亦随年龄的增长而下降;老年人的情绪趋向不稳定,表现为易兴奋、激怒、喜欢唠叨,情绪激动后需较长时间才能恢复;人格特征保持相对稳定,但生活经历对老年人的人格会产生影响,生活中的非常规时间可能会导致老年人人格特征的改变。

(二)老年期心理健康的常见问题

1. 退休综合征 离退休是一个人社会角色的转变,从为生活奔波的谋职者变成旁观者,从以工作为重心转为以休闲为中心,从以工作单位为核心转为以家庭为核心,从紧张的生活转为闲暇的生活。不少老人因子女离家、门庭冷落、信息不灵,而感到孤独无助,甚至感伤,因此老年人思想上也从积极状态变为消极状态,精神上从有依赖感变为无依赖感,在思想、生活、情绪、习惯、人际关系等方面容易出现不适应。

2. 对疾病和死亡的恐惧 老年人常常患有一种或多种慢性疾病,给晚年生活带来痛苦和不便,自然经常思考与"死"有关的问题,并不得不做出随时迎接死亡的准备。特别是对于某些患有癌症等难以治愈疾病的老年人,有1/4以上常表现出惊恐、焦虑、抑郁等情绪。一些老年人表示并不怕死,但又四处求医,寻找养生保健之术。

(二)老年期心理健康维护和促进

1. 适应享受退休后的老年生活 一是要把退休看作成功的生活历程的一部分。对于老年期出现的各种衰退现象,要有正确的认知和思想准备。二是要通过找回自己的兴趣与爱好,做到"老有所乐"。三是坚持活到老、学到老,通过参加"老年大学"等方式,不断学习新事物,不但有利于减缓心理的衰老过程,而且能保持与社会的接触和必要的人际交往,做到"老有所学"。

2. 正确面对疾病和死亡 一是要确立生存的意义。有意识地迎接死亡的来临是对老年人的巨大挑战。老年人只有对死亡有思想准备,不回避、不幻想,才能从容不迫地面对。二是要家庭与婚姻和睦。老年人的生活有子女体贴照料,有病能及时诊治,经济上有保障,特别是与老伴友爱互助,就会倍享天伦之乐。而帮助丧偶的老年人在其自愿的前提下重组家庭,对于孤寡老人的心理也是一个重要的调节。三是树立"积极老龄化"的新观念。1999年,世界卫生组织提出了"积极老龄化"的口号。积极老龄化改变了人们对"老"的看法。传统观点存在"老而无用""衰老等于疾病""老年人是社会的负担"等歧视老年人的消极状态。现代观点认为:老年人是宝贵的社会财富,老有所为,老年人不仅可以独立自主,不求回报地服务于家庭和社区,给社会带来不容忽视的贡献。同时,老年人也获得了自我实现,体现自我价值的机会。由此看来,老年人要保持一个良好的心理状态还需要积极的社会参与。

第三节　群体心理健康

群体是指由某些相同的心理、文化以特定的方式组合在一起进行活动且相互制约的大众共同体。群体由作为群体成员的若干个体所组成,这些个体在心理上有一定联系并发生相互影响,他们在群体中均承担一定的角色及任务,有共同的目标和利害关系,有一定的组织结构。群体心理健康对个体心理健康促进具有十分重要的意义。从群体角度研究心理健康,首先是家庭心理健康,其次是学校心理健康,再次是职业心理健康。

一、家庭心理健康

家庭是最基本的社会群体。家庭主要成员的言行作风是家庭和睦和每个成员心理健康发展的关键。家庭教育和家庭关系是家庭心理健康的中心课题。

(一) 家庭教育

家庭教育是一种有目的、有组织、有计划地传授社会经验和发展智力的方式,对下一代的言语、行为、思想品德及人格的成长至关重要,它通常是父母或其他年长者在家庭对子女施行的教育,是家庭的重要功能之一。要充分发挥家庭教育对人的心理健康的积极作用,家长应注意以下几方面的内容:① 要加强自身修养,为孩子成长创造一个团结、和睦、民主的家庭气氛,使他们获得丰富多彩的生活。家长以身作则,培养孩子尊老爱幼、爱学习、爱劳动和乐于助人的良好品德。② 经常同孩子交流思想,了解他们的心理感受及所遇到的困扰。③ 具备一定的生理学、心理学和教育学方面的基础知识,全面了解自己孩子身心发育特点,制定有针对性的措施,促进孩子的人格健全发展。

(二) 家庭关系

家庭关系主要由夫妻关系、亲子关系、邻里关系和长幼关系等组成,家庭成员间关系是否融洽、协调,直接影响每位成员的心身健康。

1. 夫妻关系　夫妻关系在整个人生中是维持最久远也是最重要的人际关系,是构成家庭关系的核心。它不仅是美满人生最主要的组成部分,也是心理健康的重要条件。夫妻之间应做到如下方面:① 夫妻之间互相尊重。② 要做到真正平等。③ 注意保持自己的吸引力。④ 夫妻双方对爱情要忠贞。⑤ 正确处理夫妻冲突。⑥ 和谐地过好性生活。

2. 亲子关系　随着年龄的增长,父母要用发展的眼光去观察和认识发育成长中的孩子,做孩子的良师益友,在尊重和理解的心理气氛中,使子女乐意倾诉衷肠,相互了解,真实情感得以交流。对子女的正当需要,应恰当地予以满足,不能立即实现的或过高的要求,也要耐心引导,不要动辄训斥打骂。树立民主家风,鼓励子女参与家政,倾听他们的独立见解,表扬孩子的创见,培养和发展孩子的社会责任感和家庭义务感。同时夫妻要经常交换意见,统一认识,注意保持子女教育的一致性。发生意见不一致时,不要在子女面前争执,而应互相维护威信。

二、学校心理健康

学校对于一个人的成长至关重要,学校的教育不应只局限于知识与技能的传授,而应以形成完整的人格,实施综合素质教育为最终目的。因此,加强学校心理健康,是一项构筑健康心灵的工程。

(一)学校心理健康的目标

关于学校心理健康的目标有以下三种观点:第一种观点认为是开发个体各方面的心理潜能、促进个体认识机能,情感机能和人格的发展和完善,因而要对个体心理发展的各个方面进行训练和开发,如思维训练和自信心训练等。另外,他们还强调个性的作用,尤其是个性的个体生活、工作、学习和人际交往中的作用和地位,在心理健康教育过程中,特别注意塑造独立、完整的人格。第二种观点认为是心理保健。他们从个体的心理健康与个体的身体、生活、工作和学习的关系出发,认为心理辅导与教育的目标在于促进个体的心理健康,因而在具体活动过程中,重咨询、辅导,以消除个体在认识、情感、人格和行为方面的不健康因素,从而极大提高个体心理健康水平。对初中生,重点在帮助学生平安度过青春期。第三种观点认为是提高个体的自我意识和社会适应水平。通过心理辅导与教育,使学生懂得如何使自己减少与社会,家庭及他人之间的冲突,注意学生自我意识、行为调节能力及社会交往和适应能力的培养。

目标虽各有侧重,但总的宗旨是:提高学生的心理素质,预防心理偏差的产生,使他们以良好的心理品质经受困难和挫折的考验,主动地应用心理自我调节的方法,及时解决自己的焦虑和困惑,开发学生自己的各种潜能,增强学生适应社会的能力,提高自律能力,让学生自己教育自己,启发学生的自我意识。

(二)学校心理健康工作方法

加强学校心理健康工作,要开展心理健康教育和咨询辅导,要在有条件的大学、中学、小学开展心理咨询、心理测量、心理辅导和心理训练工作,在有条件的大学、中学开设心理健康讲座或课程,建立健全学校、家庭、社会相配合的心理健康网络。从目前工作开展的情况看,主要有以下三种途径:① 在学校课程计划中增设心理健康课,向学生传授心理健康知识或进行心理训练。② 在学校各种教育教学中渗透心理健康内容。如在知识教学中对学生进行智力的培养和学习心理的指导,在体育课中对学生进行意志品质的培养,在其他各项活动中对学生进行情绪生活、人际关系适应、人格培养方面的指导等。③ 开展多种形式的心理辅导和个别咨询。有条件的地方成立专门的心理咨询机构，帮助学生解决一些特别的心理问题及特殊的心路历程，如早恋、升学或择业、各种心理障碍和心理疾病。④ 提高学校总体心理健康水平，树立良好的校风，处理好师生关系，做好教学和学习辅导工作，培养学生健全的人格。

三、职业心理健康

　　作为社会群体，职业对每个成员的身心健康至关重要。工作不仅给人们提供衣食住行等经济、社会上的支持，还对人的心理和人格的稳定和成熟起到积极的作用。工作作为一种相对稳定的社会行为，对人的身心健康同样起着非常重要的作用。追求"成就感"或"事业的成功"是人类行为极其重要的动机之一。职业心理是人们在职业活动中表现出的认识、情感、意志等心理倾向或个性心理特征，职业心理健康是指从业人员在工作场所或工作状态中的心理健康状态。它不仅关系到从业人员自身的健康幸福，也关系到企业与社会的和谐稳定发展，是职业心理的最佳状态。

专栏 4-2　职业健康心理学

　　职业健康心理学（occupational health，OHP）是心理学和职业健康交叉领域的新兴学科。这一领域的学术研究和实践应用已在北美和欧洲迅速发展，我国的研究虽然还处于起步阶段，但我国社会各阶层已充分认识到，提升工作场所中工作者身体（如安全、健康）、心理（如满意、幸福）、精神（如成长、归属）的平衡。

　　工作使人保持与现实和环境的亲密接触和互动，满足人们成就欲望的同时，也会因种种因素导致职业病损害以及心理等方面的不良影响，成为影响心身健康的应激源。在 21 世纪全球飞速发展变化的职业环境中，一方面，员工正面临能力与心理上的全新挑战；另一方面，其心理资本与心理潜力将前所未有地成为推动组织实现转型与发展的核心动力。与职业环境有关的不良因素有：工作超负荷，造成精神过度紧张；工作量不足，待岗在家或无事可做而面临经济困难；人际关系紧张；职业缺乏保障；组织管理不完善等。不同的职业群体，由于其职业属性的特殊要求，会呈现出不同的心理特征，产生不同的心理健康问题。研究发现，我国医护人员的职业具有离婚率高、药物滥用、酗酒和疾病多发四大特点；企业员工中普遍存在着亚健康状况和自杀问题；70%的公务员有戒备心；高达 86%的警察存在心理压抑现象；教师中抑郁、精神不振、焦虑、过分担心、失眠等问题突出。因此，有效提高各类职业群体的心理健康水平已迫在眉睫，是当务之急。

　　近年来，许多发达国家把提高企业的管理水平和改善职业环境的人际关系，作为促进职业心理健康的重要措施。比如起源于美国的 EAP（employee assistance programs),在解决员工的心理问题、建设和谐组织方面发挥了巨大作用。为了更好地缓解职场员工心理困扰,为全社会成员提供更好的心理健康服务,我国先后出台《关于加强心理健康服务的指导意见》《全国社会心理服务体系建设试点工作方案》等文件,逐步建立健全社会心理服务体系。因此,重视职业心理健康不仅能提高劳动工作效率,而且能维护和促进职工的心身健康。职业心理健康促进的方式主要有:① 优化工作环境,改善工作条件,消除污染。② 合理组织劳动,防止心理疲劳。③ 减轻劳动强度,提倡劳逸适度。④ 处理好各种人际关系,如上下级关系、同事关系等。⑤ 提高个体工作的满意度,包括奖励制度的完善实施,参与管理,职责到位等。

> 1. 请列举你所了解的职业群体,他们有哪些特殊的心理特点?
> 2. 职业心理健康促进的方式有哪些?

第四节 社区心理健康

社区心理健康包括人格、智力、情绪和情感、总体心理健康评价等,是心理健康工作的重要环节。它主要以社区人群为服务对象,运用心理学的理论和方法,对社区内的居民提供以保障和促进人群心理健康为主要内容的心理健康促进措施,借以提高个体的心理素质和社会适应能力,以减少和预防异常心理和行为问题的发生。

一、社区心理健康的意义

1987 年,Norris 等人指出:文化、宗教、科学、经济、政治及社会等是影响社区及个人健康的因素。因此,必须应用系统论的理论,从生态平衡的观点去处理社区中影响心理健康的各种问题。2016 年 12 月,国家卫生计生委等 22 个部门共同印发《关于加强心理健康服务的指导意见》指出,要将心理健康服务作为城乡社区服务的重要内容,对社区居民开展心理健康宣传教育和心理疏导,进一步完善社区、社会组织、社会工作者三社联动机制,确保社区心理健康服务有场地、有设施、有保障。2017 年 10 月,习近平总书记在党的十九大报告中指出,我国目前城乡区域发展和收入分配差距依然较大,群众在就业、教育、医疗、居住、养老等方面面临不少难题,发展不平衡不充分的一些突出问题尚未解决。这些未能解决的难题和竞争压力不断加剧以及多元文化的冲击将导致人们的心理健康持续受到挑战。社区居民中心理健康问题以及心理疾病的发病率呈逐年增加态势,单纯依靠专科医院的资源已经不能满足我国居民对心理健康服务的需求。

开展社区心理健康工作,有助于促进心理健康工作的开展和初级卫生保健目标的实现,不但对满足我国社区居民的心理健康教育与服务的需求,提高我国人民的群体健康水平显得极为重要和必要,而且对我国加强社会主义精神文明建设,构建和谐社会具有十分重要的现实意义。但由于我国社区心理健康促进仍然面临着心理健康服务机构和体系不健全、政策法规不完善、社会心理疏导工作机制尚未建立、服务和管理能力严重滞后等问题,迫切需要加强社区心理健康促进,健全社会心理服务体系。

二、社区心理健康的特点

社区心理健康工作既需要符合一般心理健康的原则,又有它本身的特点,这些特点主要有下述几点:

1. 按区域分片包干工作　社区心理健康工作是以社区为单位进行的,按区域分片包干,国外大多划片社区人口有 7 万~20 万不等,我国大城市以街道划分,农村则以镇及管理区划分。

2. 进行综合性的社区心理健康服务　社区心理健康一般是综合性的,包括精神病患者或神经症患者进行治疗的住院部、门诊部、急诊室及社区心理健康教育及咨询工作,以及心身疾病患者的康复及随访,心理危机干预,正常人群心理健康的维护与促进等。

3. 社区心理健康是连续性服务工作　目前主要是对精神病患者的诊断、入院前准备、住院、康复及药物、心理治疗等方面,使患者一生的活动均受到心理健康方面的良好服务。然后进一步向所有人群拓展。

4. 社区心理健康工作与群众工作相结合　社区心理健康的计划,应该由社区有关部门按需要来制订,因此,社区应与心理健康有关人士取得联系,成立相关机构(如社区心理健康指导小组、委员会等),定期对社区心理健康工作进行监督、指导及管理。

5. 广泛开展社区心理健康咨询工作　如在社区建立心理健康咨询室。社区健康教育人员应培训大批社区心理健康骨干,训练他们有效地帮助解决社区人群的一般心理问题,能在早期就识别某些常见心理障碍的症状,以便及早安排会诊或早期转诊。

三、社区心理健康促进

社区是一个由各种人群组成的社会共同体,儿童、青少年、妇女、老人及各种社会边缘群体或弱势群体都存在于社区之中,许多社会问题也在社区中发生,由此决定了社区心理健康需求的多样性和工作内容的复杂性。总体来看,社区心理健康促进可以分为针对全体居民的心理健康教育普及服务和针对重点群体的心理疏导服务。

(一)社区心理健康促进分类

1. 发展性心理健康促进　指面向全体社区居民开展的预防性和发展性心理健康促进,目的是使社区居民能够正确认识自我,增强其调控自我、承受挫折、适应环境的能力,培养其健全的人格和良好的个性心理品质。

2. 补救性心理健康促进　指面向社区中少数有心理困扰和心理障碍的个体

而形成的,目的是帮助其尽快摆脱障碍,恢复和提高心理健康水平,增强发展自我的能力;同时,对于极少数有严重心理疾患的个人,社区工作人员还要及时识别并转介到专业心理治疗机构,予以密切配合,帮助尽快重返社会正常生活。

(二)社区心理健康促进方法

在社区心理健康促进过程中,要灵活地坚持普及性预防和个别心理疏导相结合的原则,以积极实现服务转型,推动多层次的心理健康促宣传。

1. 建立健全社区心理健康服务体系 根据《关于加强心理健康服务的指导意见》,进一步建立健全社区心理服务体系和相关机构,规范社区心理健康工作的体制机制,落实相关人员配备和资金支持,建立社区心理健康工作的跟踪管理和效果评估等一系列工作程序,完善以社区为基点的基层心理健康服务平台,将社区心理健康促进落到实处,让社区居民真正从社区心理健康促进实践中受益。

2. 开展心理健康知识预防普及和宣传教育工作 目前社区居民对心理健康的认识普遍不足,部分居民对心理健康疏导存在误解或排斥心理,面向社区居民开展心理健康知识预防普及和宣传教育尤为重要。可以通过图文并茂的方式设计心理健康宣传专栏、心理健康宣传资料,开展心理健康现状调查,增强居民对社区心理健康服务的了解,协助居民发现早期心理健康问题,改变不良行为。

3. 面向社区居民开展心理普查建档 逐步建立社区心理咨询和辅导中心之后,可以依托社区心理健康教育机构,对社区居民心理健康状况普查、建档,采取有针对性的服务工作;此外,还可以监测居民的动态心理变化,对有心理危机的居民早发现、早干预、早治疗,以防止极端情况的发生。

4. 针对社区居民的不同心理需求开展心理咨询疏导 社区专业心理咨询服务主要由专职或兼职的心理咨询人员承担,主要采用的服务形式有门诊咨询、现场咨询、电话咨询、网络咨询等。

第五节 心理健康促进

随着社会的进步和发展,生活条件的改善,人们越来越认识到健康的重要性,并积极采取各种手段增进躯体的健康。当人们面对社会的各种竞争和压力时,随着健康观念的转变,越来越体会到心理健康的重要性。由此,心理健康促进工作越来越受到党和政府的重视,在卫生、教育等领域被广泛开展。

一、心理健康促进的概念

世界卫生组织(WHO)定义健康促进(health promotion)"是促使人们维护和提高自身健康的过程,是协助人类与环境的战略,规定个人与社会对健康各自所负的责任"。1995 年 WHO 西太区办事处发表《健康新视野》,提出:"健康促进指个人与其家庭、社区和国家一起采取措施,鼓励健康的行为,增强人们改进和处理自身健康问题的能力。"

由此可见,健康促进是一个综合的教育,是协调社会、经济和政治的广泛力量,改善人群健康的活动过程,它不仅包括一些旨在直接增强个体和群体知识技能的健康教育活动,更包括那些直接改变社会、经济和环境条件的活动,以减少它们对个体和大众健康的不利影响。健康促进是一个综合的策略,重视发挥个体、家庭、社区的健康潜能,使人们的行为和生活方式向有益于健康的方向转变。

对健康促进概念的理解有助于理解心理健康促进概念。心理健康促进(mental health promotion)是指为了促进健康心理和行为所采取的心理健康教育和环境支持相结合的策略,包括心理健康教育以及政策、经济、法律等各方面的社会支持。心理健康促进的目标是提高人们的心理素质和心理健康水平,即通过各种行之有效的健康教育和促进策略,一方面加强心理疾病的预防和治疗,另一方面促进心理的健康发展,从而提高个体或团队的整体心理健康水平。用公式可以表示为:心理健康促进=心理健康教育+心理健康政策/社会支持。

二、心理健康促进的任务与功能

世界卫生组织指出,在 2020 年前全世界控制疾病的重要政策之一就是健康促进。2006 年《中共中央关于构建社会主义和谐社会若干重大问题的决定》中明确指出:"注重促进人的心理和谐,加强人文关怀和心理疏导,引导人们正确对待自己、他人和社会,正确对待困难、挫折和荣誉。加强心理健康教育和保健,健全心理咨询网络,塑造自尊自信、理性平和、积极向上的社会心态。"

(一) 心理健康促进的任务

心理健康促进的任务就是要按照个体不同年龄阶段的心理特征和发展规律,通过各种有益的教育和训练措施,以及家庭、社会的良好影响,培养和维持个体的健康心理品质,以形成良好的环境适应能力。其主要任务有以下几个方面:

1. 培养健全人格,提高应对能力　通过积极心理健康教育,培养人们积极的心理品质,塑造积极人格,磨炼意志品质,不断提高人们的心理适应和应对能力,以适应发展变化的环境。具体而言,包括培养真诚、忠诚、坦诚、诚实、正直、自信心等积极心理品质,以及情绪调控能力、自我管理能力、环境适应能力、人际交往能力、心理承受能力等。

2. 形成积极的认知方式　认知方式是改善情绪和行为的关键,人们认知的改变和发展,可促进情感、意志等方面的改变,有利于提高对客观事物的分析和判断能力,提高调控自我心理行为的水平和能力。

3. 重视应激的预防　通过心理健康促进,使人们对客观环境可能产生的变化有充分的预见,有一定的心理准备,以提高人们承受心理挫折和环境变化的能力,主动适应环境变化。

(二) 心理健康促进的功能

心理健康促进的任务和功能是一致的,都是为了提高人们的心理健康水平,以

形成良好的社会适应能力,其主要功能如下:

1. 调适性功能 针对已经产生心理问题的个体,提供具体的、有针对性的心理健康促进措施,使个体学会调节和适应,重新认识自己和环境,改变原有不良的态度和行为,帮助其及时摆脱不良的心理状态。

2. 预防性功能 为个体和团体提供"防患于未然"的心理健康促进措施,使其掌握应对心理危机的方法,减轻心理压力,面对生活中的各种挫折能够接受并化解,主动地适应环境。

3. 发展性功能 不同年龄阶段的人有不同的身心特征,并出现与此相关的心理问题。发展性功能是指心理健康促进能够帮助不同年龄阶段的个体有效解决一些心理问题,顺利完成各阶段的心理发展任务,提高心理成熟度,促使身心得到全面和谐的发展,增强个体适应学习、工作、生活和社会的能力。

三、心理健康促进的策略

心理健康促进是一项艰巨的系统工程,是复杂的、持续的影响教育的过程,需要各级政府、学校、单位、社会、家庭及个体的共同参与,围绕影响心理健康的个体、组织机构、社会等多层次因素开展,以提高人们的心理健康水平。心理健康促进的的策略需要因地制宜,根据目标对象的具体情况制定合理的促进策略。常用的策略如下:

> 心理健康促进的策略有哪些?

(一)制定健康促进的公共政策

健康促进是有组织的个体和社会的联动行动,只有把健康促进与强有力的政府承诺和支持相结合,才能取得显著的效果。健康促进的政策包括立法、财政措施和组织改变等,即从政策、法律、组织、管理、财政等方面,创造有利于心理健康的社会、经济、文化和环境条件,倡导社会对各项健康举措的认同,激发社会对健康的关注,促进人们积极参与,才能使心理健康促进目标得以全面实施并完成。

(二)创造支持性环境

健康和人类生存环境密不可分,这是对健康采取社会生态学方法的基础,任何健康促进策略必须提出保护自然环境,创造良好的社会环境。健康促进需要创造安全、舒适、令人满意、愉悦的生活和工作条件,以保证对公众健康产生积极有利的影响,促使人们提高增进健康的能力及自立程度。

(三)强化社区行动

以社区为单位,利用社区现有的人力、物力资源,通过建立心理健康网络,开展心理咨询,依托社区卫生机构网络开展心理健康教育,处理心身问题;提供以保障和促进人群心理健康为主要内容的心理健康宣教知识,帮助社区居民提高心理素质,提升社区居民的心理健康意识,培养和促进社区居民的健康心理。

(四)发展个人技能

通过提供健康信息和健康教育帮助人们更有效地维护自身的健康及其生存环

境,并做出有利于健康的选择。这项活动需要学校、家庭、工作场所、社区共同完成,促使人们终身学习,不断改变对心理健康的认知态度和价值观念,进而改变行为方式和生活方式,提高心理健康水平和质量。

(五) 调整医疗服务方向

医疗服务不仅仅提供临床诊疗服务,还需要坚持健康促进方向。医疗服务在健康促进中所承担的责任需要个人、社区、卫生专业技术人员、医疗机构及政府共同承担,不但包括健康教育,而且还包括能促进患者或群体行为或生活方式改变的组织、政策、法规和经济手段等社会支持的综合体。

阅读一　心理健康双因素模型

> 20 世纪 50 年代末,美国心理学家 Marie Jahoda 在其著作《积极心理健康的当代理解》(《Current Concept of Positive Mental Health》)一书中,首次提出了"积极心理健康"这一命题。她认为积极心理健康(positive mental health)包括:积极的自我态度、自我发展和自我实现,准确地认识现实,与周围环境相适应。在对积极心理健康的测量方面,研究者主张心理健康不仅仅是心理疾病的缺失,也不仅仅是拥有高水平的主观幸福感,形成了心理健康双因素模型(dual-factor model of mental health, DFM)。根据心理健康的双因素,即心理症状(psychopathology, PTH)和主观幸福感(positive subjective well-being, SWB),将人的心理健康状态分为四类:① 低症状和高主观幸福感的完全心理健康型(Low PTH-High SWB)。② 低症状和低主观幸福感的部分心理健康型(Low PTH-Low SWB)。③ 高症状和高主观幸福感的部分病态型(High PTH-High SWB)。④ 高症状和低主观幸福感的完全病态型(High PTH-Low SWB)。强调心理治疗与辅导的最终目标是要达成完全心理健康状态,从而使得诊断和治疗更加全面、准确。
>
> 资料来源:《心理健康教育学》,2018 年 7 月第 3 版。

阅读二　心理健康教育与心理健康促进

> 心理健康教育与心理健康促进相互依存,不可分割。心理健康教育必须以心理健康促进的战略思想为指导,心理健康教育要想改善人们的心理行为,需要心理健康促进的支持和保证。在心理健康促进的框架下,包含了心理健康教育,而心理健康教育是心理健康促进中最活跃、最具有推动作用的具体工作部门。心理健康教育是基础,如果没有心理健康教育,则心理健康促进是无源之水,无本之木;但心理健康教育需要向心理健康促进发展,否则效果会受到限制。
>
> 对心理健康教育的理解,华南师范大学申荷永教授曾讲过一个通俗的故事,很能说明其深刻的内涵:有三个钓鱼者在河边钓鱼,他们发现有人从上游被水冲下来,挣扎着求救。于是,一个钓鱼者便跳入水中把落水者救了上来,并予

以抢救。但在这时,他们又见另一个被冲下来的落水者,另一个钓鱼者跳入水中把他救了上来。可是随后不断地又发现了第三个、第四个和第五个落水者……这三个钓鱼者已经手忙脚乱难以应付了。此时,一个钓鱼者似乎想到了解决办法,他离开现场去了上游,想做一项性质不同但目的一致的工作——他在人们的落水处插上一块木牌警告并劝告人们不要在这里游泳。可是,仍有无视警告者被水冲下来。后来另一个钓鱼者明白这样做并不能从根本上解决问题。他要做另一项工作——教会人们游泳。这似乎是问题的关键,因为有了好的水性,就不容易被水冲走,即使被冲入急流中,也能够独立应付,自我保护。如果以此故事来比喻,那么,第一步跳入水中抢救落水者的工作就好比"心理治疗",这是一项艰巨而有意义的工作。心理治疗往往需要花费相当多的时间和精力,"被治疗者"也往往深感痛苦和不安。第二步插上警告牌的工作就好比是"心理咨询与辅导",这也是一项很有意义的工作。但一般来说,它也只是对"来咨询者"才能发生作用和影响。那么,第三步教人们游泳的工作就好比是"心理健康教育"了。它着眼于从根本上解决问题,不但教人们如何预防危险的发生,还教人们在危急时有应对的能力。

资料来源:《心理健康教育学》,2018 年 7 月第 3 版。

(李　秀　刘冰莹)

第五章 异常心理

案例5-1 40天里自杀8次的丽莎

　　她叫丽莎,27岁,在不到40天里进行了8次自杀,幸运的是,每次都是与死神擦肩而过。在这一连串事件后的第35天,她在两位女友的陪同下来到心理诊所。她看上去面色苍白,神情沮丧,但仍能透出某种风姿与气质。她身材修长,形象端正。她对看心理医生并不热情,但能够回答心理医生的提问,看上去有求治的欲望,但缺乏治愈的信心。其实,近两年来她已有数不清的自杀行为。学业、工作和生活的失败,父母、朋友、男友的远离,在社会上鬼混、同居和不断地被男性骚扰又被抛弃,最后发展到吸毒……她长期处于痛苦之中,情绪不稳,焦虑、抑郁、悲伤,习惯性呕吐,严重失眠,消瘦,月经失调,周身不适,每天靠大剂量强安定剂或饮酒维持睡眠。她已心灰意冷,完全丧失了生活的信心……

　　丽莎为什么要自杀呢?她存在哪些心理障碍?这些心理障碍是如何形成的?

第一节 概　述

一、异常心理的定义

我们每一个人,在享受着阳光灿烂感觉的同时,也都体验过刻骨铭心的痛苦,并可能达到严重影响生活、学习、工作和健康的程度。我们将表现各异且程度不等的非正常的心理活动统称为变态心理或异常心理,将研究这些异常心理的科学称为变态心理学。

异常心理有许多不同的描述,如变态心理、精神障碍、精神病、心理障碍和行为障碍等,但当前医学界更主张使用心理(精神)障碍(mental disorder)这一术语。狭义的心理障碍是指各种心理与精神疾病,它们达到了一定的严重程度、明显影响到个人的生活功能、社会功能和职业功能,或自感非常痛苦的程度,可以符合疾病诊断的异常。广义的心理障碍泛指轻重不等的心理或行为异常。

异常心理学(abnormal psychology)又称变态心理学,也称为病理心理学(pathological psychology),是一门研究异常心理和行为及其规律的心理学分支学科。变态心理学从心理学角度出发,研究心理障碍的表现与分类,探讨其原因与机制,揭示异常心理现象的发生、发展和转变的规律,并把这些成果应用于异常心理的防治实践。

二、异常心理的性质

人的心理状态几乎每时每刻都随着外界环境的改变而不断变化,并且也随着内在生理心理环境的改变而变化。无论从人类生命发展历程的纵向观察,还是从心理现象展开的横断面考察,都不存在心理上始终处于一成不变、完美无缺状态的人。同样,在心理活动的所有方面都完全变态的人也基本上不存在。正常心理和异常心理是一种相互交叉、相互移行、相互转化和不断演变的动态过程,人的心理健康状态也只能是不断变化和相对稳定的连续体。如果把这一连续体的一端假设为最佳的心理健康状态,另一端假设为最严重的变态,中间则是一个渐变的序列。我们每一个人在其生命过程中,在心理现象的各个方面,都可能在这条轴线上的一定范围内不停地来回移动着,直至死亡。心理的正常及偏移状态是生命的组成部分,正常心理与异常心理是相对的,其间没有截然的界线,而是连续的渐变过程。如表 5-1 所示。

你当前的心理状态在轴线的哪个位置?

表 5-1　健康心理与异常心理的关系

较好	问题	偏移	越轨	异常	障碍	心理疾病	精神病
最佳心理健康————————————————————————————最严重心理变态

三、异常心理的特征

异常心理的表现尽管轻重不一、五花八门,但有其共同的特征。这里讨论心理障碍的主要特征,以便对它们进行识别和判断。

(一)变态心理是痛苦的体验

一个人对自己心理或行为痛苦的主观体验是衡量变态心理的重要特征,如同身体疾病一样。如焦虑、抑郁、恐惧和强迫行为等,是人们经常感觉到的痛苦,也往往是患者求治的主要原因。有明显内心痛苦的人都可能存在着不同程度的异常,是我们判断心理和行为有无异常使用最多的标准(主观体验标准)。

但是,此标准不能包含所有的异常心理,因为没有痛苦体验的人不一定没有异常。如多数反社会型人格障碍和严重分裂症的患者有可能"自我感觉良好",而实际上他们已经到了比较严重的程度了。另一方面,某些痛苦的感觉也不一定是心理障碍,例如饥饿或分娩时的痛苦感就不能被认为是心理异常。

(二)变态心理是行为功能障碍

异常心理会导致个人的心理功能障碍(dysfunction)或功能低下(disability),此类功能包括社会功能或职业功能、生活能力和人际关系能力等。例如智力低下、精神分裂症、抑郁症等,都会存在不同程度的功能障碍或低下。这一特征常被作为评价心理障碍严重程度的指标之一。按此标准,在大多数情况下,当一个人的心理或行为异常尚不足以影响其社会功能、职业功能和日常生活时,一般不认为其具有诊断学意义。

但是,对功能障碍也存在着如何确定标准的问题。例如对学习、交往、生活、工作等功能,如何划定正常与异常的界限?打篮球、跳高和弹钢琴如果做不好是功能障碍吗?因此,功能障碍常常被认为是那些按常理应该完成却不能完成的活动,或者是本来已经具有的功能表现在非生理变化的情况下明显削弱或丧失。

(三)变态心理是社会规范的偏离

心理障碍患者常常偏离或违反社会规范(特别是违法者),如反社会型人格障碍、冲动控制障碍等。当然,某些性障碍患者和精神病患者的急性期等行为也往往失控,产生与社会规范相抵触的行为,可以用此标准来评价和衡量。但是,社会规范标准的缺陷往往不是太宽就是太窄,特别是在鉴别犯罪行为和疾病行为中。例如,政治犯和妓女的行为都是违反社会规范的,但目前还不是心理障碍诊断系统的内容;而严重焦虑或抑郁通常不违背社会规范,却是明显的心理障碍。此外,文化的多样性显著地影响着社会规范标准。同样的行为在不同的文化环境或在不同的历史阶段中都有不同的标准,例如某些性行为。

(四) 变态心理是统计学的偏移

判断一个人的心理是否正常,一个普通的方法是将他的行为与大多数人进行量化比较,在此基础上发展了心理测量技术,这种数量化研究和描述的方法称为统计学标准。统计学观点认为,人的行为是呈正态分布的,大多数人的行为处于中间状态,变态是少见的行为,即统计学偏移。按此观点,异常心理是行为过多或行为不足。例如,极端的内向或外向、极度的兴奋或抑郁都不正常。人们还可以将心理特征用统计学方法进行量化,形成心理测验。当一个人的智商小于 70 时,我们认为他的智力落后。如图 5-1 所示。

> 你能举一些同样的行为在不同文化环境或历史阶段标准不同的例子吗?

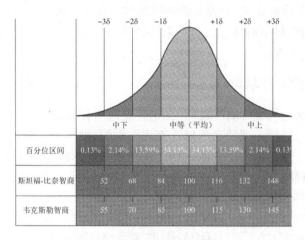

图 5-1　美国 IQ 分数分布图[1]

虽然统计学标准提供了一种定量的方法,但不能在人的许多行为功能中适用。在现实生活中,人们的大多数行为是不能定量统计的。即使是智力,也只能确定智商低者为异常。因此,统计学标准的作用也是有限的。

(五) 对上述特征的综合考虑

通过对上述变态心理特征的讨论可以发现,每一种标准对异常心理都有判断价值,但又不能适用于全部情况。没有哪一种标准可以单独作为判断所有异常心理的标准,是因为心理障碍的特点具有多样性和多变性。大量的研究似乎表明,健康专业永远无法对"疾病"或"失调"给出令人满意的定义。因此,在实际运用时还必须综合地运用多种标准。

但是,在临床上,总归需要一个可以划分出"病"与"非病"的界线,作为异常心理的"症状学"和"分类学"的操作标准,为建立心理障碍的命名、定义、分类和诊断

---

① 资料来源:Alloy L B,Jacobson N S,Acocella J. Abnormal psychology[M]. 8th ed. New York:McGraw-Hill Education,1998.

系统所用。这一标准可以描述为:个体存在的异常心理症状或综合征导致个人感到痛苦或功能损害。后者包括心身功能和社会功能,而且社会功能要考虑个体所处的文化背景。

这是目前能被普遍接受的操作定义或标准。但是,我们知道,极端的异常和正常心理之间在程度上是一个渐变的、连续的过程,在时间上也是一个变化的过程,此标准只不过是人为地划了一个界线,表示此类心理异常已经达到需要考虑为"病态"的地步了。

第二节　分　　类

关于心理障碍的命名、分类和诊断标准等一直是个棘手的问题,迄今为止还没有一种非常完整、科学的体系。目前对心理障碍的描述通常在"症状学"和"疾病学"两个层面上考虑。

一、心理障碍的"症状学"

人的心理活动既是大脑的机能,又是客观现实在人脑的反映。大脑对现实世界的主观反映是通过心理活动的形式表现出来的,被称为心理现象。心理现象包括心理过程和个性心理两个方面。心理障碍是指异常的心理现象,包括心理过程障碍和个性心理障碍。按照心理现象的展开,我们从心理过程和个性心理两个方面描述心理障碍的基本症状(图 5-2)。

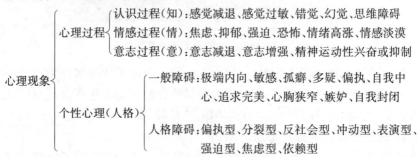

图 5-2　心理障碍的基本症状

二、精神障碍的"疾病学"

在现实生活中,人们出现心理障碍时并不仅仅表现为某一种症状,而是往往如同躯体疾病一样同时或先后出现多个症状,这些症状有一定的内在联系。即以"综合征"(为多种症状的集合)的形式表现,我们比照疾病对待,意味着有不同类别的"心理疾病"。

对此类心理障碍较为完善的分类系统有两种:一是世界卫生组织(WHO)的《国际疾病和相关健康问题分类》第 11 版(ICD-11,2018);二是美国制定的《精神障碍诊断和统计手册》第 5 版(DSM-5,2015)。我国参照上述分类系统制定了《中国精神障碍分类与诊断标准》第 3 版(CCMD-3,2001)。目前在精神病学和临床心理学专业领域,广泛采用这些分类系统,使心理障碍的诊断取得较为一致的意见,从而有助于学术交流和治疗水平的提高。

第三节 异常心理的理论模型

模型(model,paradigm)是人们分析和解决问题的基本认识框架,一般在实践中通过研究和总结逐步形成。变态心理的理论模型或称理论观点(viewpoints),是对异常心理机制的理论假设,包括对变态心理的原因及影响因素、发生机制、诊断和防治的分析与解释。任何一种阐述异常心理发生与发展的理论都可能是一种模型,每一种模型都有利于我们对变态心理的认识和处理,但任何一种模型都不能单独解释所有异常心理的全部机制。

> 阅读下面的内容,想一想不同理论模型在解释异常心理时的优势和不足分别是什么?

一、生物学模型

(一)理论

把心理障碍归因于生物学过程异常的理论解释称为生物学模型(biological model,biological paradigm),又称为医学模型(medical model)或疾病模型(disease model)。变态心理的生物学模型既是古老的观点,又是最新的理论。Hippocrates(公元前 460～前 377 年)和 Galen(公元 129～199 年)等古代医学家把心理障碍解释为体液不平衡或是大脑发育不良。现代这一理论体系建立在生物医学的研究基础之上,常常运用现代科学发展的前沿技术,因此涉及内容十分广泛且深刻。按照生物学理论,寻找心理障碍的生物学标记和特异性的诊疗方法一直是变态心理学的关注热点。可以预见,脑影像学、神经生化、基因检测等现代生物学新技术在各种心理疾患的研究和临床中将发挥越来越重要的作用。

生物学理论可以划分为结构理论、生化理论和遗传理论三个方面(Susan Nolen-Hocksema,2005)。

(二)原因及影响因素

生物学模型理论认为,个体的心理障碍是由异常的生物学过程引起并受其影响的。生物因素又称躯体因素,是指包括遗传、体质、结构、生理、生化、感染、年龄和性别等对异常心理的产生和发展起作用的因素,其共同特点是可以找到结构上或形态上的病理变化。任何心理现象虽然都是观念的东西,但必然有其物质基础。如果我们做深入细致的考察就会发现,人的感觉、知觉、思维、气质、能力、性格等心理活动在形成过程中,都有环境和遗传的双重作用。正常心理和异常心理也都同样如此。在异常心理学领域,寻找各种心理障碍的生物学原因已成为当前的研究热点,而且极具发展潜力。每一种心理疾患都可以被看成是某些生物学过程障碍所致,生物学模型假设心理障碍的原因都可以从躯体方面找到答案。

(三) 预防与治疗

生物学模型把心理障碍等同于躯体疾病进行分类、诊断、治疗与预防。19 世纪的 Kraepelin 是最系统地应用医学模型对心理障碍进行病因学分类的学者。他认为,病因相同的各病例,应有相同的症状表现、相同的病程和结局以及相同的解剖变化。在此基础上提出了精神病的分类系统。他确信精神异常肯定有器质性原因,并重视遗传和代谢因素的重要作用。此后,变态心理主要按照疾病的模式进行命名、分类与诊断,并一直沿袭至今,对现象学分类的产生仍有影响。

按照生物学模型的观点,心理障碍是由躯体因素引起的,心理异常是一种疾病,就需要像躯体疾病一样对待,需要通过住院、服药等特定的医学成果和技术进行治疗。1951 年氯丙嗪作为第一个有效的抗精神病药物在法国研制成功,近 50 余年来各种新型的抗精神病药物层出不穷,使许多原来难以解决的心理障碍的疗效得到显著提高,世界上使用精神活性药物的人数每年可达千万。可以预见,用于治疗人类心理障碍和提高人类心理活动水平的药物,将随着科学技术的进步而不断发展。与此同时,心理障碍的外科治疗、物理治疗以及各种治疗性仪器也在不断涌现。曾有机构用脑立体定向手术治疗某些精神障碍,因医学伦理问题、疗效不确切、副作用大等原因,一直未推广应用。基因诊断、预防和治疗也处于研究之中。

当然,对人的心理现象的解释,仅仅遵循生物学的思维模式是不够的。在细菌学理论出现不久,人们就发现这一理论不能解释所有的疾病。例如心脏病,包括遗传、抽烟、肥胖、生活压力,甚至个性都是其发病的原因。在异常心理学领域,一些问题如妄想性信念、歪曲的认知等,是不能完全用生物学机制来解释的。

二、心理学模型

异常行为是个体的心理现象,其形成与个体的心理状态有着密切的关系。而且,几乎每一种心理障碍在其发生、发展和防治中,都受到多种心理因素的影响。对异常心理现象的解释和处理,形成了丰富多彩的心理学理论,被称为心理学模型(psychological model)或心理学理论(psychological theory)。这里仅介绍几种最主要的心理学模型,如表 5-2 所示。

表 5-2　主要的心理学模型

名　称	理　论	原　因	治　疗
精神分析	潜意识学说、人格结构学说、释梦学说、性心理学说、心理病理学说、心理防御学说	个体早期发展阶段满足本能欲望的努力被固着或退化	精神分析等,洞察童年期成长过程,去除早年的创伤和压抑

续表

名　称	理　论	原　因	治　疗
行为理论	经典条件反射理论、操作条件反射理论、社会学习理论	异常行为都是通过学习获得的	系统脱敏、行为塑造等矫治异常行为,建立新行为
认知理论	心理障碍是认知加工过程扭曲和误解所致	不合理信念、认知歪曲、归因、自我效能、自我图式	Ellis 的合理情绪疗法、Beck 的认知疗法、Meichenbaum 的认知行为矫正
人本理论	自我实现论、以人为中心理论	自我无法实现、存在焦虑	以人为中心的治疗、存在主义治疗、格式塔治疗

三、社会学模型

社会因素(social factor)包括各种社会生活事件、社会关系、经济状况、社会等级、社会风气、民族传统、风俗习惯、伦理道德观念和教育方式等。社会因素与文化密切相关,故又称之为社会文化因素。生活在现实中的个人必然处于不同的社会群体和社会情景之中,从属一个国家、民族、地域、家庭和单位等,其心理必然受各种社会环境和事件的影响。人也不得不对社会文化做出相应的、有选择的反应。社会学模型(social model)或社会文化模型(sociocultural model)认为社会本身对心理变态也负有责任,各种社会因素对个人的心理异常的产生、发展和防治都有重要的作用。因此,社会文化模型主张对心理障碍的定义、病因的解释以及治疗都应立足于社会。

(一) 原因

社会学模型认为大多数变态心理和正常心理一样,都是个人的社会文化生活的产物。认为经济贫困、种族歧视、生活变故、社会压力、天灾人祸、社会动荡等,都有可能引起心理变态,因此变态心理实际上是社会病理学的反映。一个健康、完满的社会环境,肯定有益于心理异常的防治;不利的或不稳定的社会环境必然增加人们的心理负荷,促使心理障碍的发生。

异常心理是人对客观现实歪曲的反映,其表现与社会文化的不同有明显的差异。例如,妄想作为一种歪曲的观念,不管怎样荒唐可笑,也都是患者曾体验过、思考过、与特定的社会文化相互关联的观念,妄想中的附体妄想、被操纵感或影响妄想等,只有科学技术高度发展的今天才会与无线电、脑电波、超声波、激光等联系起来,而在这些技术发明出来以前,妄想的内容往往只是与魔鬼、神仙、狐狸精等相联系。

(二) 诊断

社会因素对判别一个人的心理与行为是否正常十分重要，社会规范和习俗以及社会适应能力也成为判别心理异常的重要标准。绝大多数偏离社会文化规范和准则的行为不是被认为是犯罪，就是被认为是心理障碍。例如，对同性恋的认定，在《圣经》"旧约全书"中明确指出："如果某一男子和其他男性同居，就像他和一个女子非法同居一样，他们两人同样是亵渎神灵的，他们一定要被处死。"罗马教皇六世在 1976 年颁布的一个 5000 字的《与性道德标准有关的一些问题的宣言》中就强烈谴责同性恋、手淫、婚前性行为及通奸等。但随着时代的发展，首先在英、美等国家，继而在其他一些国家对这些越来越宽容，在国际疾病分类中基本取消了这一诊断，越来越多的国家将从法律上认可同性结婚。

(三) 治疗

在治疗方面，社会学模型认为发生在精神病患者身上的心理变态并不是个人问题，而是社会的病态的反映。因此主张对精神障碍的治疗应当从只注意患者本身转移到整个社会层面去，由此形成了社区心理卫生与治疗的原则。

科学技术的发展使人们对心理异常现象及其实质逐渐有所了解，人们把心理异常看作是与大脑损害有关的一种疾患，对这类患者需要像对身体患疾病的人一样给予照顾和治疗，并且把心理异常与社会文化联系起来，采用更多的方法来对待。有一种疗法称为社会心理治疗(social psychotherapy)，它运用社会心理学的理论和方法以及有关技术、技巧来诊断和治疗由心理社会因素造成的器质性、功能性心理障碍以及与之有关的各种躯体疾病，防止和消除由于心理社会因素造成的不健康行为。近几十年来，随着新的学科——社区心理学(community psychology)和社区精神病学(community psychiatry)的出现，社区心理卫生中心(community mental health center，CMHC)随之成立，社区治疗(community therapy)或社区心理卫生(community mental health)工作大力开展起来。

四、整合模型——生物心理社会模型

以上解释异常心理的几种观点或模型，都是从一个方面提供了一些说明变态心理现象的有价值的理论和应用知识与技术。但是任何一种模式或观点都不能完全说明所有的心理变态，因此都不可避免地带有局限性。从 19 世纪开始，变态心理学领域内对于各种疾病的界定、诊断和治疗等方面都取得了长足的进展。心理学的理论和研究都采用了生物心理社会模式(biopsychosocial mode1)来分析和解释心理障碍的发生、发展及预后。这一模式要求我们考虑心理障碍时，必须综合考虑生物、心理和社会三方面因素的共同作用；在理论上要从多元的、系统的和整体的角度认识心理疾病；在临床方面强调重视人的社会属性，将躯体治疗、心理治疗和社会功能康复等有机地结合在一起，并在力所能及的范围内帮助患者适应自己所处的社会文化环境。

在生物心理社会模型中,生物因素、心理因素和社会因素各有其独特的内容,同时又具有相互联系、相互包含和相互制约的不可分割的关系。生物因素是最基本的因素,是整个模式的核心部分,是心理因素赖以产生的物质基础,也是心理和社会因素所作用的物质载体或承受者。心理因素是在生物因素的基础上产生的,而它的产生会给予生物因素以深刻的影响。社会因素也是客观存在的,它在个体生物和心理因素的基础上发挥作用,反过来又直接影响和制约着心理因素,因此又是心理因素赖以形成的根源。这个模式还告诉我们,在人的心理与行为活动(包括正常和变态)的发生、发展和变化过程中,所有因素是错综复杂地交织在一起而起作用的。

第四节 基本症状

所谓基本症状指的是达到一定严重程度的个别症状。一般来说,正常心理到异常心理是一个渐变的连续过程,但是我们必须设定一个界线,划分出哪种程度的异常具有疾病学意义,以便诊断现状或预测未来。这里介绍心理过程方面的常见症状。

一、认知过程障碍

1. 感觉障碍(disorders of sensation) 如表 5-3 所示。

表 5-3 常见的感觉障碍

名 称	特 点	常见疾病
感觉过敏	对外界一般强度的刺激感受性增高,感觉阈值降低。	神经症、更年期综合征
感觉减退	对外界一般刺激的感受性降低,感觉阈值增高。	抑郁状态、木僵状态和意识障碍
内感性不适	躯体内部产生的性质不明确、部位不具体的不适感,或难以忍受的异样感,如牵拉、挤压、游走、蚁爬感等。	神经症、精神分裂症、抑郁状态和躯体化障碍

2. 知觉障碍(disorders of perception) 知觉障碍主要有错觉和幻觉两种。错觉(illusion)是对客观事物歪曲的知觉。正常人的错觉经验证后可以纠正和消除,病理性错觉不能被验证,多见于意识障碍。幻觉(hallucination)是一种虚幻的知觉体验,即在没有现实刺激作用于感官时发生的知觉体验,是临床常见且重要的精神病性症状。幻觉的种类见表 5-4 所示。

表 5-4　常见的幻觉

名　称	特　点	常见疾病
幻听	包括言语性幻听和非言语性幻听。言语性幻听又分为命令性幻听,评论性幻听,争论性幻听。	精神分裂症等
幻视	看到客观现实不存在的现象,其内容可以是不成形的,也可以是鲜明生动的,同外界客观事物的形象不一致。	谵妄状态
幻嗅	嗅到客观现实不存在的气味。	精神分裂症,也见于脑器质性损害
幻味	尝到食物或水中客观不存在的味道。	精神分裂症
幻触	体验到皮肤或黏膜上有客观不存在的异常的感觉。	精神分裂症或器质性精神病
内脏幻觉	躯体内部有性质明确、部位具体的异常知觉,其实客观上并不存在。	精神分裂症及抑郁症

　　3. 感知综合障碍(disturbance of perception)　又称非幻觉性知觉障碍,是指患者感知的是客观事物或本身,但对其个别属性的感知产生障碍,多见于精神病或癫痫。如表 5-5 所示。

表 5-5　常见的感知综合障碍

名　称	特　点	举　例
视物变形症	感知事物的大小、长短、形状等发生变化。	看到自己的手臂变大,像柱子一样粗(视物显大症)
非真实感	觉得周围事物和环境发生了变化,变得不真实,像布景、"水中月""镜中花"。	感到家中的庭院像画中的一样,变得不真实
时间感知障碍	对时间的快慢出现不正确的知觉体验。	感到时间在飞逝,转眼又是一度春秋
空间知觉障碍	感到周围事物的距离发生改变。	汽车离自己已经很近,仍然觉得很远

　　4. 思维障碍(disorders of thought)　思维障碍主要包括思维形式障碍和思维内容障碍两大类。

（1）思维形式障碍（disorders of the thinking form）：包括思维的量和速度的变化、思维联想过程的障碍、思维逻辑障碍。如表 5-6 所示。

表 5-6　常见的思维形式障碍

名　称	特　点	常见疾病
思维奔逸	联想速度加快和量的增加，表现为思维和谈话都非常快，概念大量涌现，常伴有随境转移或音连意连。	躁狂症
思维迟缓	联想抑制，思维活动显著缓慢，联想困难，思考问题吃力，反应迟钝，语量少，语速慢，语音低沉。	抑郁症
思维贫乏	思想内容空虚，概念和词汇贫乏，回答得非常简单，但语速并不减慢。	精神分裂症、脑器质性精神障碍等
思维散漫	思维的目的性、连贯性和逻辑性障碍。表现为联想松弛，内容散漫，不切题，给人感觉"答非所问"。	精神分裂症
思维破裂	思维联想过程破裂，谈话内容缺乏内在意义上的连贯性和应有的逻辑性，使人无法理解。	精神分裂症
病理性赘述	思维累赘，夹杂很多不必要的细节，但最终能基本讲出谈话的主题。	癫痫、脑器质性及老年性精神障碍
思维扩散	自己的思想尽人皆知，毫无隐私而言，感到非常痛苦。	精神分裂症等
象征性思维	概念的转换，以无关的具体概念来代表某一抽象概念，只有患者自己理解。	精神分裂症等
词语新作	将不同含义的概念或词语融合、浓缩，做无关的拼凑，或自创文字、图形、符号，并赋予特殊的概念。	精神分裂症

（2）思维内容障碍（thought content disorders）：包括妄想、超价观念和强迫观念。

妄想（delusion）是一种病理性的歪曲信念，是病态的推理和判断，是精神病患者最常见的症状之一。其特征有：① 信念的内容与事实不符，没有客观现实的基础，但患者坚信不疑。② 妄想内容与切身利益、个人需要和安全密切相关。③ 妄想具有个人特征,不同于集体所共有的信念。④ 妄想内容受个人经历和时代背景的影响。如表 5-7 所示。

表 5-7　常见的妄想

名　称	特　点	常见疾病
被害妄想	无中生有地坚信正在被人监视、跟踪、窃听、诽谤、诬陷、毒害等。	精神分裂症、偏执性精神障碍
关系妄想	坚信周围的一事一物均与自己有关,或具有某种特殊意义。	精神分裂症
物理影响妄想	坚信自己的思维、情感、意志行为活动受到外界某种力量的支配、控制和操纵,不能自主。	精神分裂症
夸大妄想	坚信自己有非凡的才智、至高无上的权利和地位、大量的财富和发明创造等。	躁狂症、精神分裂症等
自罪妄想	坚信自己犯了严重错误和罪行,应受惩罚,以至拒食或要求劳动改造或判刑。	抑郁症和精神分裂症
疑病妄想	坚信自己患了严重的躯体疾病或不治之症,描述的症状离奇,检查和验证都不能纠正其歪曲的信念。	精神分裂症、更年期及老年期精神障碍
嫉妒妄想	坚信配偶对其不忠,有外遇。	精神分裂症和更年期精神障碍
钟情妄想	坚信某异性对自己产生了爱情,即使遭到对方严词拒绝,也认为对方是在考验自己。	精神分裂症
内心被揭露感	坚信其内心的想法或隐私,未经语言文字的表达,别人就知道了。	精神分裂症

超价观念(over valued idea)是在意识中占主导地位的错误观念,其发生一般均有事实的根据,往往具有强烈的情感色彩。此种观念片面而偏激,但逻辑上并不荒谬。多见于人格障碍和心因性障碍。超价观念也可转化发展为妄想。

强迫观念(obsessive idea)或强迫思维,指某一概念在患者脑内反复出现,想摆脱但摆脱不掉。包括强迫性回忆、计数、强迫性穷思竭虑,继发强迫动作,包括强迫怀疑、强迫性检查等。

5. 注意障碍 如表5-8所示。

表5-8 常见的注意障碍

名　称	特　点	常见疾病
注意增强	主动注意的过分增强,特别容易为某种事物所吸引或特别注意某些活动。	神经症、精神分裂症、更年期抑郁症
注意减退	主动注意和被动注意均减弱。外界的刺激不易引起患者的注意。	神经衰弱、脑器质性精神障碍及意识障碍
注意涣散	主动注意不易集中,注意稳定性降低。	神经衰弱、精神分裂症和儿童多动症
注意转移	被动注意明显增强,主动注意不能持久,注意的稳定性降低,易受环境的影响而不断转换注意对象。	躁狂症
注意狭窄	注意范围显著缩小,主动注意减弱,当注意集中于某一事物时,不能再注意与之有关的其他事物。	激情状态、专注状态,或意识障碍、智能障碍

6. 记忆障碍 如表5-9所示。

表5-9 常见的记忆障碍

名　称	特　点	常见疾病
记忆增强	病理性的记忆增强,表现为病前不重要的事情都能回忆起来。	躁狂症和偏执状态
记忆减退	识记和回忆困难,脑器质性损害者最早出现近记忆力减退,病情严重后远记忆力也减退。	各种痴呆等
遗忘	以往经历的事情不能回忆。	各种痴呆等
顺行性遗忘	不能回忆疾病发生以后一段时间内所经历的事情。	脑震荡、脑挫伤
逆行性遗忘	忘掉受伤前一段时间的经历。	脑外伤、脑卒中发作后
心因性遗忘症	对生活中某一特定阶段的经历完全遗忘,通常与这一阶段发生的不愉快事件有关。	癔症

续表

名 称	特 点	常见疾病
错构	对过去经历过的事情,在发生的时间、地点、情节上出现错误的回忆,并坚信不疑。	老年性和器质性痴呆、酒精中毒性精神障碍
虚构	以想象的、未曾亲身经历过的事件来填补记忆缺损。	各种痴呆、急性应激障碍

二、情感过程障碍

情感障碍通常表现为三种形式,即情感程度的改变、情感性质的改变和情感稳定性的改变,这三种情感障碍又分别包括不同的类型。如表 5-10 所示。

表 5-10　常见的情感障碍

名 称	特 点	常见疾病
情感高涨	情感活动病理性增强,特别愉快和乐观,自我感觉良好,伴有明显的夸张和夸大色彩,语音高昂,或傲慢自负、盛气凌人,具有感染力,易激惹,情绪易波动。	躁狂症
情感低落	情绪异常低落,自我感觉不良,度日如年,缺乏活力,不与人交往,自我估计过低,意志减退,反应迟钝;甚至要自杀。	抑郁症
焦虑	在缺乏事实根据情况下,对其自身健康或其他问题感到忧虑不安,紧张恐惧,犹如大祸临头,常常伴有憋气、心悸、出汗、手抖、尿频等自主神经功能紊乱症状。	焦虑症、恐惧症及更年期精神障碍
恐惧	遇到特定的境遇或特定事物随即产生一种紧张恐惧的心情,脱离这种特定的环境或事物时,紧张恐惧的心情随即消失。	恐惧症、儿童情绪障碍等

名　称	特　点	常见疾病
情感迟钝	对一般能引起鲜明情感反应的事情反应平淡,缺乏相应的情感反应。	分裂症早期、脑器质性精神障碍
情感淡漠	对周围事物缺乏应有的情绪反应,漠不关心,即使一般能引起正常人的极大悲伤或高度愉快的事件,如生离死别、久别重逢等也无动于衷,内心体验极为贫乏或缺如。	分裂症衰退期或单纯型、脑器质性精神障碍
情感倒错	患者的情感反应与环境刺激不一致,或面部表情与其内心体验不相符合。	精神分裂症
易激惹性	患者情感极易诱发,轻微刺激即可引起强烈的情感反应,或暴怒发作。	躁狂状态等
情感不稳定	情感稳定性差,喜、怒、哀、乐极易变化,常常从一个极端波动到另一个极端,且并不一定有何外界诱因。	脑器质性精神障碍
情感脆弱	患者常因一些细小或无关紧要的事情伤心落泪或兴奋激动,无法克制。	神经衰弱等
病理性激情	患者骤然发生的、强烈而短暂的情感爆发状态,常伴有冲动和破坏行为,事后不能完全回忆。	癫痫、颅脑损伤性精神障碍、中毒性精神障碍

三、意志障碍

如表 5-11 所示。

表 5-11　常见的意志障碍

名　称	特　点	常见疾病
意志增强	意志活动增多,在病态情感或妄想的支配下,患者可以持续坚持某些行为。	躁狂症、精神分裂症
意志减退	意志活动减少,意志消沉,不愿参加外界活动,懒于料理工作、学习、个人生活。	抑郁症、慢性分裂症

续表

名　称	特　点	常见疾病
意志缺乏	缺乏主动性和积极性,行为被动,生活懒散,个人卫生极差,甚至连自卫、摄食等本能都丧失。	精神分裂症晚期精神衰退时及痴呆
矛盾意向	对同一事物,同时出现两种完全相反的意向和情感,但患者并不感到不妥。	精神分裂症
意向倒错	患者的意向活动与一般常情相违背,导致患者的行为无法为他人所理解。	精神分裂症青春型

四、行为障碍

如表 5-12 所示。

表 5-12　常见的行为障碍

名　称	特　点	常见疾病
协调性兴奋	动作行为的增加与思维、情感活动一致,有一定的目的性、可以理解。	躁狂症
不协调性兴奋	动作行为的增加与思维、情感不一致,动作单调杂乱、无动机和目的。	精神分裂症青春型或紧张型
木僵	动作和行为明显减少或抑制,保持一种固定姿势。严重时不言、不语、不动、不食,大小便潴留,对刺激缺乏反应。	精神分裂症紧张型
蜡样屈曲	静卧或呆立不动,任人摆布,即使被摆成一个很不舒服的位置也可以维持很长的时间,就像木偶一样。	精神分裂症紧张型
缄默症	缄默不语,不回答问题,有时以手示意。	精神分裂症紧张型和癔症
违拗症	对于要求他做的动作不但没有反应,反而表现为抗拒。	精神分裂症紧张型
刻板言动	机械刻板地重复某一单调的动作,常与刻板言语同时出现。	精神分裂症紧张型

五、意识障碍

1. **环境意识障碍** 指意识清晰度下降和意识范围改变。脑功能受损使大脑皮质功能受到不同程度的抑制,觉醒水平下降,不能清晰和准确地感知客观环境和做出适当的反应。临床上常见的环境意识障碍有意识清晰度降低、意识内容改变、意识范围缩小等。如表 5-13 所示。

表 5-13 常见的环境意识障碍

名 称	特 点	常见疾病
嗜睡	意识下降,昏昏入睡,但呼叫或推醒后能够简单应答。吞咽、瞳孔、角膜反射存在。	功能性及脑器质性疾病
意识混浊	意识清晰度受损,似醒非醒,强烈刺激能引起反应,但迟钝,回答简单,语音低而慢,有定向障碍,吞咽、对光、角膜反射尚存在。	躯体疾病所致精神障碍
昏睡	对周围环境及自我意识均丧失,强刺激可有简单或轻度反应。角膜反射减弱,吞咽反射和对光反射存在。	功能性及脑器质性疾病
昏迷	意识完全丧失,对外界的刺激没有反应,随意运动消失。吞咽、角膜、咳嗽、括约肌、腱反射,甚至对光反射均消失。	严重脑部疾病及躯体性疾病垂危期
谵妄状态	意识水平下降,记忆障碍和时间、地点定向障碍。常常伴有幻觉、错觉、情绪和行为的障碍。症状呈昼轻夜重。	躯体疾病所致精神障碍及中毒所致精神障碍
朦胧状态	意识范围缩小,但意识水平仅有轻度降低。对一定范围的刺激能够感知和认识,并能做出相应反应,但对其他事物感知困难。	癫痫性精神障碍、脑外伤、脑缺氧及癔症
梦样状态	如同做梦,沉湎于幻觉幻想之中,对外界环境毫不在意,但外表好像清醒。对幻觉内容过后并不完全遗忘。	感染中毒性精神障碍及癫痫性精神障碍

2. **自我意识障碍** 自我意识障碍是在大脑皮质觉醒水平轻度降低的状态下,

对自身主观状态不能正确认识和体验。如表 5-14 所示。

表 5-14　常见的自我意识障碍

名　称	特　点	常见疾病
人格解体	感到自身已有特殊的改变,甚至已不存在了;感到世界正在变得不真实,或不复存在。	疲劳状态,神经症、抑郁症、精神分裂症、颞叶癫痫
双重人格	在不同的时间体验到两种完全不同的心理活动,有着两种截然不同的精神生活,是自我单一性的障碍。	癔症、精神分裂症、颞叶癫痫
自我界限障碍	不能将自我与周围世界区别开来,因而感到精神活动不再属于自己所有。	癔症、精神分裂症、颞叶癫痫

六、定向障碍

定向力(orientation)包括对空间、时间与周围人物,以及对自身状态的认识能力。前者称对周围环境的定向力,后者称自我定向力。时间定向指对当时所处时间的认识以及年、月、日的认识;地点定向或空间定向是指对所处地点的认识,如所处居所、街道名称;人物定向是指辨认周围环境中人物的身份及其与患者的关系;自我定向包括对自己个人身份资料的认识。

定向障碍(disorientation)是指对环境或自身状况的认识能力丧失或认识错误。多见于症状性精神病及脑器质性精神病有意识障碍或严重痴呆时。定向障碍是意识障碍的一个重要标志,但正常人与痴呆患者可有定向障碍但没有意识障碍。

第五节　常见的心理疾病

本节介绍几组正式列入分类学的心理障碍。

一、应激障碍

应激障碍(stress disorders)又称为压力障碍,是指一组主要由于强烈或持久的心理和环境因素引起的异常心理反应而导致的精神障碍,以往称之为心因性精神障碍(psychogenic mental disorders)或反应性精神障碍(reactive mental disorders)。这类障碍的特点是:发病时间与应激因素有密切的关系,症状反映刺激因素的内容,病程和预后也取决于刺激因素能否及早解除等。应激相关障碍主要有急性应激障碍、创伤后应激障碍和适应障碍三种类型。

（一）急性应激障碍

急性应激障碍（acute stress disorder，ASD）又称急性应激反应（acute stress reaction），是由于突然发生强烈的创伤性生活事件所引起的一过性精神障碍，多在应激性事件后几分钟至几小时出现症状，主要表现为强烈恐惧体验的精神运动性兴奋或精神运动性抑制，行为有一定的盲目性。该病病程短暂，常在几小时至一周内症状消失，最长不超过一个月。恢复后对病情可有部分或大部分遗忘，预后良好。按照临床优势症状的表现可划分为以下几种状态：

1. 反应性朦胧状态（reaction twilight state）　主要表现为定向障碍，对周围环境不能清楚感知，注意力狭窄。患者处于精神刺激的体验中，表现为紧张、恐怖，难以交流；有自发言语，缺乏条理，语句凌乱；行为混乱，无目的性，偶有冲动。可出现片断的心因性幻觉。约数小时后意识恢复，事后有部分或全部遗忘。

2. 反应性木僵状态（reactive stupor state）　以精神运动性抑制为主要表现。目光呆滞，表情茫然，情感迟钝，呆若木鸡，不言不语，呼之不应；对外界刺激无反应，呈木僵状态或亚木僵状态。多有不同程度的意识障碍，有的可转为兴奋状态。一般持续几分钟或数小时，不超过一周。

3. 反应性兴奋状态（reactive excitement state）　以精神运动性兴奋为主，有强烈情感反应。情绪激越，情感爆发，可有冲动伤人、毁物行为。一般在一周内缓解。

4. 急性应激性精神病（acute stress psychosis）　也称急性反应性精神病（acute reactive psychosis），是强烈并持续一定时间的创伤性精神病性障碍。临床以妄想或严重情感障碍为主，反应内容与应激源密切相关。呈急性或亚急性起病，历时短暂，一般在一个月内恢复，经治疗预后良好。

对 ASD 治疗干预的基本原则是及时、就近、简洁和紧扣问题。首先要使患者尽快脱离创伤情境，避免更多的刺激。接着与患者适当地讨论问题，以减少可能存在的消极评价，对患者给予支持，教以应对知识，鼓励勇敢面对。还要尽可能动员社会支持系统提供更多的帮助。必要时可以小剂量使用抗精神病药物或抗抑郁药物对症治疗，在改善症状的同时为心理治疗做准备。待情况好转且稳定以后加大心理干预与治疗力度，鼓励患者逐渐面对与创伤性事件有关的情景并逐渐恢复工作。

（二）创伤后应激障碍

创伤后应激障碍（post-traumatic stress disorder，PTSD），又称为延迟性心因性反应（delayed psychogenic reaction），是一种与遭遇到威胁性或灾难性心理创伤有关，并延迟出现和（或）长期持续的心理障碍。表现为个体对创伤性事件的反应在非创伤性情境中持续存在或反复发作。

PTSD 主要表现为在重大创伤性事件后出现闯入（intrusions）体验、回避（avoidance）和警觉性增高（hyperarousal）等三大核心症状。患者以各种形式重新体验创伤性事件,有挥之不去的闯入性回忆,频频出现的痛苦梦境。有时患者仿佛又身临创伤性事件发生时的情境,重新表现出事件发生时所伴发的各种情感,持续时间可从数秒钟到几天不等,称为"闪回"(flashback)。患者面临、接触与创伤性事件相关联或类似的事件、情景或其他线索时,通常出现强烈的心理痛苦和生理反应。患者对创伤相关的刺激存在持续的回避,还有被称为"心理麻木"或"情感麻痹"的表现。

治疗主要采用危机干预原则与技术,侧重于提供支持,帮助患者接受所面临的不幸,鼓励患者面对事件,表达和宣泄与创伤性事件相伴随的情感。治疗者要帮助患者认识其所具有的应对资源,并同时学习新的应对方式。各种形式的心理治疗在 PTSD 治疗中都有报告,效果比较公认的有焦虑处理、认知治疗和暴露治疗等。此外,还需要注意患者的社会支持情况。必要时可对症使用小剂量药物,如选择性5-HT 再摄取抑制剂等。

(三) 适应障碍

适应障碍(adjustment disorder)是指在紧张性生活事件的影响下,由于个体素质及个性的缺陷而导致对这些刺激因素不能适当地调适,从而产生较明显的情绪障碍、适应不良的行为或生理功能障碍。适应障碍多在紧张性刺激因素作用的三个月以内发生,持续时间较长,但一般不超过半年。随着刺激因素的消除以及个体的不断调适,适应障碍也会逐渐缓解。

临床表现主要是情绪障碍,如焦虑和抑郁,也可表现为适应不良行为(包括品行问题和行为问题)及生理功能障碍(如失眠)等。以焦虑情绪为主要表现者可出现紧张不安、神经过敏、担心害怕的情绪,同时可伴有心慌气短、消化不良、尿频等躯体症状,社会适应能力也可受到不同程度的影响,如注意力不能集中、学习成绩或工作效率下降等;以抑郁情绪为主症者可表现为整日愁眉苦脸、情绪不高,甚至对生活失去兴趣,自卑自责,无望及无助感,也常伴有食欲减退、睡眠障碍、体重减轻等躯体症状和社会适应能力降低、退缩等表现;以品行问题为主症者常见于青少年,他们在外界的压力下感到适应的能力不足,因此自暴自弃,出现品行障碍与社会适应不良行为,如说谎、逃学、离家出走、打架斗殴、物质滥用、过早的性行为等。严重者可表现出攻击性或反社会行为。

治疗的根本目的是帮助患者提高处理应激境遇的能力,早日恢复到病前的功能水平,防止病程恶化或慢性化。心理治疗是适应障碍的主要治疗手段,要根据患者和病情的特点,在指导性咨询、支持性心理疗法、短程动力疗法、认知行为疗法等方法中酌情选用。抑郁和焦虑较为严重时可以选用药物治疗作为辅助手段。

二、神经症

神经症(neuroses)是一组主要表现为焦虑、抑郁、恐惧、强迫、疑病和神经衰弱等症状的心理障碍。此类障碍有一定的人格基础,病症常受心理社会因素的影响。

临床表现与患者的现实处境并不相称,但患者感到痛苦和无能为力,自知力完整或基本完整,病程多迁延,没有可证实的器质性病变作基础,是非常多见的心理障碍。WHO 根据各国的调查资料推算,人群中罹患神经症者约为重性精神病的 5 倍。神经症的主要类型及特点如表 5-15 所示。

表 5-15　神经症的主要类型及特点

名　　称	临床表现(分型)
恐惧症	(1) 场所恐惧症:恐惧症中最常见的一种,主要表现为对某些特定环境的恐惧; (2) 社交恐惧症:恐惧对象主要为社交场合和人际接触; (3) 特殊恐惧症:恐惧对象为特定物体或情境,如动物、鲜血、锋利的物体或高空、雷电等。
焦虑症	(1) 广泛性焦虑障碍:又称慢性焦虑,是指以缺乏明确对象和具体内容的提心吊胆和紧张不安为主的焦虑症,并有显著的自主神经症状、肌肉紧张和运动性不安; (2) 惊恐障碍:又称"急性焦虑",以反复的惊恐发作为主要表现。发作常突然产生,患者处于一种无原因的极度恐怖状态。一般持续数分钟到数十分钟。
强迫症	(1) 强迫思维:患者反复而持久地思考某些并无实际意义的问题,既可以是持久的观念、思想和印象,也可以是冲动念头。患者力图摆脱,但却摆脱不了并因此十分紧张苦恼、心烦意乱、焦虑不安,还可出现一些躯体症状; (2) 强迫行为:① 屈从性强迫行为。这是为了满足强迫观念的需要。② 对抗性强迫行为。这类行为是为对抗强迫思维、冲动或强迫表象的,继发于强迫观念或某个欲望。
癔症	(1) 分离性障碍:表现为急骤发生的意识范围狭窄且具有发泄特点的情感暴发、选择性遗忘及自我身份识别障碍等; (2) 转换性障碍:表现为感觉和随意运动功能障碍,但缺乏器质性疾病的阳性体征,不能为各种检查所证实。
疑病症	患者担心或相信自己患有一种或多种严重的躯体疾病(如癌症、艾滋病等),经常诉述不适并四处求医,各种客观检查的阴性结果和医师的解释均不能打消患者的疑虑,并处于一种持续的对病情的恐惧情绪中,伴有神经症的焦虑、恐惧、抑郁和强迫现象。

续表

名　称	临床表现(分型)
神经衰弱	(1) 脑功能衰弱症状:包括精神容易兴奋、易激惹和精神易疲劳、脑力下降。用脑稍久便感到十分疲惫,记忆力差,注意力不集中,致使学习和工作效率明显下降; (2) 情绪症状:易激惹、烦恼、情绪紧张和控制力低,人际关系失调,常伴有继发性焦虑; (3) 心理生理症状:睡眠障碍和自主神经功能紊乱。

三、人格障碍

人格障碍(personality disorder)又称变态人格,是指 18 岁以上的成年人在认知内容、情绪发放、冲动行为控制和人际关系等方面的异常。这些异常显著偏离特定的文化背景和一般的认知方式,明显且恒定地影响其社会功能与职业功能,造成对社会环境的适应不良,部分患者为此感到痛苦。患者虽然没有智能障碍,但适应不良的行为模式难以矫正。这种行为通常开始于童年期或青少年期,并长期持续发展至成年或终生。人格障碍主要有以下八种类型:

(一) 反社会型人格障碍

反社会型人格障碍(dissocial personality disorder,antisocial personality disorder)又称无情型人格障碍(affectionless personality disorder),是对社会影响最为严重的一种类型。

患者自幼便存在行为问题,成年后情感肤浅,甚至冷酷无情,脾气暴躁,自我控制不良,与他人格格不入;对人不坦率,缺乏责任感;法纪观念较差,行为缺乏计划性和目的性,受本能欲望、偶然动机和情绪冲动所驱使,具有高度的冲动性和攻击性,缺乏羞惭感,不能从经验中汲取教训;自私自利,自我评价过高;对挫折的承受力差,若有失败则推诿于客观或者提出一些似是而非的理由为自己开脱,或引起反应状态;缺乏良知且对自己的人格缺陷缺乏觉知;可有多种形式的犯罪,有伴发药物或酒精滥用趋向。

(二) 偏执型人格障碍

偏执型人格障碍(paranoid personality disorder)又称狂信型人格(fanatic personality)、诡辩型人格(querulant personality),主要表现为广泛的猜疑、不信任他人、嫉妒心强、主观偏执。

患者童年可能遭遇过某种挫折,随后逐渐出现孤僻、敏感、社交焦虑或恐惧。成年早期可出现多疑,常因受点小批评即产生别人要害自己或要整自己的感觉。心胸狭隘,言语刻薄,好嫉妒,不信任他人,做事主观,好胜心强,自尊心也强,对别人的成绩易产生嫉妒,对自己的过错很难承认,对批评易记仇,看问题主观片面,易产生某些超价观念,容易发生病理性嫉妒。在遇到生活事件后人格障碍会更加严重。

(三) 分裂样人格障碍

分裂样人格障碍(schizoid personality disorder)又称关闭型人格(shut-in personality),以观念、行为和外貌装饰的奇特、情感冷漠及人际关系明显缺陷为特点。

患者缺乏亲切感,不能表达对他人的体贴、关怀、温暖及愤恨。他们在儿童、少年时表现为缺少同伴,怕见人,社交焦虑,有奇特和古怪的想法,常沉湎于幻想。成年后表现为孤独、退缩,与亲人和社会疏远。行为怪僻,独来独往,缺乏性兴趣,婚恋受阻。有些人相信自己有某种灵感,但只有极少数人有创造发明。当遇到严重生活事件时,他们可出现短时间精神病性障碍,有些人会发展为分裂症,有资料显示半数以上分裂症患者的病前人格为分裂样人格障碍。

(四) 冲动型人格障碍

冲动型人格障碍(impulsive personality disorder)又称爆发型或攻击型人格障碍,以情感暴发伴明显行为冲动为特点。

行为和情绪具有冲动性和不可预测性是患者的主要特征。患者对行为缺乏控制能力,稍不如意就出现冲动行为,情感爆发时不可遏制,易与他人冲突和争吵,甚至伤人、毁物,但事后可有后悔、烦恼或迷惑不解,但却不能防止再次发生。

(五) 表演型人格障碍

表演型人格障碍(histrionic personality disorder)又称癔症型人格障碍(hysterical personality disorder)或寻求注意型人格障碍(attention-seeking personality disorder),这是以过分情感用事,或以夸张的言行和自我表演来吸引他人注意以及暗示性增高为特点的人格障碍,多见于女性。

患者以自我为中心,自我放纵,情绪不稳。其自我表演性大大超过了生活的特征,似乎在扮演生活的一部分而不是自己本身,当不被别人注意时会表现为不快甚至抑郁。他们喜欢炫耀自己,不断渴望被人称赞,喜欢追求刺激,有的甚至以卖弄或调情来吸引异性,但性生活被动,常常是性挑逗和性冷淡相伴随;他们对别人不关心,但容易过分轻信,易受别人暗示,依赖性强,富于幻想。在不如意时可出现各种躯体不适。

(六) 强迫型人格障碍

强迫型人格障碍(anankastic personality disorder; obsessive-compulsive personality disorder)与易感型人格(sensitive personality)是精神分析学派早期研究的对象。Freud描述强迫型人格的孤立(isolation)和置换(displacement)防御机制。它是以过分寻求完美,做事循规蹈矩,刻板固执,缺少灵活性、创新性和效率低为特征的一种人格障碍。

患者对人对己都过于严格,做事谨小慎微,要求十全十美,但又优柔寡断,缺乏自信。因过度注意细节或反复核对而忽视全局，延误时间，降低工作效率，影响人际关系，使他们经常处在紧张、焦虑之中。他们的婚恋也由于自己过分挑剔而被延误。有些人可进一步发展成强迫症。

（七）焦虑型人格障碍

焦虑型人格障碍（anxious personality disorder）是以懦弱胆怯、自我评价过低、自卑和对负性评价过分敏感为特征的人格障碍。患者过于夸大潜在危险，以达到回避某些活动、回避社交场合的目的。他们缺乏与他人建立关系的勇气，担心自己会被人指责或拒绝。为确保自己的安全，他们通常限制自己参加某些活动，除非这个活动中自己肯定会受到欢迎。患者常合并焦虑症、情感障碍和依赖型人格障碍。

（八）依赖型人格障碍

依赖型人格障碍（dependent personality disorder）是缺乏自信不能独立活动，感到自己孤独无助和笨拙，情愿把自己置于从属的地位，一切悉听他人决定的人格异常。

患者幼年时对父母特别依恋，衣食住行和空闲时间安排都要由父母做主。由于不能独立生活，许可他人对其生活的主要方面承担责任；为了获得别人的帮助，他们随时需要有人在身旁，每当独处时便感到极大的不适。他们对别人给予的爱和帮助有感激更有索取。如果暂时失去了这种爱和帮助或者身边的亲人，他们就会立刻认为现实生活失去了意义。因此常伴有焦虑和抑郁症状。

人格障碍的治疗要以心理治疗为主，适当对症使用药物，另外要加强教育和训练。但总体来说，因为患者不能意识到自己的问题，治疗效果往往不佳。

四、性心理障碍

性心理障碍（psychosexual disorder）又称性变态（paraphilia，sexual deviation，sexual perversion），是指性行为明显偏离正常的一组心理障碍，表现为以异常的性行为作为满足性需要的主要方式，从而不同程度地干扰了正常的性活动。性心理障碍主要有性身份障碍（gender identity disorders）、性偏好障碍（disorders of sexual preference）和性指向障碍（sexual orientation disorders）三大类。继发于某些精神疾病和神经系统疾病的变态性行为，可统称为继发性性变态（secondary sexual deviation），但不包括在性心理障碍之内。

（一）易性症

易性症（transsexualism）是性身份障碍的主要类型，患者在心理上对自身性别的认定与解剖生理性别特征相反，持续存在改变本身性别的解剖生理特征以达到转换性别的强烈愿望，其性爱倾向为同性恋。

（二）恋物症

恋物症（fetishism）是指反复出现以异性使用的物品或异性躯体某个部分作为性满足的刺激物，几乎仅见于男性，他们通过吻、尝、抚弄该物品获得性满足，这些物品包括乳罩、内裤、月经带、内衣、头巾、鞋、丝袜、发夹等,异性的头发、足趾和腿等也可成为眷恋物。患者多数是异性恋,但大多性机能低下,对性生活胆怯,因而千方百计寻觅眷恋物,常采取偷窃手段。伴有强烈性兴奋的偷窃者,称为偷窃色情狂(kleptolagnia)。

(三)异装症

异装症(transvestism)又称异性装扮症,其特征是正常异性恋者具有反复出现穿戴异性装饰的强烈欲望并付诸实施,通过穿戴异性装饰可引起性兴奋,抑制此种行为可引起明显不安。主要见于男性,多始于童年或青春期,着异装时往往有手淫行为,但不要求改变自身性别的解剖生理特征。

(四)露阴症

露阴症(exhibitionism)是较多见的性心理障碍,其特点是患者反复出现在异性面前暴露自身的性器官,以获取性满足,可伴有手淫,但无进一步性活动的要求。此症几乎仅见于男性,通常发生在青春期。

(五)窥阴症

窥阴症(voyeurism scopophilia)是反复出现暗中窥视异性下身、裸体和性活动的行为,以达到性兴奋的强烈欲望,可伴有手淫。他们反复寻求厕所、浴室和卧室偷看,甚至不顾污臭,携带反光镜钻进粪池,他们中大多数没有异性恋人,只有少数是已婚男性,但是夫妻性生活不幸福。窥阴症者多数有焦虑和内疚感,有时会出现抑郁,绝大多数为男性。

(六)摩擦症

摩擦症(frotteurism)的特征是在拥挤场所趁对方不备,以生殖器或身体某些部位摩擦女性躯体或触摸异性身体的某一部分,以引起性兴奋。他们多在公共汽车内、地铁内、车站和影剧院等场所与异性进行躯体接触和摩擦,可有射精行为,但没有与所摩擦对象性交的要求,无暴露自己生殖器的愿望。仅见于男性。

(七)性施虐症和性受虐症

性施虐症(sexual sadism)的特征是向性爱对象施加虐待以取得性兴奋;性受虐症(sexual masochism)的特征是接受性爱对象虐待以获得性兴奋。两者可以单独存在,也可并存。他们的性机能一般较弱,可以不通过性交获得性满足。

性施虐症者通过对配偶或其他性对象的鞭打、针刺、绞勒、撕割躯体等致使性对象明显痛苦以增加性快感,或作为性满足的唯一方式。患者绝大多数为男性。

性受虐症者唯一关心的是痛苦结果的唤起,多见于女性异性恋者,也见于男性同性恋者。男性患者通常不能与女性建立异性恋相互关系,因此主动要求性对象在性活动时对其施加痛苦,受虐的方式通常是针刺、切割乳房、捆绑躯体和勒颈等。

五、精神病

精神病(psychosis)是指具有精神病性症状的一组严重的心理障碍综合征,也是最严重的心理疾病。精神病包括器质性和功能性两大类,后者是指精神分裂症(分裂症)、情感性精神障碍和偏执性精神障碍等多种最严重的精神疾病。精神病一般具有三个显著特征:① 认知功能障碍。即对客观现实有严重歪曲的认知,如出现幻觉、妄想等精神病性症状。② 社会功能受损。患者患病后不能从事正常的工作或学习,妨碍正常的社会交往。③ 自知力丧失。患者不知道或根本不承认自己患有精神疾病,因而不主动求医,甚至抗拒治疗。这里主要讨论分裂症和抑郁症。

(一) 精神分裂症

精神分裂症(schizophrenia)是一组病因未明的精神疾病。它具有思维、情感和行为等多方面的障碍,以精神活动和环境不协调为特征。患者通常意识清晰,智能尚好,部分患者可出现认知功能损害。此病症多见于青壮年,常缓慢起病,病程迁延,有慢性化倾向和衰退的可能,但部分患者可保持痊愈或基本痊愈状态。其表现主要有四种类型:

1. 偏执型　是最常见的类型。患者开始表现为敏感多疑,后逐渐发展为妄想。妄想内容荒谬离奇,脱离现实,以关系、被害、嫉妒、钟情、夸大、自罪、非血统及物理影响妄想较多见。这些妄想常与各种类型的幻觉合并存在,如伴有与妄想内容相关的评论性、命令性或威胁性幻听。患者的情感和行为受幻觉妄想的支配,可出现恐惧、冲动、自伤、伤人等表现。

2. 青春型　多在青春期急性或亚急性起病,以思维破裂、情感和行为极不协调为主要临床表现,有较明显的思维联想障碍,思维零乱、散漫破裂,有生动的幻觉,阵发而不固定的妄想,内容荒诞离奇。情感肤浅、倒错、作态、喜怒无常,时而痴笑,时而发怒,变化莫测。行为荒唐幼稚,本能欲望亢进,性色彩浓厚,可有不拘场合的猥亵行为,也可出现意向倒错,吃脏东西,甚至吃大小便。

3. 紧张型　有紧张型兴奋和紧张型木僵两种基本表现形式,可单独发生,也可交替出现。紧张型兴奋为不协调的精神运动性兴奋,患者行为明显增多而杂乱,不可理解,突然发生,常无目的性,可出现冲动伤人、自伤或毁物行为,骂人、喊叫;紧张型木僵表现为精神运动性抑制,患者缄默不语、不吃不喝、静卧不动,或有肌张力增高,出现蜡样屈曲、空气枕头等症状,身体长时间固定在一个姿势上,对周围环境刺激缺乏反应,但这时患者的意识是清楚的,当木僵解除时患者能回忆出整个经过。

4. 单纯型　表现为日益加重的思维贫乏、情感淡漠和意志减退。开始表现为话少,不愿与人接触,逐渐变得孤僻、被动、活动减少、生活懒散、不求上进、常无故旷课或旷工。对亲人疏远、冷淡,对任何事情都不感兴趣,行为古怪、退缩、脱离现实,无法适应社会生活。

精神分裂症以抗精神病药物治疗并结合支持性心理治疗及社会心理康复治疗为主。针对疾病发展的不同阶段,治疗的侧重点有所不同。在急性期以药物治疗为主,在症状得到基本控制以后,进行心理治疗,以恢复病人的自知力,促进其社会功能的恢复。

(二) 抑郁症

抑郁症(depressive disorder)又称为抑郁障碍,是以显著而持久的心境障碍为主要特征的一种疾病。患者常有兴趣丧失、自罪感、注意困难、食欲丧失和死亡或自杀观念,其他症状包括认知功能、语言、行为、睡眠等的异常表现。

抑郁症的表现按心理过程内容概括为"三低症状",即情绪低落、思维迟缓和意志减退。目前人们通常将抑郁症表现归纳为核心症状、心理症状群与躯体症状群三个方面。

1. 核心症状 抑郁症的核心症状包括情绪低落、兴趣缺乏、精力减退。① 情绪低落。可以从闷闷不乐到悲痛欲绝,生活充满了失败,一无是处,对前途失望甚至绝望,存在已毫无价值(无望和无用感),对自己缺乏信心和决心(无助感),十分消极。② 兴趣缺乏。对以前喜爱的活动缺乏兴趣,丧失享乐能力。③ 精力不足,过度疲乏。感到疲乏无力,打不起精神,行动费劲,语调低沉,语速缓慢,行动迟缓,严重者可终日卧床不起。

2. 心理症状群 主要有:① 焦虑。常与抑郁伴发,可伴发躯体症状,如胸闷、心跳加快和尿频等。② 自罪自责。患者对自己既往的一些轻微过失或错误痛加自责,认为自己给社会或家庭带来了损失,使别人遭受了痛苦,自己是有罪的,应当接受惩罚,甚至主动去"自首"。③ 精神病性症状。主要是妄想或幻觉。④ 认知症状。有注意力和记忆力等认知能力下降,认知扭曲也是其主要特征。⑤ 自杀。有自杀观念和行为的占50%以上,有10%~15%的患者最终会死于自杀,偶尔出现扩大性自杀和曲线自杀。⑥ 精神运动性迟滞或激越。⑦ 自知力受损。

3. 躯体症状群 表现为:① 睡眠紊乱。多为失眠(少数嗜睡),包括不易入睡、睡眠浅及早醒等。早醒为特征性症状。② 食欲紊乱。表现为食欲下降和体重减轻。③ 性功能减退。④ 慢性疼痛。为不明原因的头痛或全身疼痛。⑤ 晨重夜轻。患者不适以早晨最重,在下午和晚间有不同程度的减轻。⑥ 非特异性躯体症状。如头昏脑涨、周身不适、心慌气短,胃肠功能紊乱等,无特异性且多变化。

抑郁症的治疗包括药物治疗和心理治疗两个方面,主要药物有三环类抗抑郁药和新型抗抑郁药,后者目前使用最多的为选择性5-HT再摄取抑制剂(SSRIs)。抑郁症的心理治疗占有较重要的地位,具体的方法有心理动力学治疗、人际心理治疗、行为治疗、认知治疗、婚姻和家庭治疗等。

阅读   中国关于抑郁症的诊断标准

抑郁发作以心境低落为主,与其处境不相称,可以从闷闷不乐到悲痛欲绝,甚至发生木僵。严重者可出现幻觉、妄想等精神病性症状。某些病例的焦虑与运动性激越很显著。

【症状标准】 以心境低落为主,并至少有下列中的 4 项:

(1) 兴趣丧失、无愉快感。

(2) 精力减退或疲乏感。

(3) 精神运动性迟滞或激越。

(4) 自我评价过低、自责,或有内疚感。

(5) 联想困难或自觉思考能力下降。

(6) 反复出现想死的念头或有自杀、自伤行为。

(7) 睡眠障碍,如失眠、早醒或睡眠过多。

(8) 食欲降低或体重明显减轻。

(9) 性欲减退。

【严重标准】 社会功能受损,给本人造成痛苦或不良后果。

【病程标准】

(1) 符合症状标准和严重标准至少已持续 2 周。

(2) 可存在某些分裂性症状,但不符合分裂症的诊断。若同时符合分裂症的症状标准,在分裂症状缓解后,满足抑郁发作标准至少 2 周。

【排除标准】 排除器质性精神障碍,或精神活性物质和非成瘾物质所致抑郁。

【说明】 本抑郁发作标准仅适用于单次发作的诊断。

(金明琦 奚 敏 刘新民)

第六章 心理应激

专栏 6-1　应激障碍

　　应激障碍旧称反应性精神障碍或心因性精神障碍,是指一组主要由心理、社会(环境)因素引起异常心理反应而导致的精神障碍。应激障碍分为急性应激障碍、创伤后应激障碍及适应障碍三种类型。

　　急性应激障碍:遭受急剧、严重的精神打击,刺激后数分钟或数小时发病,主要表现为意识障碍,意识范围狭隘,定向障碍,言语缺乏条理,对周围事物感知迟钝,可出现人格解体,有强烈恐惧,精神运动性兴奋或精神运动性抑制。通常持续数小时至一周,一般 1 个月内缓解。

　　创伤后应激障碍:是指受到异乎寻常的威胁性、灾难性心理创伤,导致延迟出现和长期持续的精神障碍。

　　适应障碍:是指在易感个性的基础上,遇到了应激性生活事件,出现了反应性情绪障碍、适应不良性行为障碍和社会功能受损。通常在遭遇生活事件后 1 个月内起病,病程一般不超过 6 个月。

　　应激障碍是一种心理上的创伤,多久才能恢复其实是一个不定的结果。多数情况下,随着应激源的消退,应激反应也会逐渐消失。

案例 6-1 张瑾的困惑

张瑾,男,现年 37 岁。在 1976 年的唐山大地震中,他的亲人全部遇难,他当时只有 7 岁,看到死亡的亲人,极其恐怖。后来他被叔叔婶婶接到上海,但他经常做噩梦,梦见妈妈来接自己,可跑上前去妈妈又不见了,惊醒后一身冷汗,触景生情。后到医院就医,吃过药,效果不佳,症状仍然不断出现。

他存在什么心理异常? 这些问题是如何形成的?

心理应激(psychological stress)是医学心理学的一个重要研究领域,主要研究生活事件为什么和怎样影响人的健康,解释诸如应邀障碍和心身疾病等临床现象,维护并促进心身健康。

第一节 概 述

一、概念

应激(stress)又称为压力,其原意是指一个系统在超负荷外力作用下,竭尽全力对抗的过程。生理学家 Cannon(1914),在发展内环境"恒定"的理论时,提出"稳态"的概念和应急(emergency)学说,他将引起应急反应的刺激(现称为应激源)看作是扰乱"稳态"的一种力量,并认为应激反应的"或战或逃"(fight or escape)行为模式的生理基础是交感-肾上腺髓质功能的唤醒。Cannon 在阐述应急学说时曾用过"重大的情绪应激"和"瞬间应激"等概念。

H. Selye(1936)通过临床观察和动物实验发现,许多处于不同疾病状态的个体,均会表现出一组极为类似的症状、体征和过程,如食欲下降、体重减轻、体软乏力、萎靡不振等;处于失血、感染、中毒等有害刺激作用下以及其他紧急状态下的个体,都可以出现肾上腺的增生、肾上腺素分泌的阶段性升高,胸腺、脾和淋巴结萎缩,胃肠道溃疡、出血的现象。H. Selye 认为,每种疾病或有害刺激作用于个体都会导致一种非特异性的、特征性的涉及全身的生理生化反应过程,他将其称为一般性适应综合征(general adaptation syndrome,GAS)。一般性适应综合征的发生及作用与机体的刺激类型无关,而是机体自身面对刺激的出现和存在,通过兴奋脑垂体-肾上腺皮质轴(后来发展为下丘脑-脑垂体-肾上腺皮质轴)所引起的一系列生理变化过程,是机体对有害刺激所做出防御反应的普遍形式。H. Selye 将一般性适应综合征分为警戒期(alarm)、阻抗期(resistance)和衰竭期(exhaustion)三个阶段:① 警戒期。是面对有害刺激机体唤起各种防御能力的动员阶段。② 阻抗期。如果有害刺激持续存在,机体就转入第二阶段,即阻抗阶段。此期以对应激源的适应为特点,机体通过提高自身整体结构和功能水平以增强对有害刺激的对抗能力。③ 衰竭期。如果有害刺激持续作用于机体或有害刺激过于严重,超过了机体的承受能力,机体就会丧失它的防御能力,转入衰竭阶段,出现不可逆转的组织、器官的病理改变,甚至造成死亡。

从医学心理学的角度看来,H. Selye 的理论具有积极的临床意义。首先,他将系统论的观点引入了病因学;其次,他的理论为以后的应激研究开拓了空间,其后关于应激的研究多是在此基础上进行补充、发展或修正的。但 H. Selye 的理论亦存在不足,除了非特异性反应内容本身具有的局限性外,还过分地看重刺激和反应的生理特点,而忽略了心理方面的内容。他的理论对应激的个体化特征和心理社会成分的分析较为有限。其他的研究结果表明,个体的认知评价在应激中发挥了重要作用,并与之结合提出了认知应激作用理论。

自 1963 年 H. Selye 对应激的开拓性研究以来,人们关于应激的研究和论著可谓是层出不穷,由于兴趣、领域的不同和认知的局限,目前关于应激的概念尚无统一的界定。总的看来,在医学心理领域中,应激存在如下三个方面的含义:

> 如何理解应激?

1. 应激是一种刺激物　将应激视为一种自变量,即可引起机体出现应激反应的刺激,人们主要研究它的特征和发挥作用的条件等。在这一层面上,心理学将应激和应激源作为同一概念来研究,但目前心理学家们使用这一概念范畴时包含的内容并不只是局限在躯体性应激源这一层面,而是涵盖了心理、社会、文化的应激源。

2. 应激是一种反应　将应激视为一个因变量,指机体对有害刺激或情景的反应,这是由 H. Selye 的定义发展而来的。H. Selye 的研究认为,应激就是机体固有的、具有保护作用和适应功能的一种防御反应,病理的改变或死亡只是因为刺激作用过于严重或持久的一种后果。当然,生理的改变只是应激反应的一个方面,心理和行为上的改变亦是另一个重要的方面。并且,它们相互作用和影响,表现出应激的复杂性和多样性。

3. 应激是一种状态　是将应激视为存在于应激源和应激反应之间的一种中间变量。研究应激过程的特点、影响因素等方面的内容。目前,已发现许多因素与个体的应激反应有关,它们是个体的认知评价系统、个体支持系统、个体的应付方式、个体的经历和人格特征,等等,其中认知评价系统被认为是应激的关键因素。Lazarus 认为,应激反应并不是伴随刺激或情景的存在而自动出现的一种反应状态,而是发生在个体觉察和评估意识到威胁之后出现的,他把应激视为一种个体觉察到的威胁。Lazaruas 的观点有助于解释应激的个体化差异问题。他认为,个体对刺激或情景的觉察和评估是应激反应的关键。

从以上的描述中,我们可以看出,应激是一个发展的概念。通过对上述三个方面的整合,以及对 H. Selye 应激学说的不断补充和修正,有人提出了一个新的、概括性的心理应激概念,即心理应激是一个以认知因素为核心的多因素作用过程。它涉及包括生活事件、认知评价、社会支持、人格特征等方面的变量或影响因素,涉及生理改变、心理行为改变的反应过程。适应(健康)和不适应(疾病)是应激的两种结果。如图 6-1 所示。

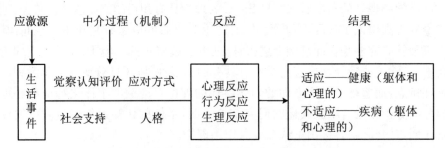

图 6-1　应激过程的心理模式（据 Claus 改编）

　　综上所述,心理应激是指个体在察觉需求与满足需求的能力不平衡时倾向于通过整体心理和生理反应表现出来的多因素作用的适应过程。

　　心理应激既有积极作用,也有消极作用。心理应激可以增强人的适应能力。例如,运动员起跑时,精力集中,能量重新分配,以适应比赛的环境。但是,过于强烈或持久的心理应激,会击溃人体的生物化学保护机制,导致心身疾病,例如消化性溃疡等。

　　　　　如何有效应对外界应激?

二、应激源

　　应激源(stressors)是指环境对个体提出的各种需求,经个体认知评价后引起心理及(或)生理反应的刺激或情绪。所谓应激源就是引起应激的刺激,也是引起应激的原因。应激源的种类很多,可按产生来源将其分为内部应激源和外部应激源。内部应激源是指产生于机体内部的各种刺激或需求,包括生理和心理方面,如生病、衰老和动机缺乏等。外部应激源指产生于体外的各种刺激或需求,包括自然环境和社会环境的变化或需求,如风暴、战争等。根据目前的研究,我们将应激源分为以下四类:

　　1. 躯体性应激源　指直接作用于躯体的物理化学和生物学刺激物,是 H. Selye 早年提出的生理性应激源。如高温、辐射、细菌、各类寄生虫、外伤及各类感染等。过去认为这些刺激物只能引起生理反应,现在认为这些刺激物在引起生理反应的同时,也会改变人的情绪,出现心理反应。

　　2. 心理性应激源　指个体因认知水平、价值观念、宗教信仰、伦理道德所导致的强烈的心理冲突和情绪反应,动机与行为之间的矛盾及个性方面的缺陷。主要表现形式是各种挫折和心理冲突。

　　这是最多的应激来源。一类是个体不切合实际的过高期望或不祥预感,如对友谊、爱情、生活、工作的过度苛求,对他人的过分嫉妒或崇拜依恋,对乙肝病毒、癌症、手术、不孕症、性功能障碍等久治不愈、痛苦难耐或有可能留下残疾、威胁生命、影响家庭生活的各类疾病的过度担忧与恐惧,等等。但更多的是另一类,即个体存在于社会中的压力、挫折、烦恼、冲突和人际关系紧张、意外事件等,如母爱的丧失、老人、妇女、儿童的被遗弃,童趣的被剥夺,财产与安全的被威胁与被侵犯,失恋、失业,家庭不和与破裂,亲朋的意外与死亡,委屈、孤独、邻里纠纷,等等。随着人们对现代生产、生活高速度、高效率、高质量、高增长的追求,对资源、物资利益、人才的渴求,人们面临着生产、学习、生活的多重竞争。而激增的人口、高度膨胀的知识和信息、日益加快的生活节奏,则使人们求学就业的压力空前增大。再加上社会化程度越来越高,社会交往的日益频繁、交通的拥挤、人际关系的日趋复杂,使个体生存的小社会扩大化、复杂化,以至有些人感到很难找到一块能安静生活的"绿洲"。人们在紧张的学习、工作、生活的同时常常自觉或不自觉地被卷进借贷、讨债、破产、侵权、作弊、欺诈、诬陷、降级、报复、上下级关系紧张、子女管教困难等强烈刺激性事件之中而陷于应激状态。

3. 社会性应激源　主要是指重大的应激性生活事件、日常生活困扰、工作相关的应激(职业性应激)及生存环境应激等。研究显示,现代人类所遭遇的应激源主要是社会性应激源,表现为以下几个方面:

(1) 应激性生活事件(stressful life event):生活中重大的变故称为生活事件,如亲人的丧亡、离婚、迁居等。美国学者 Holmes 和 Rahe 通过调查,将日常生活的变故(1ife crisis)编制成社会再适应评定量表(social readjustment rating scale, SRRS)(见表 6-1)。它以生活变化单位(1ife change units,LCU)进行定量研究。通过回顾性与前瞻性研究表明:生活变化单位升高与多种疾病有明显相关。如一年 LCU 不超过 150,预示来年可能是健康平安的;如 LCU 为 150~300,则来年患病的概率为 50%;如 LCU 超过 300,来年患病的可能性达 86%。SRRS 是目前研究心理、社会因素与疾病关系的重要手段,取得了不少研究成果,但也一直存在不同的观点,表现在以下几个方面:① 应激性生活事件与日后的发病相关性不高,甚至不相关。② 生活事件有时是加重疾病,而不是引起疾病。③ LCU 的定量不能反映在接受应激刺激与应对过程中的个体差异,尤其是对刺激评价的个体差异。④ 不能反映孤独、单调及生活中缺少寄托等境况所导致的应激等。

表 6-1　社会再适应评定量表(SRRS)

等级	生活事件	LCU	等级	生活事件	LCU
1	配偶的死亡	100	23	儿女离家	29
2	离婚	73	24	姻亲纠纷	29
3	夫妻分居	65	25	杰出的个人成就	28
4	坐牢	63	26	妻子开始或停止工作	26
5	家庭成员死亡	63	27	上学或毕业	26

续表

等级	生活事件	LCU	等级	生活事件	LCU
6	个人受伤或患病	53	28	生活条件的变化	25
7	结婚	50	29	个人习惯的改变	24
8	被解雇	47	30	与上司的矛盾	23
9	复婚	45	31	工作时数或条件变化	20
10	退休	45	32	搬迁	20
11	家庭成员健康变化	44	33	转学	20
12	妊娠	40	34	娱乐改变	19
13	性的困难	39	35	宗教活动变化	19
14	家庭增加新成员	39	36	社会活动变化	18
15	业务上的再调整	39	37	抵押或贷款少于万元	17
16	经济状况的变化	38	38	睡眠习惯上的变化	16
17	好友死亡	37	39	一起生活的家庭成员数目变化	15
18	工作性质变化	36	40	饮食习惯改变	15
19	夫妻不睦	35	41	休假	13
20	抵押超万元	31	42	圣诞节	12
21	抵押品赎回权被取消	30	43	轻微违法行为	11
22	工作职责上的变化	29			

注:译自 Holme T H，Rahe R H. Journal of Psychosomatic Research，Volume II，1967.

（2）日常生活困扰（hassles of daily life）：人们在生活中所面临的应激并不一定都涉及重大事件。对此类扰人情绪的生活琐事，Lazarus 等将其称为困扰（hassles）或微应激源。但对同一事件每个人反应不同，有人感到烦恼，而有人则感到振奋（uplift），可用量表测定，如表 6-2 所示。

表 6-2　日常困扰及振奋量表

这一项对您的烦恼			这一项对您的振奋
0　1　2　3　4	您的孩子		0　1　2　3　4
0　1　2　3　4	在家的时候		0　1　2　3　4
0　1　2　3　4	性生活		0　1　2　3　4
0　1　2　3　4	同事		0　1　2　3　4

续表

这一项对您的烦恼		这一项对您的振奋
0　1　2　3　4	工作负荷	0　1　2　3　4
0　1　2　3　4	聚会受限	0　1　2　3　4
0　1　2　3　4	经济宽裕程度	0　1　2　3　4
0　1　2　3　4	您的仪表	0　1　2　3　4
0　1　2　3　4	气候	0　1　2　3　4
0　1　2　3　4	您的邻居	0　1　2　3　4
0　1　2　3　4	烹饪	0　1　2　3　4
0　1　2　3　4	家庭宴会	0　1　2　3　4
0　1　2　3　4	自由支配时间量	0　1　2　3　4

日常生活困扰因年龄、职业特征和自我价值不同而有所差异,每一个职业群体的日常生活困扰不同。有人对 210 名警察做调查时发现,他们面对日常暴力产生的应激不大,对他们来说,更大的应激来自"司法系统的效能低下"和"歪曲或消极的攻击性评价";另一研究发现,教师以论文为主要职业应激源,而将"工资低"排在第二位;大学生对应激源的体验也有差异,不少人因为学校的名气或为未来职业(专业)的好坏而感到压力,另一些人则着眼于筹措学费,要为完成学业而寻求兼职,也有人则为父母或同学的关系而困扰。Lazarus 通过调查发现,大学生为之焦虑的问题有浪费时间、高标准的聚会和孤独;中年人则主要涉及经济方面,如为物价及投资而发愁等。

(3) 工作相关应激源(work related stressor):又称职业性应激源,分为以下两大类:① 职业内在的应激源,包括劳动条件、劳动范围和工作负荷。② 企、事业中的政策及其执行过程中有关的应激源,包括组织的结构与气氛、职业性人际关系、个体在组织中的角色和责任及个人的职业经历。研究证明,在和平稳定时期,个体与同事、领导之间的人际矛盾和冲突是很重要的生活事件。

(4) 环境应激源:一类是自然变故事件,如洪水、风暴、地震、野兽侵袭等带来的紧张与恐惧;另一类是人为变故事件,如战争、政治变动、工业、交通、火灾、商业音响造成的噪音污染,火灾、工业泄漏与排污等造成的空气污染,水污染给人们带来的精神刺激。流行病学调查发现,高应激地区(根据社会经济条件、犯罪率、暴力行为、人口密度、迁居率、离婚率等指标确定)人群高血压的发病率高于低应激地区人群,这说明社区的综合因素可以成为应激源。

4. 文化性应激源　是指因语言、风俗、习惯、生活方式、观念、宗教信仰等引起应激的刺激或情境。文化因素是多层

> 不同个体面对同一应激源反应不同的影响因素有哪些?

次多侧面的。当个体从一个环境迁移到另一个环境，从一个时期进入到另一个时期，从一种状态转入到另一种状态时，他将面临大量文化性应激源的挑战。

第二节　中介机制

应激的中介机制是指机体将传入信息（应激源或环境需求）转变为输出信息（应激反应）的内在加工过程，是应激的中间环节，包括心理中介机制和生理中介机制两种。

一、心理中介机制

评价（evaluation or appraisal）是指个体对遇到的应激源的性质、程度和可能的危害情况做出估计，可分为原发性和继发性两类。应激的原发性评价（primary appraisal）是个体在某一事件发生时立即通过认识活动判断其是否与自己有利害关系；继发性评价（secondary appraisal）是个体一旦得到有关系的判断，立即会对事件是否会改变及对个人的能力作出估计。

个体对应激刺激的察觉和评价对应激严重程度产生影响。其中的著名实验是观察不同指导语如何改变被试对应激刺激的察觉和评价的。实验过程如下：让被试观看一个故事短片，片中描述了三个故事，即一个工人被木锯割去了一个手指尖，另一个工人则失去了整个手指，还有一个工人被木头击倒在地，不省人事。受试者分为三组：① 对照组不给予任何解释，要求把注意力集中在故事情节上。② 理性组要求被试从技术分析影片内容，边看边评价工人安全操作的有效性。③ 否认组告诉被试影片中的故事是演员的特技表演。结果发现，理性组和否认组的被试对影片内容无明显情绪反应，而对照组却出现了明显的情绪反应，如心率加快、皮电发生变化，等等。这说明个体的认知评价在觉察应激刺激的威胁时起了调整作用，也即通过认知评价可使威胁刺激贬值。

由于评价是一种认知加工过程，因此，对同一种应激源可能做出不同的评价，这取决于个体的认知及应对能力。一般情况下，将个体对应激源的认知评价分为两类，即积极的评价和消极的评价，产生积极的应激和消极的应激。前者可以适度地提高皮层的唤醒水平，调动积极的情绪反应，使个体注意力集中，积极思维，调整需要和动机等，这些反应有助于对传入的信息进行正确的评价和个体应对能力的发挥。后者则可能因导致个体的过度唤起而焦虑、激动或抑郁，认知能力降低，自我概念模糊而妨碍个体进行正确的判断和对积极应对的选择。

评价中的认知活动是要在无关、良性（积极）及应激三者中做出抉择，而应激评价又可再分为威胁、危害（丧失）及挑战三类。在做出应激评价时，原发性评价过程在评价刺激时，是判断其威胁程度、紧迫性的详细情节；在人格方面，与个体的动机、信念及认知水平有关。继发性评价则是对应激刺激的危害进行定位（评价），针对刺激变换应对策略。应激的评价过程即是通过原发和继发性评价,衡量全部潜在应激情境因素,运用人格归因及应对能力对潜在应激源做出再评价,确定是否应激。

二、生理中介机制

生理中介机制是探讨当应激源的信息被认知评价后,是如何将其转化为生理反应的。过去的研究将其分为神经系统、内分泌系统和免疫系统。近年的研究则更倾向于将其作为一个整体去看待。

1. 涉及的中枢区域 Chrousos 和 Gold 于 1992 年提出"应激系统"的概念,用以说明应激刺激与反应间的神经与体液变化。"应激系统"是指协调一般性应激的中枢结构及外周效应器和有关的神经分支。它以促肾上腺皮质激素释放激素(CRH)(研究热点集中在下丘脑室旁核,PVN)和蓝斑-去甲肾上腺素(LC-NE)自主神经系统以及它们的外周效应器(垂体-肾上腺皮质轴及自主神经支配的组织)为主。其基本结论是:① PVN-CRH 系统与 LC-NE/交感系统有相互作用,两者间有募集性正反馈环路,一部分被激活就激活了另一部分。② 中枢神经系统内出于神经调制器对这两个组分有相似的影响,如 5-羟色胺和乙酰胆碱对两者有兴奋作用,γ-氨基丁酸能利用阿片能神经递质及糖皮质类固醇对其有抑制作用。③ PVN-CRH 及 LC-NR/交感系统两者各自通过 CRH 及 α_2 肾上腺能的抑制来自我调节。④ 上述两部分还可通过下列脑区影响有关活动,它们是新皮质边缘系统中的多巴胺系统、杏仁核/海马复合体系统、弓状核内前阿黑皮素神经元,在上述脑区中,杏仁核被认为是关键部位。

2. 主要途径 下丘脑-垂体-肾上腺轴(HPA)是应激反应的重要功能途径,应激导致 HPA 功能增强和中枢儿茶酚胺和兴奋性氨基酸的大量释放,而高水平的儿茶酚胺和兴奋性氨基酸可导致中枢尤其是海马的兴奋性毒性,使海马对下丘脑-垂体-肾上腺轴的反馈抑制作用减弱和应激关闭功能障碍,使机体更多地处在高水平的应激状态中,应激的生理反应得以持续。采用基因与分子水平的研究,Matsuda 于 1996 年发现:在急性应激和慢性应激情景下,大鼠在应激 2 小时后,其边缘系统和感觉中枢区域有广泛的 c-fos 阳性细胞,慢性应激则在嗅脑、扣带回、皮质、海马、下丘脑、隔核、杏仁核、低位脑干、上行和下行感觉中继核都有持续存在的 c-fos 阳性细胞的发现。卢晓虹等在 2000 年的研究则提示,中枢室旁核(PNV)部位的 c-fos 可能作为第三信使调节促皮质激素释放激素(CRF)的表达,进而控制促肾上腺皮质激素(ACTH)的分泌,启动 HPA 轴,影响与中枢有关的行为、神经内分泌免疫活动。目前,对心理应激过程的分子机制的解释是:心理应激-脑神经元释放递质和内分泌腺分泌应激激素(第一信使)→靶细胞内第二信使激活,如 cAMP、甘油二酯、Ca^{2+}(第二信使)→作用于靶细胞核内 DNA 复制、RNA 转录、蛋白质翻译(第三信使),此时转录生成的 mRNA 溢出细胞核到胞质翻译成 fos、Jun 等含磷酸蛋白质,表达出应激功能。如图 6-2 所示。

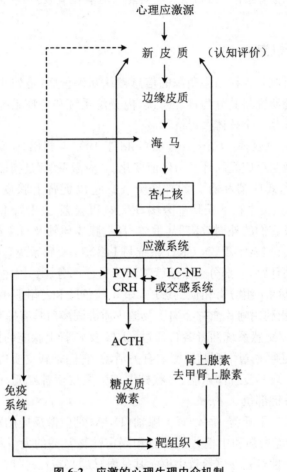

图 6-2　应激的心理生理中介机制

第三节　应激反应

　　当个体觉察到应激源的威胁后,就会通过心理和生理中介机制产生心理、生理反应,称为应激反应。如表 6-3 所示。

表 6-3　应激反应的主要表现

序号	行为表现	生理表现	情绪表现
1	工作能力或效率下降	血压升高	焦虑或急躁不安
2	判断力降低,失误增多	肌肉紧张或僵硬	紧张感
3	思维缓慢或停顿	心跳、呼吸加快	易激惹
4	记忆力降低	手心出汗或发冷	恐惧、多疑
5	注意力下降或难以集中	紧张性头痛	倾诉增多
6	创造性工作能力下降	胃痛	抑郁
7	开始或增加饮酒或药物	低热	哭泣
8	吸烟或喝咖啡	食欲下降	冲动、敌意、争斗
9	生病或不适频率增加	尿频	自残或毁物
10	疲乏,缺乏活力与兴趣	睡眠困难或易醒	内疚、自责,有自杀倾向
11	发生事故的频率增加	休息不好或萎靡不振	无价值感

一、应激的心理反应

　　可分为积极的心理反应和消极的心理反应。积极的心理反应是指适度的觉醒水平、注意力集中、积极的思维和动机调整及适度的情绪紧张度。这种反应有利于机体对信息的正确评价,选择应对策略和保证应对能力的有效发挥。消极的心理反应包括过度警觉导致的紧张焦虑、过低或过高的情绪张力、兴趣降低、放弃责任

> 如何认识应激反应?

等,降低个体适应环境的能力。消极心理反应包括以下几点:

　　1. 认识反应　强烈的应激对认知活动产生不良影响,导致如感觉过敏或歪曲、思维或语言迟钝或混乱、自知力下降、自我评价降低等现象。在急性应激状态或某些神经症患者身上可以看到上述症状。

　　2. 情绪反应　应激可导致焦虑、恐惧、愤怒和抑郁等多种不良情绪。而焦虑是应激最常见的一种情绪反应,适度的焦虑可提高人的警觉水平,以适当的方式应对应激源,有利于个体适应外界环境的变化。但过度的焦虑能破坏个体的认知能力,使人难以做出符合理性的判断和决定,焦虑所伴随的自主神经功能紊乱可导致心慌、胸闷、多汗等多种躯体症状,会引发或加重原有的躯体疾病。

　　3. 行为反应　应激状态下个体的行为表现为"战"或"逃"两种类型。"战"表现为接近应激源,分析现实,研究问题,寻找解决问题的途径;"逃"则是远离应激源的防御行为。此外,还有一种既不"战"也不"逃"的行为,称为退缩性反应,表现为顺从、依附和讨好,与保存实力和安全需要有关,具有一定的生物学和社会学意义。

4. 自我防御反应　借助于自我防御机制,个体面对环境的挑战,对自己的应对效果做出新的解释,以减轻应激所引起的紧张和内心痛苦。

二、应激的生理反应

应激源作用于人体时,中枢神经系统对应激信息接收、整合,传递至下丘脑,下丘脑通过交感-肾上腺髓质系统,释放大量儿茶酚胺,增加心、脑、骨骼肌的血流供应。同时,下丘脑分泌的神经激素可兴奋垂体-肾上腺皮质系统,广泛影响体内各系统的功能。严重而持续的应激可引起机体生理功能的紊乱和失衡,以至于引发病理性改变。H. Selye 最先描述了应激生理反应动态发展的三个阶段。

1. 第一阶段(警戒期)　表现为体重减轻、肾上腺皮质增大。外周反应为肾上腺素分泌增加、血压升高、脉搏与呼吸加快、心/脑器官血流量增加、血糖上升,等等。这些反应唤起了体内的防御能力,使机体处在最佳态势,以应付紧张性处境,或"战"或"逃"。如果应激源非常严重,可以直接引起动物死亡。若机体处于持续的有害刺激下,又能度过第一阶段,则会转入下一个阶段。

2. 第二阶段(阻抗期)　表现为体重恢复正常,肾上腺皮质变小,淋巴腺恢复正常,激素水平恒定。这时机体对应激源表现出一定的适应,对其抵抗能力增强。若机体继续处在有害刺激下或刺激过于严重,则会丧失所获得的抵抗力而进入下一个阶段。

3. 第三阶段(衰竭期)　表现为肾上腺增大,最终耗竭。体重再次减轻,淋巴系统功能紊乱,激素再次增加,然后耗竭。此时警戒期的症状再次出现。若应激刺激仍不能消除,上述征象将不可逆转,会导致动物死亡。严重应激状态下的各个阶段都会对机体造成伤害。

H. Selye 的应激生理模式较适合在重大的急性的应激中的机体反应情况,而对于轻至中度的慢性应激过程,机体的反应是一种积累效应,适应阻抗期可维持相当长的时间,衰竭期也可能不发生。慢性应激过程在现实生活中更常见,是影响个体心理和躯体健康的重要因素。

三、影响应激反应的因素

现实生活中应激事件是普遍存在和难以避免的,有些人遭遇应激事件会产生强烈的反应,甚至导致疾病,而另一些人在同样的应激环境中则适应良好,说明个体对应激源的反应方式和强度存在很大的个体差异。那么,影响应激反应强度的因素有哪些呢?

1. 应激源的性质　与应激反应的程度有关,主要涉及以下 5 个方面:① 应激源的强度。严重的应激源(亲人的丧亡、家庭破裂、身患重病)往往导致强烈的应激反应或引发重大疾病或心理行为紊乱,而轻度的应激源一般不会产生严重的反应。② 应激源的波及范围。可用有限、局部和广泛来描述,应激源涉及的范围越广,应激反应就越强烈。③ 应激源的持续时间。有些应激源持续时间较短(较小的手术),而有些应激源则长期存在(如某些慢性疾病或难以康复的疾病)。应激源持续时间越长,应激反应越持久,对心身的影响越大。④ 应激源或应激情境的可控制性。实验证明,可控制性应激事件对个体的影响较不可控制性应激事件小。当应激源被个体评价为可控制时,个体倾向于采用问题指向性应对,会产生良好的应对效果,应激反应较轻。反之,当应激源不可控制时,个体倾向于产生情绪问题,应激强度也随之增大。⑤ 合并多种应激源。当个体同时应对多种应激源时,合并应激源强度越高,时间越长,数量越多,则应激反应就越强烈。个体对应激付出的心理生理能量越多,对心身功能的损害越严重。

2. 认知评价　认知评价指个体对应激事件所抱有的态度和信念,与个体的文化教育、价值观念和行为准则密切相关。对同一类应激源,可因个体对事物的认知、评价、体验和观念的不同而存在很大的差异,并表现出不同的情绪反应和生理反应。Lazarus(1966)首创威胁性评价的概念,认为事物引起应激是由于它威胁人的安宁,凡被知觉为有威胁的事件均可导致应激反应。评价除有上述原发性评价、继发性评价以外,还有根据两次评价提供的信息来看待潜在应激源的再评价。另外,认知评价与个体的抱负水平(期望值)有关,如个体对某事件的抱负水平高于实际所达到的标准,那么,不管实际水平有多高,个体的反应还是遭受挫折,导致应激。Lazarus(1993)还认为时间和空间因素影响应对能力,过去的经验和成功的应对可使人坚强并增加新的应对策略,将其加入评价过程会改变个体对同一潜在应激源的看法。

3. 人格因素　人格特征影响个体对环境的适应能力,也决定个体对应激源的反应方式和强度及所采取的应对技巧。内向型性格的人在应激状态下多表现为冷静、沉默或压抑,而外向型性格者则多表现为愤怒、痛苦或高兴。人格体系中还包含认知、行为控制等成分,也会对个体的应激反应产生影响。

4. 社会支持　社会支持是指在应激状态下,个体受到的来自社会各方面的心理上和物质上的支持或援助。当某人遭遇应激或不幸时,家庭、亲友、同事及社会各方面的关心、支持和理解可以有效地降低或缓解应激的强度,使其平稳地渡过应激,摆脱困境。研究指出,缺少或不能很好地利用社会支持系统的个体,面对同样强度的应激刺激,心理和生理上的反应都相对较为显著。

5. 应对能力　恰当评估应激事件和自己的应对能力,并能合理运用心理防御机制,能较好地适应和应对应激源。过高或过低估计自己的应对能力,或对应激事件缺乏足够的心理准备而导致不能很好地应对应激事件者,其应激强度高。

四、应激对健康的影响

适度的心理应激可以提高个体在现实生活中的适应能力,提高注意力和工作效率,促进人格的成长与发展,提高身心健康水平。

　　但是,持久而强烈的应激、长期的紧张和困扰,可导致交感-肾上腺、下丘脑-垂体-肾上腺皮质系统、垂体-甲状腺系统活化而引起高血压、冠心病、脑血管病。因应激导致持久、过强的失望、无助、压抑和孤独等,使得副交感神经、垂体-肾上腺皮质系统出现障碍而易引起哮喘、溃疡病、肿瘤等。应激导致心身疾病已被多项实验所证实(专栏 6-2)。

　　应激对心理活动产生不利影响,从发展的观点看,不良的生活环境或应激会影响儿童和青少年的心理发展,导致发展缓慢或停止,引发各种情绪、认知和人格问题,并影响其成年后的社会适应能力,甚至出现发展危机,导致攻击、吸毒、卖淫等不良行为和心理障碍的发生。成人后,应激可破坏原有的心理平衡,出现心理功能失调,导致神经症、性偏好障碍、精神活性物质滥用等障碍,严重者可导致精神分裂症、反应性精神障碍等精神疾病。老年人若遭遇孤独、创伤等事件,可导致老年性痴呆等疾病的发生。

专栏 6-2　心理应激对健康的影响

　　一个人在一定的社会环境中生活,总会有各种各样的情境变化或刺激对人施以影响,作为刺激被人感知到或作为信息被人接收,一定会引进主观的评价,同时产生一系列相应的心理生理的变化。通过信息加工,就对刺激作出相应的反应。如果刺激需要人做出较大的努力才能进行适应性反应,或这种反应超出了人所能承受的适应能力,就会引起机体心理、生理平衡的失调即紧张反应状态的出现。心理应激的产生可提高人的警觉水平,应付各种环境变化的挑战,但长时间的应激状态则会损害人的心身健康。

　　1. 心理应激对健康的积极影响

　　(1) 心理应激是个体成长和发展的必要条件。个体的成长发育取决于先天遗传和后天环境两个主要方面。心理应激可以被看作是一种环境因素。研究表明,个体的早期特别是青少年时期,适度的心理应激经历可以提高个体后来在生活中的应对与适应能力,如青少年艰苦的家庭条件与生存环境,锤炼出他们坚强的意志与毅力,使他们在以后的各种艰难困苦面前应对自如,社会适应能力大大增强,所以有位哲人说过:"痛苦和逆境是最好的老师。"这样的案例很多,心理治疗的临床经验也从反面证实了这种情况,缺乏心理应激的青少年(如被父母过度保护),适应环境的能力较差,在离开家庭走向社会的过程中,往往容易发生环境适应障碍和人际关系问题。

　　(2) 心理应激是维持正常功能活动的必要条件。人的生理、心理和社会功能都需要刺激的存在。一只刚出生的猫被蒙上眼睛两个月之后,由于失去了光线的刺激,它便会终生失明。经常参加紧张的球赛,运动员的骨骼肌、心、肺功能,神经反射功能,大脑分析、判断、决策功能均得到增强。同样,紧张的学习、工作使人变得聪明、机灵、熟练,大大增强了个体的生存、适应能力。心理学的许多实验研究证明,人在被剥夺感情或处于缺乏刺激的单调状态超过一定时间限度后,会出现幻觉、错觉和智力功能障碍等身心功能损害。如流水线上的工人从事单调和缺少变化的工作,容易发生注意力不集中、情绪不稳定的现象。

2. 心理应激对健康的消极影响

(1) 心理应激直接引起生理和心理反应,使人出现身体不适与精神痛苦。强烈的心理刺激作用于体弱或(和)应激能力差的人,便可发生这些情况。① 急性心理应激状态。临床常见的有急性焦虑反应,血管迷走反应和过度换气综合征等。② 慢性心理应激状态。固然,"失败是成功之母",可以锤炼人的意志和勇气,然而人不能总是失败,总是受挫,总是失意,强度虽小但长期的心理应激常使个体出现头晕、疲惫、乏力、心悸、胸闷伴心率加快、血压升高等症状和体征,还可以出现各种神经症表现、情感性精神障碍和精神分裂样表现,并常常被医生忽略而久治不愈。

(2) 心理应激加重已有的精神和躯体疾病,或使旧病复发。已患有各种疾病的个体,抵抗应激的心理、生理功能较低,心理应激造成的心理、生理反应,很容易加重原有疾病或导致旧病复发。Paykel 的研究发现,门诊神经症患者的心理应激程度与疾病的严重程度呈线性关系,躯体疾病的例子则更为常见,如高血压患者在工作压力增大时病情加重;冠心病患者在争执或激烈辩论时会应激发生心肌梗死;病情已得到控制的哮喘患儿,在母亲离开后哮喘会继续发作等。

(3) 心理应激导致机体抗病能力下降。人是心、身的统一体,身可以影响心,心也可影响身,严重的心理应激引起个体过度的心理和生理反应,造成内环境的紊乱,各器官、系统的协调失常,稳态破坏,从而使机体的抗病能力下降,机体处于对疾病的易感状态,体内那些比较脆弱的器官和系统便极易首先受累而发病,如心身疾病、临床上的应激性胃溃疡就是典型的例子。生活中,那些因亲人突然亡故而痛不欲生者,常常一病不起。

一般而言,由于青少年处于生命的旺盛时期和心理的可塑阶段,经过科学的教育和心理疏导,大多可使心理应激发挥对健康的积极作用,对老弱妇孺则应通过关爱和帮助,尽可能使心理应激对健康的消极作用降到最低程度。

资料来源:中华心理教育网。

第四节　测验与评估

一、基础测验

心理应激测验(mental stress test,MST)是通过经典的心理测试来唤起情绪与行为应激的手段。它可以作为一种重要的研究方法在临床上模拟生活中的紧张

（心理应激）。由于日常生活中的应激已被确认为心血管疾病发生的危险因素，因此在临床心血管实验室研究中，除了传统的运动应激测验和神经调节功能测验（如Valsalva 动作及下半身负压）之外，MST 正在被移植到临床和实验室的研究中。研究表明，MST 是获得纯粹肾上腺素能刺激极为有效的方法，适用于不能从事运动试验的患者，它所引起的精神性交感刺激要比运动试验引起的反射性交感刺激更为有效（Coumel & Leenialdt, 1997）。在实验研究中它们可以与各种生理测量相耦联，进行应激性心理生理学研究。它们的不足之处在于与现实生活应激源差距较大，作用时间相对短暂，信度、效度还不够理想，因此目前多应用于研究，对其结果作概念性推论时应注意。Steptoe 和 Vogel 在 1991 年将心血管研究中应用的MST 归为以下五类：

1. 问题解决作业（problem-solving tasks）　如心算、概念形成、瑞文测验及常识测验等。最简便、常用的是口头心算（verbal mental arithmetic），具体应用的方法有以下两种：① 以 4 位数减 2 位数，如 1013－17，连减一直减到余数为 10，从头再来，根据需要连续 5～10 分钟。② 按 IQ 分值高低，＞110 者做 1013－17，连减；90～110 者做 251－7，连减；＜90 者做 100－3，连减。心算可以通过耳机以每 2 秒一个数字的速度读出，或以此速度用屏幕显示，要求被试大声回答得数；主试者应手持标准答案，不停地加以催促，如有错误，立即指出，督促改正，以营造出紧张氛围。此类作业涉及智能，也与被试的投入和注意机制有关。

2. 信息处理作业（information-processing tasks）　如词汇识别或理解、记忆（数字广度、面孔与姓名匹配）以及 Stroop 色-词冲突测试。在床边可用数字广度，在实验室用 Stroop 测试。此类作业涉及注意、编码、记忆及简单判断，也与被试投入程度有关。

3. 心理运动作业（psychomotor tasks）　如视觉-运动反应时、镜画仪、双手调节器以及操作游戏机等作业。它是一类特殊能力测验，用于 MST，与信息处理作业类似，但更注重行为的精确性。此类作业涉及智能较上两类为少，与熟练技巧有关，熟练后心血管反应降低，另外有疑虑的是，肌肉运动可能影响心血管功能。

4. 情感状态（affective condition）　设置困扰情境（如应激性结构式晤谈、应激性音像情境、角色扮演）等充满情感的社会相互作用，附加在问题解决的作业上，可引起情绪反应。如 A 型行为类型（TABP）的结构性晤谈（structure interview, SI）就是用来激活心血管反应的。Rozanski 于 1988 年发现，心脏病患者在演讲时较其他作业更易引起心肌缺血，但对刺激敏感性有较大个体差异。

5. 厌恶或痛苦条件（aversive or painful conditions）　噪声、缺血性疼痛、冷加压试验。这类方法涉及道德问题（需考虑知情同意）。另外有疑虑的是，血流动力学变化究竟是应激引起的，还是外周反射的作用引起的？

此类应激测验在临床中的应用有三个特点：

（1）刺激可以由研究者精确控制。它不仅可以证明应激影响生理功能，也可以界定其促进潜在危险反应的特殊性质。如运用系统的实验设计可以用心理测量法来检验易感性、心理工作负荷、可控性等特征。

（2）可以用于"梳理"因果关系。从相关的流行病学研究派生出的概念，可以用于探查其病因学意义。例如，曾经推测从事机控工作的人员有明显的高血压及冠心病发病倾向，但是在职业实践研究中很难确定特殊职业的效应究竟是源于个体对不同职业的易感性，还是来自职业本身对心血管的危害性。而在实验室研究中可研究机控速度作业与自控速度作业对心血管影响的差别。

（3）可进行特定的生理测量。除已较多运用于心血管系统的指标如 BP、HR、局部血管反应性心血管调节机制（包括压力感受性反射），还可测量缺血反应及心律失常，也可考虑用于其他生理系统（包括免疫功能）。

> 如何测验与评价心理应激？

二、生活事件量表

不同的应激源可以在同一个人身上可能会引发出不同强度的应激反应，评估或测量不同应激源的致应激作用，有重要的理论和实践意义。从理论上说，这项工作有助于将应激研究引向深入，从而阐明心理应激的实质和应激致病的一般规律。从实践上看，这项工作可以为我们应对外界环境的各种挑战与威胁、维护和增进健康，指明科学的原则、途径与方法。

前述社会再适应评定量表（SRRS）存在着明显缺陷。首先，它没有考虑到人对生活事件的认知评价、主动调节和应对能力上的个体差异及其对生活事件的致应激作用的影响。其次，SRRS 没有对生活事件的性质加以区别对待。SRRS 将积极的和消极的、可控的和不可控的、可预见的和不可预见的生活事件混在一起计分，而不同性质的生活事件可引发不同类型的应激反应。再次，SRRS 只关心生活变化导致应激作用的大小，忽略了由于生活缺少变化（如孤独一人生活、单调乏味、没有寄托等）导致的应激，也较少包括日常琐事的项目。

正是有这些缺陷，用 SRRS 得分来预测某人未来的健康状况的预测效度是较低的。后来开发的许多同类型的量表大多注意弥补了这些缺陷，到了 20 世纪 90 年代，还有人对 SRRS 做了修订。1978 年，Sarason 等人发展了生活经历调查表（life experience survey，LES）。

20 世纪 80 年代，我国学者杨德森、张亚林（1983）和张明圆（1987）等根据中国的社会文化特点编制了较适合中国人使用的"生活事件量表"（life event scale，LES），可用来评估一个人在一段时间内由生活事件所造成的生活应激的程度（参见附录）。

LES 是自评量表，含有 48 项我国常见的生活事件，包括三个方面的问题：一是家庭生活方面（28 项），二是工作学习方面（13 项），三是社交及其他方面（7 项）。另设有两项空白项目，供填写已经历而表中并未列出的某些事件。一次性的事件，如流产、失窃要记录发生次数;长期性事件,如住房拥挤、夫妻分居等不到半年记为一次,超过半年记为两次。影响程度分为五级,从无影响到影响极重分别记 0～4分。影响持续时间为三月内、半年内、一年内、一年以上共 4 级,分别记 1、2、3、4 分。

生活事件刺激量的计算方法:① 某事件刺激量＝该事件影响程度分×该事件持续时间分×该事件发生次数。② 正性事件刺激量＝全部好事刺激量之和。③ 负性事件刺激量＝全部坏事刺激量之和。④ 生活事件总刺激量＝正性事件刺激量＋负性事件刺激量。

LES 总分越高,说明个体承受的精神压力越大。一项研究表明,95％的正常人一年内的 LES 总分不超过 20 分,99％的不超过 32 分。负性事件的分值越高,对心身健康的影响越大;正性事件分值的意义尚待进一步的研究。

LES 的应用价值主要有:① 用于神经症、心身疾病、各种躯体疾病及精神疾病的病因学研究。② 指导心理治疗和危机干预。③ 甄别高危人群,预防精神障碍和心身疾病。④ 指导正常人了解自己的心理负荷,维护心身健康。

三、职业应激测评

职业应激是指工作者由于工作或与工作有关的因素所引起的应激,它已成为与传统的物理、化学和生物性有害因素相同的、直接或间接地威胁职工健康和作业能力、影响职工职业生命质量的新的职业性有害因素。当前,国际上常用的工作应激与工作应激源量表或问卷主要有以下几种:

1. 职业应激指征(OSI)　英国曼彻斯特大学 Cooper 于 1988 年编制。OSI 理论模式认为,职业应激因素可影响个体的精神、躯体健康水平和工作满意感以及个体与组织的绩效和行为。在这一因果链中,个体特征(人口统计学因素、控制力和 A 型行为等)和应付策略具有调节作用,主要对职业应激因素、工作满意感、行为类型、应付应激能力与身心健康进行测量。该量表信度、效度已在多种人群中得到验证,并已被译为多种版本,在全世界广泛使用。

2. 职业应激量表(OSI2R)　由 Osipow 于 1981 年开始研制、经七次修订而成,修订版由三个问卷组成:职业任务问卷(ORQ)、个体紧张反应问卷(PSQ)、个体应对资源问卷(PRQ)。这是一种从职业应激任务、职业应激反应和个体应对资源三方面来测定职业应激的简明工具。此量表的理论依据为"人-环境适应"模式,强调个体特征与环境特点之间的匹配,认为环境事件作为应激因素的程度是由个体的认知所决定的,它认为如果社会支持和自我防御失败,个体将会出现工作绩效和工作满意度下降以及心身疾病等反应。该问卷信度、效度均良好,现已在 20 多个国家使用。

3. 一般工作应激问卷(GJSQ)　是由美国国立职业安全与卫生研究所的 Hurrell 和 McLaney 在对前人大量的有关应激量表应用的基础上筛选、编制而成的,具有较好的效度和可接受的信度,排除了应激反应和应激因素量表的混杂,有可供比较的常模,是较标准的职业应激测量工具。GJSQ 的理论假设是:与工作条件有关的应激因素可导致工作者的急性应激反应,包括情感性、生理性和行为反应,这些急性反应对工人的心理和躯体的长期健康状况产生影响,而个体因素、非工作因素和缓冲因素是造成个体对同一应激因素反应差异的原因。

4. McLean's 工作应激问卷　由美国 McLean 编制。该问卷包括三个分量表,即应付能力量表、工作满意感量表和职业应激因素量表。

其他问卷还有美国 Karasek 研制的工作内容问卷,该问卷最开始主要用于职业应激与高血压、心脏病关系的研究,现已广泛用于评价职业人群的职业应激水平。包括 42 个问题,即工作控制水平和工作心理需求两个方面,工作控制水平又分为技术需求程度和决定水平两个尺度。

第五节　应　　对

一、概念

应对是个体处理应激情境的种种认知行为努力。应对一词由"cope"变化而来,其原意为:个体有能力或成功地对付环境的挑战或处理问题。传统的应对研究来自两个领域:一是动物实验,如把动物置于危险的情境中,动物出现的回避和逃跑行为就是应对行为,这种观点将应对看作是本能的行为,这类研究由于不考虑个体差异和认知过程,对于理解人类的应对机制显然过于简单。另一领域是来自 Freud 的心理防御机制的理论。该理论认为人在面临紧张和日常问题时,常常采用压抑、投射、合理化、转移等方式应对。这些早期的研究对后来的应对机制的研究起了十分重要的作用。

不同学者对应对有不同的理解,Lazarus 的定义是:应对是个体为实现被自己评价为超出自己能力资源范围的特定内外环境要求而做出的不断变化的认知和行为努力。其含义包括:① 应对是有目的的努力。这种努力包括不断地改变个体的认知结构和行为,其目的旨在缓解或消除由应激源所引起的应激反应。② 应对与自主性适应行为不同。它的模式是应激源→认知评价→应激反应→应对,即是对心理应激的应对。③ 应对是对个体努力的指向。④ 应对中"处理"的含义主要包括降低、回避、忍受和接受应激的条件,也包括试图对环境加以控制。

> 不同个体如何有效应对应激?

而目前不少学者认为,应对应包括有意识应对和无意识应对,无意识应对的范畴更广。从发展的观点看,个体首先发展了无意识的应对过程,然后,才发展了有意识的应对技巧。这两种应对技巧在功能上有所不同,个体对其改变和调控的程度也存在差异,对应对的研究和测量应包含上述两种应对。

二、分类

人类应对应激的方式非常多,从应对活动的主体角度看,应对涉及个体的心理活动(如再评价)、行为操作(如回避)和躯体变化(如放松);从应对活动和应激过程的关系看,应对涉及应激的各个环节,包括生活事件、认知评价、社会支持和心身反应;从应对活动的指向性来看,有针对问题的应对和针对情绪的应对。因此,应对的分类较为困难,大多数研究者是根据自己的研究结果对应对进行分类的。

1. Lazarus 的分类　Lazarus 等在 1980 年对应对提出了三种基本类型:① 积极的认知应对。指个体希望以一种自信而有能力控制应激的乐观态度来评价应激事件,以便在心理上能采取更有效的方式应对应激。② 积极的行为应对。指个体采取明显的行为,希望以行动来解决问题。③ 回避应对。指个体企图通过回避主动对抗或采用间接的方式(如过度进食、酗酒、吸烟)来缓解与应激有关的情绪紧张。

2. Folkman 和 Lazarus 的分类　Folkman 和 Lazarus 于 1996 年提出应对类型可分为问题指向性应对(problem-focused coping)和情绪指向性应对(emotion-focused coping)。问题指向性应对是指直接指向应激源的应对方式,包括事先应对和寻求社会支持;情绪指向性应对则是指通过改变个体对应激事件的反应即改变或减轻不良情绪的应对方式,包括宣泄、放松、信教等方式。

3. Moos 和 Schaefer 的分类　Moos 和 Schaefer 根据应对努力的方式先把应对分为认知性和行为性两类,然后考虑应对取向性因素,进一步划分出认知探索型、行为探索型、认知回避型、行为回避型四大类(包含 8 个亚型)。

三、评估

应对是心理应激过程中的重要中介因素,与应激的强度和结果密切相关。因此,有关应对的测量被众多的临床心理学家所关注。但是,由于应对有着非常丰富而又不统一的内涵,所以应对的分类和测量较为困难。

目前,应对的评估主要采用自我报告、半结构式访谈、他人报告和行为观察等方法。其中,根据自我报告和他人报告的研究和相关分析较多,而根据半结构式访谈和行为观察的研究相对较少,标准化程度也较低。应对的评估涉及发展、健康、疾病等多个领域,国内关于应对动态的、深入研究的报告较少。目前,国内正式出版的应对方式测量工具有以下几种:

1. 应对方式问卷(copying style questionnaire)　由肖水源等编制,适用于 14 岁以上的青少年、成年和老年人;文化程度要求在初中及以上;除痴呆和重性精神病之外的各种心理障碍者均可应用。问卷共包含 62 个陈述式问题,要求被试做选择性回答。应对方式问卷可测定解决问题、自责、求助、幻想、退避及合理化 6 个量表的内容。

2. 防御方式问卷(defense style questionnaire) 最初由加拿大学者 M. Bond 于 1983 年编制,分别于 1986 年和 1989 年两次修订。目前国内应用的是最后一次修订的问卷。适用于正常人和各种精神障碍患者。防御方式问卷共包括 88 个项目,每个项目均采用 1～9 的九级评分方法,能测定从成熟到不成熟的比较广泛的防御行为。目前防御方式问卷在国内外尚无常模,研究宜设立对照组。

3. 特质应对方式问卷(trait coping style questionnaire) 由姜乾金主持编制。该问卷共包含 20 个条目,被试对每个条目进行 1～5 五级选择回答,分别测定被试消极应对和积极应对的得分情况。特质应对方式问卷具有 1305 例健康人的样本,从而形成了健康人的常模,即消积应对(negative coping)为 30.26 ± 8.74,积极应对(positive coping)为 21.25 ± 7.14。

4. 简易应对方式问卷(simplified coping style questionnaire) 简易应对方式问卷由积极应对和消极应对两个维度(分量表)组成,包括 20 个条目。采用 4 级评分的方法。编制者应用此量表测查了城市 20～65 岁、文化程度由小学到大学、职业范围广泛的人群 846 人(男性 514 人,女性 332 人)。样本的积极应对维度平均分为 1.78 ± 0.52,消极应对维度平均分为 1.59 ± 0.66。

5. 医学应对问卷(medical coping modes questionnaire) 医学应对问卷是基于不同疾病的患者可能会存在不同的应对策略,不同的应对策略可能会影响疾病的进程。由 H. Feifel 等编制的医学应对问卷是为数有限的专用于患者的应对量表。此量表原本含 19 个条目,在翻译和修订过程中增加了一条,故中文版本共含有 20 个条目。各项目按 1～4 四级计分,通过测查可获得 3 个因素,分别为面对、回避和屈服。医学应对问卷有以各类临床患者 650 例为对象的标准化分析,显示其信度和效度满意。650 例患者的测试结果为"面对"＝19.48 ± 3.81,"回避"＝14.44 ± 2.97,"屈服"＝8.81 ± 3.17。

另外,应对方式还包括个体利用和获得社会支持的多少。国内已有社会支持评定量表和领悟社会支持量表可供应用。

四、对策

由于现代应激学说是心身障碍的主要理论基础,因此应激处理对策也就成为干预心身障碍的重要手段。良好的应激处理模式可以有效地降低应激的强度来维护心身健康,这种处理模式的核心称为重组(reorganize),包括再思(rethink)、降低(reduce)、放松(relaxation)及释放(release)。

1. 再思 即换一个角度看待问题。任何一件事情都具备两面性,个体遭遇应激事件或患有心身疾病时,往往总是考虑其不良的一面,而较少考虑如何去应对它。再思就是要帮助当事人重新评价应激事件或疾病,调整生活方式与心态。如调节生活节奏和饮食习惯,消除吸烟、酗酒等不良行为以及改变非理性信念与思维等。

2. 降低 即降低应激源的影响。主要措施包括消除、回避、改变。

（1）消除：指祛除应激源。如消除噪音、改善照明条件、改换交通工具以降低路途遥远造成的应激。对疾病来说消除就是治愈疾病。有些疾病的治愈较为困难，可将其症状、功能调整和康复划分阶段，逐个消除以达到逐渐改善。

（2）回避：有些应激源尤其是某些疾病如疼痛是不可回避的，这时可采用"视而不见"的方法来回避。对某些疾病可采用放松、镇痛、转移注意力等来帮助回避，也可运用心理防御机制来回避。

（3）改变：主动改变环境、听音乐、从事个人喜欢的活动，培养新的爱好，可以改变患者的感知及情绪，从而降低对应激源的感受进而降低应激。

3. 放松 主要指心理放松，使思维和情绪恢复平静。有不少人较多地关注自我尤其是过分关注自己的疾病，造成焦虑感，导致情绪和思维的高度唤起，严重时会加重病情。采用渐进性放松法、生物反馈疗法等可使全身肌肉松弛从而能减轻症状，降低焦虑水平。

4. 释放 应激使机体儿茶酚胺大量释放，能量动员，扰乱机体内稳态从而损害机体健康。释放能量是对抗应激的手段之一。通过散步、游泳、慢跑、跳舞等有氧运动，生理上可以降低紧张、利用激素、增加脂肪和胆固醇的利用；心理上则可使体内内啡肽、去甲肾上腺素、5-羟色胺、多巴胺更多地释放，产生欣快感。运动时可暂时脱离应激源并能降低焦虑，改善心境。除此之外，欢笑与哭泣也可起到释放的作用。

将上述各种手段结合起来则称为重组，重新构建新的生活方式。对于长期慢性应激者或患有慢性心身障碍的患者来说，重组一套适合病情的生活方式对改善心身状态，提高生活质量是极有意义的。

阅读 父母如何应对孩子高考的心理应激反应？

每年高考考前和考中大多学生都会感到紧张，这种紧张焦虑感会被控制在一个限度里面，而一旦高考结束，就会彻底放松，容易形成较大的心理落差感，或者一种虚无感。感觉考得好的孩子担心录取目标学校的情况，易出现中度焦虑；感觉考砸的孩子，非常容易出现情绪低落、自我封闭，忧郁，悲观甚至轻生。

一般心理应激反应在高考结束后两周，也就是6月下旬左右能缓解淡化的，属正常反应。但持续时间过长，便会向亚健康和疾病转化，出现睡眠质量差，如失眠、乏力、食欲减退、烦躁等症状。严重的会导致心血管和呼吸系统功能紊乱、消化不良、内分泌失调等。这些症状若持续2周以上，或呈进展性反应，同时伴有抑郁、恐怖和敌对症状，家长便要提高警惕，带孩子提早进行心理咨询或者去医院就诊。

针对上述反应过度的情况，父母都需要心理调节。考试发挥正常的孩子可能会较积极地处理身心反应,发挥自己的优势,将高考应激因素转化为积极生活因素,同时对未来的大学生活做好准备,不需要太多的外界干预和调节。而考试出现异常,感觉自己考砸的孩子则常常出现消极反应。针对后者父母要保持心理平和,不要无端地谩骂、指责,作为成年人应该控制自己的情绪,要认识到高考成绩的客观事实不能用主观去改变,应该帮助孩子及早走出阴影。

（阳中明）

第七章　心　身　疾　病

案例 7-1　他的"三高"没有用药治疗

王某，男，45 岁，上海市某银行的高管。因工作出色，上级考虑将其调入某省银行任行长。但在例行体检中发现有"三高"（高血压、高血脂、高血糖），此时王某才感觉到近几个月以来经常疲劳、倦怠。

心理医生给予了心理辅导和生活方式调整。两个月后，王某的各项体检指标就恢复了正常。他对心理医生的治疗方案非常满意，感到受益终生。

思考题

"三高"属于什么性质的疾病？如何治疗呢？

上述案例中王某的"三高"没有服用药物治疗，仅通过心理辅导和生活方式调整，指标就恢复了正常。围绕上述问题，我们来学习这一新的章节——心身疾病，它将帮助我们更好地认识、理解和解决这些问题。

第一节 概 述

一、概念

心身疾病(psychosomatic disease)亦称心理生理疾病(psychophysiological disease)或心理生理障碍(psychophysiological disorder),是指一组与心理社会因素有关的躯体疾病或病理生理过程。心身疾病有广义与狭义之分,广义的心身疾病是指一组与心理社会因素密切相关的躯体疾病和躯体功能障碍,狭义的心身疾病仅指那些与心理社会因素密切相关的躯体疾病。

在医学实践中对心身关系曾作出了心身反应、心身障碍和心身疾病的区分。心身反应是指心理社会因素引起的短暂的生理反应。心身障碍指长期的心理刺激引起躯体功能的持久变化,但并不具有器质性病变。

以防治心身疾病为目的的专门学科称为心身医学(psychosomatic medicine),心身疾病包括在心身医学的研究范围之中。1986年Lopiwski将心身医学的范围归纳为:① 研究特殊的社会心理因素与正常或异常生理功能之间的关系。② 研究社会心理因素与生物因素在疾病的病原学、症状学、病程和预后中的相互作用。③ 提倡医疗照顾的整体观念,即生物-心理-社会医学模式。④ 运用精神病学与行为治疗方法于躯体疾病的预防、治疗和康复之中。

二、流行病学

心身疾病的流行病学资料受心身疾病概念变化的影响。F. Alexander最早提出的七种心身疾病,包括溃疡病、溃疡性结肠炎、甲状腺功能亢进、局限性肠炎、类风湿性关节炎、原发性高血压及支气管哮喘,被称为"神圣七病",早期的流行病学资料按此分类获得。20世纪中叶以后,心身疾病的分类系统扩大,还包括自主神经支配的系统与器官,因此心身疾病的流行病学数据发生了很大变化。Stuhr和Haag在1989年就已报道德国汉堡9家医院住院患者中心身疾病占38.4%。我国学者调查发现,在门诊与住院患者中心身疾病约占1/3(徐俊冕,1983)。心身疾病在不同科室分布不均,已有的一项调查显示:在内分泌科占75.4%,在心血管专科占60.3%,在呼吸科占55.6%,在普通内科占30.8%,在皮肤科占26.6%。

三、主要特点

心身疾病具有与其他疾病不同的特点,这与心身疾病的诊断有密切的关系。

(1)发病原因主要是心理社会因素的刺激,或者心理社会因素在其发病中是重要诱因。情绪通常起引发作用。

(2)心理社会因素的存在与心身疾病的发生有时间上的相关性,病程的发展和转归与心理社会刺激因素成平行关系。

（3）多具有由心理因素引起的躯体症状和体征，该躯体症状有明确的器质性病理改变，或具有已知的病理生理变化。

（4）通常涉及的是自主神经系统支配的系统或器官以及内分泌系统支配的器官。

（5）在发生上和遗传、人格特征有一定的联系。

（6）有反复发作的倾向。

（7）不是神经症性障碍、精神病及心因性精神障碍。

四、历史与发展

（一）历史

在古代，医生诊治患者时，除了询问患者的躯体情况外，还注意了解患者的精神状态及周围的环境变化与疾病的发生发展关系。从古代医学著作中，可以看出当时的医学哲学思想具有朴素的唯物主义和自发的辩证法特点。当时的医疗技术水平尚不发达，就已经开始从心理因素防治疾病了。Hippocrates 用体液学说解释疾病的发生，认为体液不平衡是导致疾病的原因；他还认为医生医治的不仅是病，更是患者，主张在治疗上必须注意人的性格特征、社会环境因素和生活方式对疾病的影响。

而"心身"（psychosomatisch）这一术语是德国的精神病学家 J. Heinroth 于 1918 年在一篇文章中最早使用的。"心身医学"（psychosomatic medicine）是由 Deutsch 于 1922 年提出的。"心身疾病"的提出者应为 Halliday 和 Alexander。20 世纪 20～30 年代 S. Freud 的精神分析学说开始被引入心身疾病的研究之中。Freud 认为，心理冲突在疾病的产生中起重要作用，心理冲突是被压抑的精神活动能量的来源，当这种能量通过生理途径被释放时，就会对人体造成损害，导致"心身疾病"的发生。

（二）心身疾病概念的演变

心身疾病的概念一直在变化发展和延伸。在美国精神疾病诊断治疗手册（DSM）中，DSM-I（1952）设有"心身疾病"类；DSM-Ⅱ（1968）更名为"心理生理性自主神经与内脏反应"，并按累及器官进行分类；DSM-Ⅲ（1980）开始用"影响身体状况的心理因素"分类；DSM-Ⅳ（1994）则将与心身疾病有关的内容列入"影响医学情况的心理因素"中，是指对医学疾患有不良影响的心理或行为因素；DSM-Ⅴ（2013）将"影响躯体状况的心理因素"归入"躯体症状及相关障碍"，强调心身相互作用的关系，要求人们同时兼顾心、身两个方面。

WHO 制订的 ICD 也曾有过"心理生理障碍"及"精神因素引起生理功能"的分类。目前 ICD-10 将传统的"心身疾病"分别纳入不同的类别中，主要归为"神经症性、应激相关的及躯体形式障碍"（F4），还有一些内容分散在"伴有生理紊乱及躯体因素的行为综合征"（F5）及其他类别中。ICD-11（2019）中将"心身疾病"分别纳入

"神经症、应激相关的及躯体形式障碍"以及"疾病伴有的心理及行为因素"以及其他类别中。

我国 1981 年《中华医学会精神障碍分类与诊断标准》(CCMD)将"心身疾病"列为第十三类;CCMD-3(2001)取消了心身疾病分类,把相关内容放进"与心理因素有关的生理障碍"和"神经症及与心理因素有关的精神障碍"中,还有一些放入"儿童少年期精神障碍"中。

德国、日本等国对心身疾病非常重视。日本心身医学会(1992)经过修订,把心身疾病定义为"躯体疾病中发病及经过与心理社会因素密切相关的,有器质或功能障碍的病理过程,神经症等其他精神障碍伴随的躯体症状除外"。

五、分类

近 50 年来,随着生活水平的提高和科学技术的发展,由生物学致病因子所致疾病的死亡率已下降到次要地位,而与心理社会因素有关的心身疾病,逐渐成为严重危害人类健康和导致人类死亡的主要原因。并且,人们发现越来越多的躯体疾病与心理社会因素有关,这也是心身疾病患病率升高的原因之一。

但是,心身疾病在疾病分类中不是一组独立的疾病单元,它包含在有关躯体疾病或其他疾病分类体系之中。这里所列出的"分类"只是一个清单,它告诉我们哪些疾病的心身关系比较突出,属于本章所说的"心身疾病"。但我们必须明白,即使是同一种"心身疾病",在不同的个体身上,其心理社会因素的作用程度也有相当大的差别。为便于理解,本教材将心身疾病按照器官系统进行分类如下:

1. 循环系统 原发性高血压、原发性低血压、冠状动脉硬化性心脏病、阵发性心动过速、心动过缓、期外收缩、雷诺病等。

2. 消化系统 消化性溃疡、神经性呕吐、神经性厌食症、溃疡性结肠炎、过敏性结肠炎、贲门痉挛、幽门痉挛、习惯性便秘、直肠刺激综合征、心因性多食或异食症,胆道功能障碍和慢性胰腺炎等。

3. 呼吸系统 支气管哮喘、过度换气综合征、心因性呼吸困难、神经性咳嗽等。

4. 神经系统 脑血管病或障碍、多发性硬化、偏头痛、肌紧张性头痛、自主神经失调症、心因性知觉异常、心因性运动异常、慢性疲劳等。

5. 内分泌代谢系统 甲状腺功能亢进、艾迪生病、甲状旁腺功能亢进、甲状旁腺功能低下、垂体功能低下、糖尿病、肥胖症等。

6. 泌尿生殖系统 夜尿症、神经性尿频、勃起功能障碍、早泄、痛经、月经不调、经前期紧张症、功能性子宫出血、功能性不孕症、性欲减退、阴道痉挛等。

7. 肌肉骨骼系统 全身性肌肉痛、脊椎过敏症、书写痉挛、痉挛性斜颈等。

8. 皮肤系统 神经性皮炎、皮肤瘙痒症、圆形脱发、全脱、多汗症、慢性荨麻疹、牛皮癣、湿疹、白癜风等。

9. 外科　器官移植综合征、整形术后综合征等。

10. 儿科　心因性发热、周期性呕吐、脐周绞痛、遗尿症、口吃等。

11. 眼科　原发性青光眼、中心性视网膜炎、低眼压综合征、弱视、眼肌疲劳、眼肌痉挛等。

12. 口腔科　复发性慢性口腔溃疡、心因性齿痛、下颌关节炎症、特发性舌痛症、口臭、唾液分泌异常、咀嚼肌痉挛、口腔异物感等。

13. 耳鼻喉科　慢性副鼻窦炎、梅尼埃综合征、咽喉部异物感、耳鸣、晕动症等。

14. 其他　癌症等。

第二节　病因与发病机制

心身疾病的病因与发病机制较为复杂且相关研究不断更新,主要涉及心理学因素、生物学因素、社会文化因素以及相关理论解释等方面。

一、心理学因素

(一) 情绪因素

不愉快的、消极的情绪,诸如愤怒、恐惧、焦虑、忧愁、悲伤、痛苦等,既是适应环境的反应,也能导致神经活动的功能失调,因而有害于健康。

20 世纪 60～70 年代,各种动物实验为情绪因素的致病作用提供了令人信服的证据。有研究用动物做实验时,故意制造紧张情境,必须要经过一番互相激烈的斗争后动物才能获得水或食物。一段时间后,这些动物诱发出了高血压。

临床观察发现紧张情绪会导致疾病或使疾病恶化。有研究观察到心脏病患者的紧张情绪可引起心律失常。此外,心理紧张刺激对消化系统的影响也非常明显。有研究发现,当人在忧愁、沮丧时,十二指肠-结肠反射受到抑制,引起肠道蠕动减少,从而发生便秘。另有学者对准备参加期终考试的医学生的临床观察也证实,紧张的情绪如恐惧,确能提高胃酸的分泌而引起溃疡病。另有研究用直肠镜对人的乙状结肠进行长期观察发现,当他们故意使受试者产生愤怒、敌意或反抗情绪时,乙状结肠常呈现非推进性收缩(痉挛)增强,此种形式的乙状结肠运动,导致粪便潴留。此外还发现,在非器质病变所致的便秘患者中,就常存在上述情况。综上所述,心理紧张刺激对心身疾病有重大的影响。

专栏 7-1　"情绪致病"的经典小鼠实验

有学者用小鼠做实验,他们把小鼠分成多组,每一组都由 3 只年龄和健康状况相同的小鼠(用鼠 A、鼠 B、鼠 C 表示)组成。每一组的每只小鼠的尾巴上都安上一个电极,其中鼠 A 和鼠 B 接受同等强度的电击,而鼠 C 不接受电击,以作对照用。接受电击的鼠 A 在每次电击发生前 10 秒先听到"吱"的一声信号示警；而接受电击的鼠 B，每次电击也会听到"吱"声，时间或是在电击之前，或是在电击之时，或是在电击之后，并无固定。换句话说，两只接受电击的小鼠，虽然受同样程度的电击，但鼠 A 预先 10 秒知道，而鼠 B 则不能预知。不接受电击的鼠 C，在同一时间内，也能同样听到"吱"声。

实验结果表明，未受到电击的鼠 C，没有患消化性溃疡；而接受电击的鼠 A 和鼠 B，都患上了消化性溃疡。且提前预知的鼠 A 发生消化性溃疡的程度远远重于不能预知的鼠 B。这充分说明情绪在致病中起到了非常重要的作用。

专栏 7-2 情绪与心血管疾病的研究

国内外学者对情绪与心血管疾病做了大量的研究。如 Rahe 等对 279 名心肌梗死存活的患者做心理测定，发现大部分患者在心肌梗死发生前一年均有持续紧张的工作、精神创伤的生活体验和情绪矛盾。Herd 的临床研究指出，由紧张刺激或情绪兴奋了的交感神经系统，会使其末梢释放大量去甲肾上腺素以及肾上腺髓质分泌肾上腺素进入血流，这些儿茶酚胺与皮质类固醇配合，动员储存的脂肪，增高血中的脂质。如果这些游离的脂酸不能被肌肉活动消耗掉，就会使血管平滑肌增殖而发展为动脉硬化。儿茶酚胺可以促进血液凝固，高剂量的儿茶酚胺促使血小板聚集而阻塞小动脉，从而提高心肌梗死的可能性。Lown 等也提出心理紧张刺激可促使高位脑中枢发生冲动改变心肌的兴奋性，使室颤阈值降低，并引起猝死。

（二）个体特异反应类型

心身疾病患者往往与自己特定的心理生理反应形式有关。

1. 生理反应定型　人们对紧张刺激具有的稳定的反应模式称为生理反应定型。比如对同一生活事件，某些人有明显的心率改变，另一些人可能呼吸加快、大量出汗，还有一些人表现出四五种生理指标的异常。人们在非常小的婴儿身上看到一种反应模式（定型），不论是哪种紧张刺激类型，这种定型会一直到成年。正如某些心理学家所指出的，如果一个人对紧张刺激往往以特定的生理指标作反应，则当他受到慢性的紧张刺激时，就特别容易发生这种生理指标变化，引发躯体病变。

2. 刺激-反应的特异性　刺激-反应的特异性理论指出，生理反应的特性决定于刺激的类型。例如，愤怒的反应模式有别于恐惧的反应模式，所以一个人若经历紧张刺激而长期焦虑和愤怒时往往会出现不同的生理功能指标的异常。刺激-反应的特异性理论支持如下学说，即一定的人格冲突和一定的心理紊乱有关。以人在愤怒时血压升高为例，假如一个人长期生气，并且假设他对紧张刺激的反应总是血压改变，他就有可能患高血压症。

3. 联想特异性　联想性特异学说认为，通过学习中介或偶然形成的条件才会在某种情绪、思想或想法和某种生理反应间建立某种联系。联想性特异的概念就是特定的心理冲突可能与某一特定的生理反应相联系。例如,我们都把喂食和受到关心联系在一起,因此,倘使一个人希望有人关心,而同时又处于盛怒之下或感到沮丧,他的反应可能是胃酸增高(喂食和受人关心之间的联想)及肠血管生理收缩(对暴怒的直接生理反应)而形成溃疡病。通过经典性或操作性条件反射获得思维感觉或动作与生理反应之间建立新的联系,称为条件反射性反应。如果一个人患躯体疾病并且有严重情绪不安,就可能会得同样的生理性疾病。现已知,对某些变应原敏感的哮喘患者很容易把哮喘病与原来是中性的刺激物相联系,以为这种中性刺激物就能引起哮喘反应。比如,有人对猫毛过敏,甚至尚未接触任何变应原时也会发生反应,可能一看到猫就会发生哮喘。

(三)人格特征或行为类型

Dunbar 认为,冠心病、高血压性心脏病、心绞痛、心律失常、糖尿病等疾病与人格特征有关,并提出特征性人格论,从而开创了不同疾病的人格特征的研究,行为医学将人的行为类型分为 A、B、C、D、E 五类,又称为性格类型或行为模式,并已发现某些疾病的发展与特定行为类型有关,如表 7-1 所示。人属于哪种行为类型和血型无关,与遗传因素有关,但后天可以改变,个体可根据自己所属行为类型,有意识地预防疾病,目前关于 A 型行为与心血管疾病、C 型行为与癌症的发病学相关问题研究较多。

> 个体如何通过行为类型的调整来预防疾病的发生?

表 7-1　行为类型与疾病发展

行为类型	主要特征	易患疾病	矫治调整
A	过分的抱负,强烈的竞争性,固执,好争辩,说话带有挑衅性,急躁,好冲动,行动迅速,时间紧迫感,敌意,具有攻击性	冠心病,心肌梗死,高血压,糖尿病,脑血管病等	调适期望,尊重别人,劳逸结合,善与人处,少挑剔,戒急躁,多关心别人
B	安宁,松弛,随遇而安,顺从,沉默,声音低,节奏慢	不易患病	多参加集体活动;培养事业心,积极进取
C	压抑内蕴,怒而不发,抑郁焦虑,克制姑息	癌症,精神心理障碍等	且广交朋友,开阔心胸,多倾诉,克服回避矛盾和过分忍耐的缺点

行为类型	主要特征	易患疾病	矫治调整
D	敏感多疑,易兴奋易疲劳,追求完美,墨守成规,拘谨呆板,心胸狭窄,易后悔自责,苛求自己	心血管疾病、免疫力低下,肿瘤等	多参加社会活动;多交朋友,培养兴趣爱好;学会倾诉;需要家人的关爱
E	感情丰富,善于思索,无攻击性,不给他人添麻烦,情绪较为消极,自我评价低	神经症性障碍等	培养自信心,放开自我,加强人际交往

1. A 型行为(type-A behavior pattern,TABP) Friedman 和 Rosenman 于 1959 年提出"冠心病易患模式",简称 A 型行为类型。A 型行为者与冠心病发病有关。他们将"行为类型"定义为面临环境事件时所表现的特异性活动与情感的复合体。他们将人的行为类型分成 5 种,即 A1,A2,X(M),B3,B4,TABP 是指 A1 型(我国学者将 A1、A2 均划为 A 型)。A1 型行为者的特征是:① 为取得成就而努力奋斗。② 过高的工作要求,常对工作成就不满足。③ 情绪易波动。④ 有闯劲(aggressiveness),表现好斗、敏捷、有进取性。⑤ 过分竞争性与好胜心。⑥ 常有时间紧迫感与匆忙感。⑦ 变动不定的敌意(free floating hostility)。⑧ 习惯做艰苦紧张的工作,即便休息时也不易放松下来。⑨ 不耐烦。⑩ 经常同时进行多种思维与动作。⑪ 语言与动作的节奏快。行为类型的评定是通过言词、行为挑逗来观察被试行为反应的结构或晤谈(structure interview,ST),或包含时间紧迫感、竞争性、敌意等内容的问卷来评定。他们关于 TABP 与冠心病 (CAD)病因有关的结果主要依据是 CAD 患者中 TABP 者的人数为 B 型行为类型者的 2 倍。之后,西部协作研究计划组(WCGS,美国一项前瞻性心血管研究)的八年随访中,TABP 者仍为 B 型行为者的 2 倍,另一些大型心血管病调查也支持这一说法。因而,美国国立心肺血液研究所(NHLBI)认为,TABP 与受雇佣的中年美国公民中有临床表现的 CAD 的危险增加有关。这种危险较年龄、收缩压升高、血清胆固醇升高或吸烟等因素的危险大,相当于后面三者相加的强度级别。由于 NHLBI 的权威认定,TABP 就作为一种独立的冠心病危险因素被确立,一时成为研究的热潮。但也有一些研究未能证实这种关系。以后 Friedman 又根据自身的实践与研究,提出了改变 A 型行为类型的方案对有 CAD 的 TABP 者进行行为干预以预防 CAD 的再发。

自 Friedman 之后,许多学者在心身疾病的临床心理学研究中,发现相当数量病种不同的心身疾病患者都有一些共同的、较典型的个性特征。这些研究对于全面认识心身疾病,开展有效的防治工作,做出了重要的贡献。

2. B 型行为(type-B behavior pattern,TBBP) B 型行为的特点与 A 型行为

相反,以性情温和、悠闲自得、慢条斯理、有耐心、易满足、与世无争、能容忍、胸无大志、随波逐流、小心谨慎、甘居下游为特征。

3. C 型行为(type-C behavior pattern,TCBP) Baltrusch 于 1988 年首先提出 C 型行为的概念。他认为是童年形成的压抑、克制内心痛苦、不善于表达而形成的性格。主要表现为过分合作、协调、姑息、谦让、自信心不足、过分忍耐、回避冲突、屈从让步、负性情绪控制力强、追求完美、生活单调等。Temoshok 于 1990 年将 C 型行为特征描述为善良、隐忍、自我牺牲、不果断、耐心、服从外部权威,而且隐藏自己的消极情绪,特别是愤怒情绪。Baltrusch 报道有 C 型行为的人,其癌症发生率比非 C 型行为者高 3 倍以上。岳文浩等于 1992 年对 67 例胃癌患者与 67 例年龄、职业、文化、性别 1:1 匹配的正常对照者进行对照研究,发现胃癌组抑郁、焦虑、愤怒和压抑量表分均高于对照组,显示其有较高的 C 型行为倾向。C 型行为诱发癌症主要通过下列三条途径:① 降低机体免疫力。压抑愤怒可导致体内体液免疫和细胞免疫功能下降,IgA 和 T 细胞减少,吞噬细胞功能降低,自然杀伤细胞(NK)数目减少。NK 是一种淋巴细胞,其产生的细胞毒可杀伤癌细胞和被病毒、细菌感染过的细胞。② 减少内脏器官的血液量,导致脏器代谢障碍。愤怒、焦虑等负性情绪可使交感-肾上腺髓质系统、肾素-血管紧张素-醛固酮系统、下丘脑-垂体-肾上腺皮质系统激活,使肾上腺素、血管紧张素、醛固酮、氢化可的松等分泌增多,使内脏器官的血管收缩,血液供应减少,从而影响其正常代谢。③ 使原癌基因转变为癌基因。压抑情绪可通过神经递质和内分泌腺分泌的激素作用于各类细胞,使细胞内调控正常细胞增殖、分化的原癌基因转化为癌基因,诱发细胞癌变。此外,压抑、紧张都会破坏 DNA 的自然修复过程,愤怒使血中氢化可的松的含量增加,抑制细胞内 DNA 合成,抑制肝细胞等正常细胞的再生,为癌的发生创造条件。

4. D 型行为(type-D behavior pattern,TDBP) D 型行为人格又称"忧伤人格",特点是沉默寡言,待人冷淡;缺乏自信心,有不安全感;性格孤僻,爱独处,不合群;情感消极,苛求自己,忧伤,容易烦躁、紧张和担心。它类似 Hippocrates 的抑郁质和 Eysenck 的不稳定内向型,也带有较明显的强迫性色彩。D 型性格的消极忧伤和孤独压抑以及自我孤立所导致的缺乏社会支持等因素,是心血管疾病的重要心理危险因素。D 型行为者免疫功能差,容易早衰。

5. E 型行为(type-E behavior pattern,TEBP) E 型行为人格又称神经质型性格。E 型性格的人大多感情丰富、善于思索、很少攻击性,他们不善于人际沟通,也很少找别人的麻烦,情绪较为消极,自我评价偏于悲观。此类性格好发生神经症性障碍。

(四) 行为因素

20 世纪 70 年代美国卫生当局的一份报告指出,一些不健康的行为是引起疾病的主要原因。例如吸烟与冠心病和癌症的死亡率增高有关,吸烟者比非吸烟者的死亡率高 70%。据美国保健统计中心报道,每日吸烟 40 支者要比不吸烟者丧失

65％的工作日,并且产生的操作错误要多一倍。另据英、美等国报道,吸烟者患消化性溃疡的可能性要比不吸烟者高 2～3 倍。又如酗酒易引起肝硬化和各种癌症。我国学者的研究表明,吸烟和饮酒与肺癌和消化道癌症有显著关联。由于电视、电子游戏、互联网、汽车的普及,缺乏运动等不良行为是脑血管病的发病危险因素。孤僻少言、消极离群的性格与自杀有关,也易于患恶性肿瘤等疾病,而急躁易怒者患肺心病及脑血管病的危险大于孤僻少言者。

多食行为对健康也不利。由多食引起的肥胖与糖尿病、胆囊炎和高血压有关。此外,多食动物脂肪,少食谷物和蔬菜等易患肠癌等疾病。在日本,由于经济发展,人们的饮食习惯改变(渔民由食咸鱼转为肉与奶油),使脑血管病和心脏病等疾病的患病率增加。当北美印第安人的食谱从吃玉米转为白面和糖以后,35 岁以上的成年人中有一半以上患有糖尿病。挪威在第二次世界大战被德国占领期间,肉和奶制品的消费下降,同时鱼类消费上升,结果冠心病的死亡率骤然下降。

综上所述,患者不良的行为方式既可作为许多疾病的发病基础,又可改变疾病的发生过程。

二、生物学因素

(一) 神经生理

W. B. Cannon 的应付急变理论强调交感-肾上腺系统活动增强对机体的影响。研究显示,应付急变时机体功能快速调动导致的高血糖、高血脂状态会引发能量代谢紊乱,启动某些病理生理变化,如细胞能量代谢紊乱导致坏死和凋亡。另外,心理应激通过大脑皮层以及边缘系统,可以影响脑内神经递质的生化合成和代谢过程,产生相应的情绪和生理变化。

(二) 神经内分泌

H. Selye 通过观察肾上腺皮质的改变研究稳态紊乱,发现了"一般适应性综合征(general adaptation syndrome, GAS)",而 GAS 各阶段的变化都是垂体-肾上腺皮质活动引起的,并提出"应激学说"。这一学说为下丘脑-垂体-肾上腺皮质轴的神经-内分泌应激反应系统的研究奠定了基础。Mason 观察到,被剥夺食物的猴子在看到其他猴子进食时,尿内皮质类固醇水平升高;而如果给予无营养价值的拟似食物(动物仍处于饥饿状态)满足其心理需要,则皮质类固醇水平降低。由此推论,一切有效的应激源都伴有心理成分,从而将心理因素引入应激研究。他还发现应激反应是非特异性的,除肾上腺皮质激素外,有更多的内分泌腺和内分泌激素参与其中。激素分泌过多或过少都会引起机体生理代谢的改变。

(三) 神经免疫

1975 年,Ader 和 Cohen 首次提出了免疫的条件反射的概念,开启了心理神经免疫学这一新领域。大量的研究表明,心理应激可以改变免疫调节,影响人体健康,临床免疫失调可导致疾病风险增加。当下丘脑-垂体-外周靶腺处于持久激活状态时,可导致激素分泌紊乱、失调,引起机体一系列免疫功能障碍。

三、社会文化因素

人类疾病的发生发展,与一定时期社会发展水平、社会文化环境和社会变故密切相关。Cassel 分析了 20 个研究结果,发现生活在简单安定的原始社会中的人们血压偏低,且不随年龄的增加而明显增高。但若迁居到不同种族的生活环境中,他们的血压会明显升高,而且还会随年龄的增加而不断增高。在以色列调查发现,移民者患心身疾病的比例较高,从美国或西欧迁来者,发病率尤高;而从其他地区迁来者,发病率会略低一些。但在当地出生的移民的后代,其发病率就与当地居民接近。

Kiritz 等报道美国黑人患高血压者至少是白人的 2 倍,社会经济地位低的妇女患肥胖症是中产阶级妇女的 2～3 倍。Zborowski 进行不同文化对疼痛的研究发现,不同民族,其反应不同。不同的文化和环境因素,对心身疾病发病具有一定的影响。

流行病学调查表明,紧张的社会事件如战争、空袭、社会动乱等可引起人们罹患各种心身疾病。例如第二次世界大战期间,在战事紧张的地方,德国士兵曾出现整个连队突然患"应激性胃肠溃疡"的现象。又如当社会大动乱时,妇女月经失调的人数激增。另据调查表明,即使同一社会中不同时期的患病率也不同,例如 20 世纪 50 年代前,溃疡和高血压病男女之比约为 4∶1。然而,近年来男女患病之比逐渐接近,溃疡病约为 3∶2,而高血压病在两性之间已无明显差异。很多学者认为,这是由于愈来愈多的妇女参加工作和社会活动的原因。又如美国在 20 世纪 50 年代前因冠心病死亡者甚少,而今冠心病的死亡率占总病亡率的近 1/2,而且美国肺癌发病率也比 50 年代前高出 20 倍。当然,这和当时的检验手段和就医条件有关。但同时也说明这类疾病是随着工业的发展而迅速增长的。

各种不同职业面临的紧张程度也不同,如长途汽车司机容易罹患高血压。研究表明,工作情境诸如各种持久的、强烈的物理化学刺激,重复、单调、刻板、毫无兴趣、枯燥无聊的工作,过长的劳动时间,人际关系的不协调等都会使人产生焦虑、烦躁、失望等消极情绪。Jansen 对 1000 多名钢铁工人的研究发现,处于噪音条件下的工人患高血压病者较多。也有研究发现,在噪音大的工业环境下,溃疡病的发病率比安静环境下高 5 倍。Johansson 研究发现,从事不到 1 分钟就重复一次操作的工人较隔 3～30 分钟重复一次操作的工人更易患胃肠病。Russek 指出,91% 的冠心患者都面临工作压力大,长期处于紧张状态,许多人甚至还从事两项工作。由此可见,研究心身疾病的发生及发展、病种的流行及分布,需要结合社会文化因素来进行。

四、相关理论解释

(一) 心理动力学理论

这一理论以精神分析学说为基础,主要以潜意识中未解决的心理冲突为心身疾病发病的原因,代表人物有 F. Alexander 和 F. Dunbar。

Alexander 强调心理冲突在心身疾病中的作用,认为心身疾病的发病有三个要素:① 存在未解决的心理冲突。② 身体器官的脆弱易感倾向。③ 自主神经系统的过度活动性。大多出现于童年时代的心理冲突,常常被压抑到潜意识中,在后来遇到重大生活变故或其他社会因素的刺激时会重新出现。如果不能得到疏泄,就会通过自主神经系统的过度活动而释放出来,从而引起自主神经系统的功能障碍及其所支配的脆弱器官的损伤。

Dunbar 认为心身疾病与人格类型有特异关系,提出了"疾病的人格特异性"理论。该理论认为,患有同一疾病的患者都具有类似的人格特征,而某些人格类型的人特别易患心身疾病。因此她认为了解了一个人的人格特征,就可以预言他易患何种心身疾病。

(二) 心理生理学理论

该理论主要是通过一些动物和人体实验,来探讨心理社会因素如何引起机体的生理生化变化。这个理论以 Cannon 的躯体内稳态理论、Selye 的应激学说以及 Pavlov、Bykov 与 Sechenov 的条件反射研究与"皮质-内脏相关学说"为基础。

Cannon 提出,强烈的情绪变化(如恐惧、愤怒)在使动物产生"搏斗或逃跑"(fight or flight)反应的同时通过自主神经系统影响下丘脑激素的分泌,从而唤醒了交感-肾上腺髓质系统,导致心血管系统活动的改变。如果不良情绪长期反复地出现,就会引起生理功能紊乱和器质性的病理改变。

Selye 指出,各种伤害刺激会使人产生应激反应,会引起 GAS,认为这些生理变化是垂体-肾上腺皮质轴的激活和耗竭的表现。如果长期处于应激状态则会进入衰竭期,这时个体的抗衡力量衰竭,失去了应付变化的能力,就会出现焦虑、头痛、血压升高等一系列症状,最后导致心身疾病的产生。

Pavlov 学派提出高级神经活动学说,认为躯体各器官都受大脑皮层的调节,特别是 Bykov 的皮层内脏相关研究表明,高级神经活动功能异常时,会向内脏发出病理性冲动,使内脏功能失调。

(三) 行为学习理论

行为理论的基础是条件反射学说和学习理论,N. E. Miller 提出了"内脏学习"的理论,认为疾病可以通过学习而获得。他通过一系列实验研究,提出个体的一些生理变化(例如血压升高或降低、腺体分泌增多或减少、呼吸加快或减慢等)在心理社会刺激因素存在时成为习得性反应。由于机体的素质因素,或刺激因素长期存在引起的强化和泛化作用,这些反应被固定下来,则成为疾病。"内脏学习理论"从全新角度解释心身疾病的发病机制,并为心身疾病的治疗提供了新的理论基础。生物反馈疗法和其他行为治疗方法就是在 Miller 的"内脏学习"理论的基础上提出的,目前已被广泛应用于心身疾病的治疗中,并且取得了良好的效果。

(四) 述情障碍理论

述情障碍(alexithymia),又译为情感难言症或情绪表达不能。1972 年,由 Sifneos首次提出,目前被认为是心身疾病的易感因素。这类人以缺乏用言语描述情感的能力,缺乏想象力及实用性思维为特征。述情障碍有原发性(与人格有关)与继发性(因对抗慢性病的心理防御反应所致)之分。

> 述情障碍多见于哪些人群? 试分析与文化的相关性。

早在 1948 年,Ruesch 就注意到心身疾病患者中有语词性及符号性表达障碍,他在 1957 年的《交往障碍》一书中写道:"这些患者不能做出满意的自我表达……高级符号功能发育不良。使用的词汇量有限,洛夏及 TAT 等测验中的想象阐述(fantasy elaboration)是初级的、非想象的及刻板的。"法国的 Marty 及 de M'uzan 在 1963 年首次组合了"操作性思维"(operational thinking)一词来描述一些躯体性疾病的患者缺乏想象并很少说明其日常生活的现象;这些人的认知方式是具体的、局限的和刻板的。到 1973 年,Sifneos 在他的论文中提出了"述情障碍"这一术语来表达具有操作性思维等特征的集合体。近年来学者认为,易感心身疾病的个体不能以发挥体验或表达感情的能力和完成认知性想象的能力来作为有效的应对及适应的方式。

述情障碍的人企图用动作代替言语来回避冲突引起的应激,但这些明显地限制了他们的情绪表达。他们难以识别情感,又不能以词语来描述他们的情感。在心身疾病与各种精神障碍患者之间的对比研究中,发现前者的"述情障碍特质"要比后者高 2 倍。Sifneos 假设这种特质是由于缺少与情绪反应有关的神经径路所致,因而认为对心身疾病有病因学意义。而 Zeitlin(1989)提出可能存在大脑半球的交通缺陷或有胼胝体或非优势半球的损害。

第三节 诊断与防治原则

按照生物-心理-社会医学模式,心身疾病的诊断和防治都应兼顾个体的心理、生理以及社会等方面。

一、心身疾病的诊断

(一) 诊断原则

(1) 疾病的发生包括心理社会因素,其与躯体症状有明确的时间关系。

(2) 躯体症状有明确的器质性病理改变,或存在已知的病理生理学变化。

（3）排除精神、心理障碍。

（二）诊断程序

心身疾病的诊断包括两个方面：躯体诊断和心理诊断。

躯体诊断的方法和原则与诊断学中相同。需要注意的是，某些患者可能有许多躯体症状，却没有相应器官的组织损害。这些躯体症状可能是患者心理问题的躯体化表现，或者说是"心理-自主神经症候群"或"急性心理应激反应"。医生在诊断时应注意到这些可能性。

心理诊断则靠心理检查，常用方法有会谈法、心理测验、心理生理学检查和行为观察等。心理诊断所涉及的心理方面有：① 患者的个性特点。② 患者当前的心理状态。③ 致病的心理社会因素。④ 人际关系、早年生活经历、家庭与社会背景等情况。

心理诊断的目的是了解该疾病的心身关系及其程度，以便在疾病的防治中采取必要的心理干预措施。

二、心身疾病的治疗

对心身疾病实施心理社会干预应围绕消除心理社会刺激因素、消除心理学病因和消除生物学症状为主要目标。主要原则是心、身同治，但对于具体病例应有所侧重。心理社会干预的具体方法如下：

1. 环境再适应　许多研究发现，只要患者入院，即使不用药，患者的病情也会好转。因为环境的改变使患者暂时摆脱了引起或加重疾病的应激源，也可以暂时不用担负生活和工作的责任，身体也得到休息，规律地进食和睡眠，还有安慰剂的效应（由"将会从医疗中获益"的期望引起）等。但是治疗的目的是让患者更好地适应现实生活中所处的环境，而不是去逃避，所以应帮助患者去适应环境，改变他们对环境的认知，使曾是应激源的环境不再引起应激反应。

2. 有针对性地进行心理治疗与心理护理　精神分析治疗、认知疗法和行为疗法中的许多技术都适用于心身疾病的患者，能改善患者的人格、应对方式和情绪。行为治疗较为常用，包括生物反馈技术和自我调整技术，即指导患者靠自我意识调整身体内部器官系统的功能活动，使过度紧张达到异常水平的生理活动降低，特别适用于原发性高血压、某些类型的心律失常、偏头痛和紧张性头痛等。

3. 矫正不良行为和习惯　有一些心身疾病是由于患者的不良行为习惯所引起的，通过一些心理治疗技术，如认知行为疗法等，去矫正这些行为和习惯，能巩固治疗的效果。

4. 药物治疗　除了对各种具体患病器官的对症治疗外，大部分心身疾病患者适用抗焦虑及抗抑郁药物。目前临床上较广泛应用的抗焦虑药物为苯二氮䓬类。对有疼痛或有抑郁症状的患者可选择服用新型的抗焦虑药物丁螺环酮，选择性5-羟色胺再摄取抑制剂如帕罗西汀、西酞普兰等，去甲肾上腺素与5-羟色胺双重再摄取抑制剂如度洛西汀、文拉法辛等药物。药物的合理应用可为心理治疗创造条件。当患者负性情绪水平很高、认知能力降低时,可选用改善情绪的药物来控制过度的心理生理反应。用药能降低负性情绪水平,其引起的生理反应也会得到改善。当患者情绪变得较为平稳时,能更好地接受医生所给予的正确的思维和应对方式,纠正自己原来的认知偏差。

三、心身疾病的预防

心身疾病是心理、社会和生物学因素相互作用的产物。所以,心身疾病的预防不能只着眼于生物学因素,而应从心理-生物-社会医学模式的角度采取措施,才能收到较好的效果。心身疾病的预防原则主要有:① 心境乐观、心胸宽大,减少负性情绪对健康的不利影响。② 健全人格,正确认知各种生活事件。③ 养成健康行为习惯与生活方式,矫正各种不良的行为。④ 劳逸结合,不超负荷工作,学会心身放松技术。

心身疾病大多直接表现的是各种症状和体征,所以很多预防措施只是针对这些临床症状,而忽略了心理和社会方面的因素。例如冠心病的预防,一般只是从生物学角度劝说人们戒烟、注意饮食和运动,而没有关注心理社会方面的因素,忽略了性格特征、行为类型及各种社会应激在其中的作用。而在心身疾病的发病中起更主要作用的是心理社会因素,所以预防也更应该侧重于这些因素。

心理学中许多理论和方法适用于预防医学,心理和行为指导也应成为心身疾病预防的重要内容和措施。

第四节　常见的心身疾病

一、原发性高血压

原发性高血压是最早确定的心身疾病之一,在世界上发病率很高,而近年来还有上升趋势。高血压也是多因素疾病,除高盐饮食、肥胖和家族史等原因外,心理社会因素也参与发病,主要表现为:

1. 生活事件和心理应激　生活事件是一个人产生应激的主要来源,与心身疾病关系非常密切,大多数心身疾病患者在其发病以前都遇到过程度不同的生活事件。流行病学调查显示,在高应激区(即指社会条件差、暴力行为多、人口密度高、迁居率高和离婚率高的地区),人群中高血压的发病率高于低应激区。第一次世界大战中,前线士兵的血压均高于预备兵和居民。从事精神紧张、注意力高度集中、责任过重工作的职业者容易患高血压。另外,长期慢性应激比急性应激更易导致高血压的发生。如失业、离婚、长期生活不稳定或长期处于噪音环境的人群,高血压的发病率高。

应激中的情绪反应,如焦虑、愤怒、恐惧等,可致血中儿茶酚胺升高,引起血压升高,如果应激长期存在,则使升高的血压固定下来,成为高血压病。

2. 人格特征　一般认为高血压患者具有易激动、刻板主观、责备求全、不善表达情绪、压抑情绪但又难以控制情绪。具有这些人格特征的人往往在遭遇应激时压抑自己的情绪,但由于难以控制自己的情绪,所以导致心理不平衡,并伴随着自主神经功能的紊乱,最终导致高血压的发生。

抗高血压的药物有很多,但单纯的药物治疗往往只有暂时性效果。而近年来证明,药物治疗配合心理治疗的疗效优于单纯的药物治疗。目前主要是采用行为治疗的一些方法,发展较快的是从生物反馈和松弛随意控制为基础的治疗方法。研究工作证实:心理的或行为的方法确能使血压下降。Patel 和 North 把高血压患者分为观察组和对照组,观察组进行 12 次松弛(relaxation)和静默或入静(meditation)训练,每天 1~2 次,每次 30 分钟。在这段研究的时间里,医生逐个指导患者,按规定程序,把他们的身体每一个部分尽量放松,对照组只让他们自己松弛,而不给他们特殊的辅导。实验结果表明,两组血压都下降。但是经过松弛训练指导后的观察组,收缩和舒张压下降幅度更为明显。2 个月之后,把对照组转为治疗组进行治疗,他们的血压也明显下降,从前的治疗组的疗效仍然保持。

二、冠心病

冠心病是最常见的心身疾病之一,也是严重危害人类健康的疾病之一。本病涉及众多致病因素,除年龄、性别、血脂异常、高血压、吸烟、糖尿病、肥胖、体力活动少以及家族史是公认的危险因素外,心理社会因素在冠心病的发病中也起着重要作用。心理社会因素一般表现有下列几点:

1. 生活事件和心理应激　社会生活环境中的各种应激,如亲人死亡、战争灾难、环境的变化和工作的压力过人,在引起应激反应的同时增加了冠心病的发病可能。个体在遇到应激性事件时,容易出现恐惧、愤怒及焦虑等情绪反应,进而影响心搏出量、频率和节律,诱发心绞痛和心肌梗死。

2. 人格特征　Friedman 和 Rosenman 对年轻的首次发病的冠心病患者进行心身相关研究,结果发现这些患者有着共同的人格特征,最初筛选时(1964)确定113 例冠心患者,属于 A 型行为的在 39~49 岁年龄组中占 68.3%,在 50~59 岁年龄组中占 73.6%。在全部预测性调查期间,有 258 人发生了冠心病,50 人死亡。在年龄较轻(39~49 岁)和年龄较大(50~59 岁)的两组中,A 型行为的人 2 倍于 B 型行为的人。

冠心病严重威胁人们健康和生命,因此进行早期预防,意义重大。预防策略除针对生物学危险因素外,更重要的是针对社会应激因素的消除和行为类型的矫正。在治疗上,近年来国内外除重视心理社会病因研究外,对于行为疗法的研究非常重视。总结国内外临床经验,对于冠心病的处理最好是在药物治疗的同时配合生理心理治疗,方可提高治愈率,巩固治疗效果。

三、支气管哮喘

支气管哮喘的临床症状表现主要为阵发性的带有哮鸣音的呼气性呼吸困难。发作时间长短不一,发病原因除了与过敏体质、感染及变态反应有关外,心理社会因素也是重要触发因素之一。关于心理因素在支气管哮喘发病中的作用的报道很多,结果不一,一般认为是复合因素之一,单纯的心理因素引起支气管哮喘极为少见,诱发发病的病例比较多见。有5%～20%的患者发病与情绪有关。

1. 生活事件和心理应激　　在儿童哮喘患者中心理社会因素显得更为重要。Purcall等在1969年做了一个实验,让哮喘的儿童留在家中,不准父母回家。他们选择出13个以情绪为诱因的家庭,另外选择出一些儿童的哮喘发作与情绪因素无关的家庭作为对照组。除了儿童在家以外,所有家庭成员都离开家2周,请一个女管家来照料儿童。在家人离开的这一段时间里,那些情绪因素很高的哮喘儿童有明显好转,无情绪因素的儿童则没有变化。当2周实验过去以后父母又回到家中时,实验观察组的哮喘儿童又恢复到以前的样子。而各种心理应激可引起支气管平滑肌痉挛和哮喘,很多实验表明暗示和条件反射也能诱发哮喘的发作。

2. 人格特征　　有报道认为哮喘患者过分依赖、幼稚、敏感和过于被动,有些人还有神经质。但是当Neuhaus将这些特点和其他慢性病加以比较时,看不出有什么差异。目前尚没有科学研究证明,支气管哮喘与特殊人格之间存在明确的关系。

支气管哮喘的治疗应根据不同病因,不同病情和病程采用不同的治疗方法。由过敏和感染引起的病例重点在于药物治疗,由心理因素发病为主的病例和反复发作伴有焦虑,恐惧情绪的病例应配合行为治疗如系统脱敏疗法。应用行为治疗有三个目的:① 改善肺功能。② 改变消极的情绪。③ 改变不利于哮喘的行为和家庭因素。在发作状态时还应给予支气管扩张剂和抗组胺等药物治疗。

四、消化性溃疡

消化性溃疡是人类的常见病,溃疡主要发生于胃和十二指肠部位,故又称为胃、十二指肠溃疡。人群中约有10%在其一生中患过此病。其发病涉及幽门螺杆菌、胃酸和胃蛋白酶等因素的侵袭作用与十二指肠、胃黏膜屏障防御之间的平衡失调。心理、社会因素造成的应激会刺激胃酸分泌,加剧平衡失调。

1. 生活事件和心理应激　　情绪变化能引起胃液分泌及运动功能异常,因此情绪因素是消化性溃疡的发病原因之一。Wolff对胃造瘘伴有胃黏膜疝的患者进行观察,发现情绪愉快时,黏膜分泌和血管充盈增加,胃壁运动增强;悲伤、自责、沮丧时,黏膜苍白、分泌减少;焦虑时,充血分泌增加、运动增强;有攻击性情感(怨恨、敌意等)时,胃的分泌和血管充盈大幅度提升,运动也有所增强。另外,高度的应激会加重溃疡病。在胃、十二指肠溃疡发病上,体质、饮食行为也是重要的因素,摄食过多、进食不规律、禁食减肥等会在一定程度上加重胃和十二指肠的损伤。

专栏 7-3 Brady 的"执行猴"试验

Joseph V. Brady 是约翰·霍普金斯大学医学中心的行为生物学教授,他于 1958 年报告的"执行猴"实验开创了应激与胃溃疡关系研究的先河。

Brady 将两只猴子各放置在一张约束椅子上,每 20 秒给它们通一次电。每只猴子面前都有一根压杆,但猴子 A(执行猴)的压杆能使两只猴子避免遭受电击。只要猴子 A 在接近 20 秒时压一下它的压杆,就可以避免即将来临的这次电击。猴子 A 总是时刻惦记去压压杆,以免电击。猴子 B(非执行猴)与猴子 A 被电击的次数一样多,但猴子 B 对是否被电击无法控制,结果猴子 A 得了"胃溃疡病",猴子 B 却安然无恙。

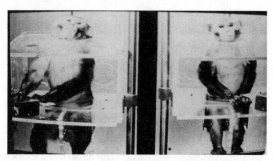

图 7-1 "执行猴"试验

左为"执行猴"A,右为"非执行猴"B。

2. 人格特征 Dunbar 认为溃疡患者具有工作认真负责、较强的进取心、强烈的依赖愿望、易怨恨不满、常常压抑愤怒等个性特点。Alp 等发现溃疡患者中具有孤独、自负与焦虑、易抑郁等个性者多丁健康人。Piper 于 1977 年用艾森克人格问卷(EPQ)进行对比研究,发现溃疡患者具有内向及神经质特点。一般来讲,十二指肠溃疡患者比胃溃疡患者更容易受心理紧张因素的影响。

胃、十二指肠溃疡病的药物治疗包括抗酸剂、胃黏膜保护剂、自主神经阻断剂,情绪不稳定的患者给予抗焦虑、抗抑郁药物。同时还应进行饮食疗法,并避免生活中的紧张应激。

五、糖尿病

糖尿病是一种胰岛素分泌相对不足所引起的以糖代谢紊乱为主,并伴有脂肪、蛋白质及电解质等代谢紊乱的内分泌代谢性疾病,晚期常因感染及酮症酸中毒昏迷等并发症导致死亡。糖尿病的发病率还在不断地上升,其病因包括遗传、肥胖、感染、缺乏体力活动、妊娠、情绪紧张等因素。很多实验证明心理社会因素与糖尿病发病的关系很密切,发病可能是遗传因素和环境因素共同作用的结果。

1. 生活事件和心理应激 环境的改变,亲人患病或死亡,受到惊吓、冤枉、诬陷,政治上的迫害,难以容忍的挫折,工作劳累与紧张,人际关系复杂等各种原因造成的情绪改变等,使全身处于应激状态,体内儿茶酚胺、肾上腺皮质醇等抗胰岛素分泌作用的激素含量增加,致使血糖升高诱发糖尿病。细心了解糖尿病患者的病史,常常可以发现糖尿病发作前都有灾难性生活事件作为先导。

2. 人格特征　1985年,蔡雄鑫应用艾森克个性问卷调查47例糖尿病患者,揭示神经质分值高,内外倾向性分值低,即表现为内向和情绪不稳定。Lustman等人通过对糖尿病患者的调查发现,他们具有回避痛苦和不善于延迟的满足。马梁红等调查分析显示,多数糖尿病患者个性特征为内倾不稳定型,其特点为压抑、焦虑和刻板、小心谨慎,轻易出现负性情绪,从而引起迷走神经兴奋,内分泌变化而导致疾病发生。

糖尿病的治疗除使用药物、饮食疗法及运动疗法外,心理治疗与健康教育也是不可缺少的。心理治疗常采用认知行为治疗。集体与个别的心理治疗的方法均有很好的疗效,特别是采用合理情绪疗法为主的集体心理治疗疗效较佳,肌电反馈松弛训练往往也有较好的疗效。

六、癌症

近几十年的行为医学研究显示,心理社会因素是癌症形成的重要影响因素之一。同样,癌症患者的不良心理行为反应,也会严重影响病情的发展和患者的生存质量。

关于心理社会因素与癌症之间的关系,R. Lucas在1982年分析了大量文献后,总结出以下四点结论:① 具有某些心理特征的人,较容易患癌症。② 癌症的发展与内分泌和免疫防御功能有关,后者又受患者本人情绪和行为反应的影响。③ 表现某种心理行为反应特点的癌症患者,其生存期较短。④ 采用情绪支持和行为干预等心理治疗方法,可使癌症患者的平均生存期延长一倍。可见,癌症的发生、发展、转归与心理社会因素有密切关系。

1. 生活事件与心理应激　国内医学家对一项胃癌的调查中发现,胃癌患者在被确诊前的八年内有76%的患者报告遇到过生活事件;在被确诊前的三年内有62%的患者报告遇到过生活事件。而在各类生活事件中,以人际关系、意外事件和幼年时期的经历较为突出。

癌症患者发病前生活事件发生率比其他患者高。Miller对1400对夫妻的观察指出,配偶中有一方身患癌症或死于癌症,另一方也易患癌症。通过回顾1902～1967年间的大量文献发现,癌症发病前最常见的明显心理因素是失去亲人的情感体验。亲人死亡的事件一般发生于癌症发病前6～8个月。

生活事件引起的应激通过影响神经内分泌、代谢和其他躯体变化,可促进正常细胞转变为癌细胞;通过神经免疫系统,使NK细胞、Th细胞、Ts细胞和体液免疫系统产生变化,影响机体对肿瘤的免疫监视系统;通过神经生物学,使曾一度被控制的肿瘤复发;通过各种途径,影响肿瘤的转移和疾病的临床过程。

2. 人格特征　近来各种研究表明抑郁的情绪可提高癌的患病率和死亡率。Shekelle 等人进行了一项前瞻性的研究,用 MMPI 量表,筛选了 2020 名抑郁男性,进行追踪调查,17 年后发现这些人中,抑郁得分高者死于癌症的人数是其他人的 2 倍,也说明了抑郁可导致或加速癌症。其实,抑郁与癌症的关系不仅表现在抑郁可导致或加速癌症,也表现在癌症患者在患癌后易出现抑郁情绪。

很多研究认为癌症患者存在 C 型行为特征。英国学者 Greer 等首先报道了癌症患者有某些人格特征,这些特征可使人易得癌症,这一设想很快得到了美国学者 Temoshok 和德国学者 Baltrush 的支持。他进一步提出了癌症易感性行为特征——“C”型行为模式的概念(TCBP),主要表现为与别人过分合作;原谅一些不该原谅的行为;生活和工作中没有主意和目标,不确定性多;对别人过分耐心;尽量回避各种冲突;不表现负性情绪,特别是愤怒;屈从于权威等。

3. 心理干预　癌症患者的治疗中,多采用综合治疗,但心理干预不可或缺。首先要纠正患者的认知偏差。患者的许多消极心理反应均来自于“癌症等于死亡”的错误认识。因此,应帮助患者建立对癌症的科学认识,一方面承认癌症的严重危害性,另一方面要让患者相信积极的治疗。良好的心态是可以战胜癌症的,已治愈的患者“现身说法”对此可以起到事半功倍之效。同时,积极运用支持性心理治疗等手段,保护和增进患者的期望和信心,对每个患者都十分重要。其次要处理患者的情绪问题。大多数癌症患者有情绪问题,而身心的交互影响会导致其进一步恶性循环。阻断这种恶性循环的关键在于解决患者的情绪问题。对于否认-怀疑期患者,应允许患者在一段时间内采用否认、合理化等防御机制,让患者有一段过渡时间,接受严酷的事实。但是,时间长而强烈的“否认”则可能延误治疗,应加以引导。研究结果表明,对于癌症患者,真正意义上的“否认”并不多见,人多是情感压抑(suppression)。患者只不过是有意识地克制自己的情绪,外表看上去无所谓,但却不愿涉及自己的真实情感。由于对死亡、疼痛及残疾等后果的担心,使癌症患者难免产生焦虑和恐惧。抑郁是癌症患者又一常见的消极情绪,严重者可能不配合治疗,还可能产生自杀观念或自杀行为。通过对患者进行深入的晤谈及心理测量方法,可以对患者焦虑、抑郁情绪程度进行评估。采用支持性心理治疗、行为治疗,可帮助患者疏泄压抑的情绪,减轻紧张和痛苦。音乐疗法、想象疗法等均可用于癌症患者。同时,鼓励或强化患者保持人际交往,进行力所能及的活动,增加新异刺激,提供尽可能多的社会支持资源,这些对患者都是十分有益的。对严重抑郁和焦虑患者可使用抗抑郁和抗焦虑药物。

阅读一　医生怎样告诉患者得了癌症?

一旦患者癌症诊断明确,医生和家属即将面临的是能否将诊断结果告诉患者以及如何告诉患者的困扰。这就涉及"癌症患者的病情知情权"问题。尽管国内外许多临床医生对此问题做法不一致,但大多数学者都主张在恰当的时机给癌症患者提供诊断和治疗计划的真实信息。因为这样不仅有利于患者了解自己的病情,接受诊断事实,及时进入角色适应,建立良好的医患关系和治愈疾病的信心,而且能使患者更加配合治疗,对治疗中的各种副作用、并发症、预后有心理准备,积极主动参与治疗,对病情的预后和康复起到积极的作用。

目前国内的医生一般倾向于根据家属的要求向患者隐瞒病情,或完全交由家属决定。有研究表明,对癌症的不知情对治疗效果和预后有显著的负面影响。当然,是否告知患者应根据患者的人格特征、应对方式、病情以及对癌症的认识,灵活慎重地选择时机和方式。对于癌症患者的告知也不能一概而论。如对于晚期癌症患者,若心理承受能力差,生存时间短,一旦患者得知自己得了"绝症",生存期反而会缩短,并会产生焦虑和悲观厌世情绪。对于这些患者要视具体情况具体对待,避免患者再受到恶性刺激,使其尽可能地减少痛苦,有尊严地走完人生的最后阶段。

总之,是否告知,要因人而异,视事而待,择机处理。

阅读二　心理社会肿瘤学

癌症已成为影响人类健康的常见疾病,发病率呈逐年上升趋势。随着医学模式的转变,心理社会因素在癌症发生发展中的作用越来越受到重视。20 世纪 70 年代,Jimmie C. Holland 教授首先在美国纪念斯隆-凯瑟琳癌症中心开创了心理社会肿瘤学,标志着心理社会肿瘤学作为一门新兴的学科开始走上历史舞台。

癌症患者在病情发展和诊治过程中,精神上承受着巨大的压力,影响患者的心理健康和生活质量(quality of life,QOL)。如何使癌症患者从精神压力中解脱出来,提高 QOL,是心理社会肿瘤学的主要研究课题,也是对癌症患者姑息治疗的重要组成部分。它包括两个方面:一是癌症带给患者及其家属心理的影响;另一方面是癌症患者心理状态对癌症发生、发展与预后的影响。心理社会肿瘤学主要由心理学、精神医学和肿瘤学几部分组成,它涉及基础医学、社会学、宗教信仰等领域,是近年来在欧美等国家备受关注的新兴学科(图 7-2)。

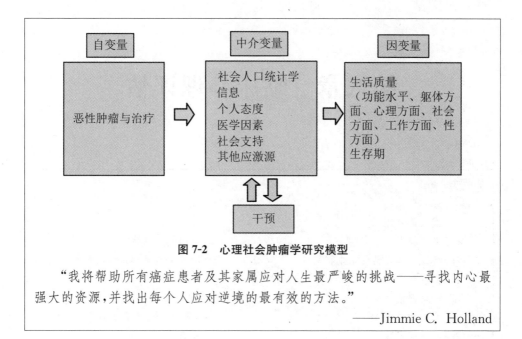

图 7-2　心理社会肿瘤学研究模型

"我将帮助所有癌症患者及其家属应对人生最严峻的挑战——寻找内心最强大的资源,并找出每个人应对逆境的最有效的方法。"

——Jimmie C. Holland

（吴义高）

第八章 临床心理评估

案例 8-1 对一个情绪低落的高中学生的心理评估

　　某男孩,18岁,因"情绪低落,懒言少动,伴眠差8月余",至心理科就诊。初步访谈了解到,该男孩自升入重点高中后,明显感觉学习压力增大。近8个月来,他渐觉心情低落,回避社交,对周围活动提不起兴趣,也不想同他人(包括家人和同学)交谈。上述表现在晨起时尤其明显。其夜眠质量差,入睡困难,每日睡眠约5小时。偶尔会出现轻生的念头,无自伤、自杀行动。在发病期间,未有心境高涨表现。对该男孩施测17项汉密尔顿抑郁量表和抑郁自评量表,其粗分分别为27分、61分。结合其访谈结果和其他精神检查,医生拟诊断为"抑郁障碍",建议住院治疗。该男孩的临床症状和其检查结果是否相符? 请你尝试进一步解读其测验结果。

　　传统中医学中有"望""闻""问""切"等诊断方法,诊断学中也有"望""触""扣""听"等临床评估技术。但由于人的各种心理现象及心理症状性质内隐,表现纷繁复杂,难以使用上述评估方法进行测量。因此,在测量心理现象和症状时,我们就需要使用临床心理评估这一方法。临床心理评估采用临床晤谈、行为观察、社会调查和心理测查等技术全面了解来访者或患者的心理特征、状态和生活背景等,有助于对各种心理问题及疾病的诊断、干预、治疗及康复的效果进行评估。本章将对临床心理评估进行系统性介绍。

第一节　概　　述

一、基本概念

1. 心理测验(psychological test)　心理测验泛指所有心理测量的工具。尽管有时也被称为心理量表,但两者的含义并不完全相同。心理测验是指按一定法则和心理学原理抽取的一定数量的、具有代表性的行为样本构成的项目集,而心理量表则是将具有代表性行为样本构成的项目集,通过代表性人群的测试,并加以标准化后的数量化系统。在使用上,"测验"一词囊括的范围较大,所有测量个体心理差异的作业都可称为测验,而"量表"一词的用法较为严格,通常用于那些由多项任务构成的标准化程度高的作业,其结果常使用一个综合指标(如商数、指数或组合分)来表示。

2. 心理测量(psychological measurement)　心理测量也可称作心理测查,是心理评估的最重要的手段。应用标准化的心理测验或心理量表,在标准情境下,对个体的外显行为进行客观的观察,并将观察结果按数量或类别的形式对其内在心理特征加以描述,这个过程或这项活动称为心理测量。与"称体重"和"量体温"类似,心理测量在标准情境下,使用标准工具对个体某种品质进行度量,最后获得其量化指标。

3. 心理评估(psychological assessment)　人的心理是非常复杂的,包括心理过程(如认识、情感和意志)和个体心理特征(如能力、气质和性格),这些心理现象都可用一些方法和技术来做定性描述和定量分析,如临床晤谈、行为观察和心理测查。根据使用目的和评估对象的不同,这些方法可单独使用,也可与其他方法联合使用。运用多种手段从多个侧面收集某一心理现象或某一个体的信息,对其做全面、系统和深入的客观描述和分析,这便是心理评估。尽管心理评估主要用于对个体心理特征的客观描述,但个体在心理过程中也存在量的差异,而这种差异也可用心理评估来判定。

二、发展简史

心理测验有着漫长的发展史。就心理测验思想而言,早在春秋战国时期(公元前770~前221),我国孔子、孟子就对心理特质的差异性、可测性进行了描述。古希腊哲学家 Plato(公元前427~前347)在《理想国》中指出每个人应该做最适合他做的事,即按照每个人的能力分配工作,并提倡士兵入伍前应做特殊能力测查。在心理测量实践上,中国的最早的心理学实践见于《尚书·尧典》。该书记录了尧对舜个人能力的考察实践。古希腊哲学家 Pythagoras(公元前 570～前 495)根据面部特征、智慧和情绪选择兄弟会成员。

古代系统性的心理测验是以"科举"制度为代表的中国古代官员考察制度。中国的官员考察制度萌芽于战国时期(公元前 475～前 221)国君对官员的定期考察。汉朝(公元前 202～220)正式采用了笔试对官员进行考察,其考察内容包含民法、军务、农业、征税和天文地理等。而至隋文帝(公元 587)开始的科举制度则是系统性心理测试的典型代表。科举制度于唐代发展成型,直到 1906 年被废止,延续超过 1300 年。

现代科学心理测验起源于欧美一百多年前的感觉辨别、运动技能和反应时研究。当时英国的 Francis Galton(1822～1911)发明了针对感觉和运动的测验方法;而师从 Galton 的美国心理学家 James McKeen Cattell (1860～1944)于 1890 年写了一篇题为《心理测验与测量》的论文。他在这篇经典论文中首次提到心理测验(mental test)一词,并奠定了现代心理测验范式。

1895 年 Alfred Binet(1857～1911)和 Henry Beaunis(1830～1921)建立了法国的第一个心理实验室,并编制了测量复杂心理能力的测验用以鉴别正常和缺陷儿童。1896 年 Binet 及同事 Victor Henri(1872～1940)认为,个体差异应该从记忆、表象力、想象力、注意、理解、暗示性、美感、道德感、肌肉能力和意志力 10 个方面进行测量。1905 年 Binet 应巴黎政府要求,与 Théodore Simon(1873～1961)合作编制了第一个智力测验,即比奈-西蒙智力量表,帮助确认那些难以从普通教育中获益的儿童。随后不断有新的心理测验问世,在两次世界大战期间,心理测验(尤其是团体测验)在西方得到迅速发展,战后各类心理测验方法已达到 1000 多种,除部队大量使用外,在民间的应用也十分广泛。目前,心理测验在欧美国家已被普遍接受且应用广泛。

中国古代的心理测验出现很早,但现代心理测验的出现却晚于西方。据记载,记忆测验于 1915 年在广州运用。1918 年北京清华学校开始用推孟修订的比奈量表原版。此后,翻译、修订和自编测验发展较快。1931 年,中国测验学会成立。1915～1940 年的 25 年间,我国已有超过 70 种各类测验。抗日战争爆发后,相关工作受到严重影响,新编测验很少。新中国成立至"文化大革命"期间,我国较少使用心理测验且研究也较少。

改革开放后,湖南医学院龚耀先、首都师范学院林传鼎和北京师范大学张厚粲、中国科学院心理研究所宋维真等人分别主持修订韦氏成人智力量表、韦氏儿童智力量表和明尼苏达多项人格调查表。在此后 30 多年中,国内精神卫生和心理学工作者根据临床需要翻译和修订了一些国外著名或常用的心理测验和临床评定量表。不仅如此,研究者们也编制了一些本土化的心理测验和量表,如龚耀先的智残评定量表、非文字智力测验和中国幼儿智力量表,许淑莲的临床记忆量表,杨德森和郑延平的生活事件量表，王登峰的中国人个性问卷，程灶火的多维记忆评估量表、华文认知能力量表和中国人婚姻质量问卷等。近年来，新编心理测验和临床评定量表继续增加，心理测验使用领域不断扩大，接受心理测验的人数逐年增长。

三、基本技术

使用多种心理评估技术收集各种有用信息有助于系统和全面地了解患者或来访者，提高诊断正确率。临床常用评估技术包括临床晤谈、行为观察、社会调查和心理测查。虽然心理测查是心理评估的重要方法，但必须综合其他来源的信息，进行比较分析，去伪存真，才能做出全面可靠的评判。

1. 临床晤谈（clinical interviews）　临床晤谈不仅是收集信息的最重要手段，也是构建积极评估关系的重要途径。临床晤谈就是评估者与来访者进行面对面的言语交流，包括提问、应答、倾听、记录、整理和反馈等过程。临床晤谈既可以了解来访者目前的功能状态，如一般功能、思维过程、思维内容、记忆、注意力、言语、自知力等，又可以了解病理现象产生的原因及其发生发展过程。晤谈可分为自由式晤谈、半结构晤谈和结构式晤谈三类。自由式晤谈的优点是灵活性大，易建立协调关系，能了解来访者组织材料的方式以及容易获得来访者的详细历史，其缺点是信度和效度无法保证，对晤谈者必须接受严格训练。结构式会谈是按固定程序逐一提问，内容确定、操作规范、信效度较高，缺点是机械、被动、耗时，不利于了解来访者内心体验。不管所用形式如何，晤谈结束后，晤谈者应该掌握来访者的心理学状态，概括当前困难原因并做出诊断以及制定处理计划。

2. 行为观察（behavioral observations）　行为观察主要了解来访者在晤谈和测查过程中的行为表现，并以此形成初步印象，对晤谈方向和测验选择具有指向作用。观察可分自然观察和控制观察，前者是在不加控制情况下对人的行为进行观察，其中有直接的，即观察者与被观察者直接接触；有间接的，即通过某些记录和检验手段如录像录音、取样本做实验室化验等。控制观察是指控制观察条件，或对被观察者作某种"处理"观察其行为改变。观察范围因目的和对象而异，一般包括如下内容：① 仪表，如穿戴、举止、表情。② 身体外观，如胖瘦、高矮、畸形及其他特殊体形。③ 人际沟通风格，如大方或尴尬、主动或被动、可接触或不可接触。④ 言语和动作，如表达能力、语言流畅性、语言逻辑性、动作幅度、动作适切度。⑤ 在交往中表现出的兴趣、爱好和对人对事对己的态度。⑥ 在困难情境中的应付方式。

3. 社会调查（social inquiry）　社会调查法是借助访谈、调查或查询历史资料等方式了解患者心理健康状况或心理特征的一种方法，包括历史调查和现状调查。历史调查通过与知情人（如父母、亲友、同学、同事、老师、领导、兄弟姐妹等）访谈和查阅档案文献材料了解患者过去的心理健康状况、成长环境和人际关系等；现状调查则主要围绕与当前问题有关的内容进行。调查的内容要求广泛详细，包括心理异常（如心理异常的表现、程度、诱因、性质）、家庭背景（如家庭结构、家庭关系等）、个人资料(如成长史、人格特征、社会地位、人际关系等)情况等。详尽的资料有助于我们做出正确的判断。社会调查的优点是可收集横、纵两方面信息,获得信息广泛全面,缺点是材料真实性容易受调查者主观因素影响。

4. 心理测查(psychological testing)　心理测查包括心理测验和评定量表,运用标准化测验,对患者或来访者进行规范的测试,并得出数量化结论,为心理评估提供重要的资料。心理测查优点是采用标准化数量化的方法,可避免一些主观因素影响,是一种较科学客观的评估方法。心理量表的使用,要经过严格的专业培训,按照科学规范的操作,才能得到科学的客观评估结论。

四、标准心理评估的基本特征

尽管心理评估技术很多,可以分为非标准化评估技术(如临床晤谈和行为观察)和标准化评估技术(如心理测验和评定量表),其中标准化心理评估技术一般应具有如下基本特征,才能作为衡量某一心理品质的标尺。

1. 行为样本(behavioral sample)　所有心理测验或评定量表都是由许多条目(问题、作业、任务或陈述)组成的,这些条目被称为行为样本,这些行为样本必须具有代表性,才能有效地衡量某一心理特质。

2. 常模(norm)　常模就是用来判断个体测验结果是否正常、能力强弱或特质多少的标准,类似于心率、血压或血糖等生理生化指标的正常值。测验常模是用编制好的测验对一定数量的代表性人群(常模样本)进行测试,统计常模样本测验得分的均数和标准差,然后根据均数和标准差编制成可供比较的数量系统。常模有很多种形式,如均数、标准分、百分位、划界分、商数或指数等。

3. 信度(reliability)　信度指测试结果的可靠程度,用系数表示,只有信度考验达到心理测量学要求的测验,才可作为标准化测验工具,一般对智力测验要求高,对人格测验要求略低。根据测验分数误差来源不同,信度可分重测信度、复本信度、分半信度、同质性信度和评定者信度等。

4. 效度(validity)　效度即有效性,指是否测量到要测查的东西,测查到何种程度等。效度是衡量标准化测验好坏的最重要指标。效度考查方法有很多,美国心理学会在《心理测验和诊断技术介绍》及《教育与心理测试标准》中将它们归为三类:内容效度、校标效度和结构效度。

5. 标准化(standardization)　测验情境、指导语、施测方法、记分方法、结果换算等都要按一定的规则进行,才符合标准测验的条件。

五、心理测验的分类

现有的心理测验很多,《心理测量年鉴》(《Mental Measurement Yearbook》)目前收集的测验超过 3000 种,每种测验均有它的功能和用途,可按其功能分为以下几大类:

1. 能力测验(ability test)　包括一般能力测验和特殊能力测验。一般能力测验测量人的一般能力倾向，从事各种活动都需要的能力，如智力测验、成就测验、性向测验等。特殊能力测验测量从事某些活动所需要的特殊能力，主要用于升学和就业指导、特殊人才选拔，如音乐能力、绘画能力、机械技能、文书才能等。

2. 人格测验(personality test)　这类测验测量性格、气质、兴趣、态度、品德、情绪、动机、信念等心理品质。一般有两种测量方法：问卷法(艾森克个性问卷、明尼苏达多项人格调查表)和投射法(罗夏墨迹测验、主题统觉测验)。

3. 神经心理测验(neuropsychological test)　这类测验测量个体的神经心理功能，上述能力测验和人格测验常用作神经心理测验，智力测验和记忆测验是最常用的神经心理测验，专门的神经心理测验有 Halstead-Reitan 神经心理成套测验、Luria-Nebraska 神经心理成套测验。此外还有许多单项神经心理测验，如本顿视觉保持测验、威斯康星卡片分类测验。

4. 症状评定量表(symptom rating scale)　这类量表主要评定神经和心理方面的症状，在精神科、神经科和心理咨询中较常用，如焦虑评定量表、抑郁评定量表、90 项症状清单、简易痴呆评定量表等。

5. 其他　如生活事件评定量表、生活质量问卷、婚姻质量问卷、社会支持评定量表、应对方式量表等。

六、心理评估的作用

心理评估用途很广，在心理咨询、疾病诊断和治疗康复指导、司法和劳动能力鉴定、人才选拔和就业指导等方面都有不可替代的作用。

(1) 在心理咨询中，心理评估可帮助咨询者了解求助者问题的性质和严重程度，制订和修改干预计划，评价咨询效果和估计预后。

(2) 在临床医学中，心理评估是神经精神疾病诊断的重要辅助手段，也是各类治疗效果评价的重要功能指标，为心理治疗和康复训练计划制订及预后判断提供重要的科学依据。

(3) 在司法鉴定中，心理评估结果是精神状况判断、脑损害程度评价和伪装甄别的重要客观指标，是责任能力和行为能力评判的重要依据，也是损害赔偿参考依据。在残疾评定和劳动能力鉴定中，心理评估结果是重要的量化指标。

(4) 在人才选拔中，心理评估可以作为人力资源部门挑选人才和合理用人的有效方法，也可作为指导个体就业和预测个体未来成就的科学手段。

> 在不同情境下，如何选择合适的心理评估技术？

(5) 在科学研究中，心理评估是医学和心理学研究重要方法之一。

第二节　临床评定量表

临床评定量表主要对心理障碍的病因、调节因素、症状或功能状态进行量化评定,协助临床诊断、病情评估和疗效评定。它是心理评估和临床研究的常用方法,按照其测评内容大体上可以分为:① 心理健康状况和精神症状评定量表,如 90 项症状清单和简明精神症状量表。② 心理障碍病因或机制调查表,如生活事件量表和应对方式量表。③ 功能状况或结局评定量表,如生活质量问卷、副反应量表和功能大体评定量表。按评定者性质,临床评定量表可分成自评量表和他评量表。自评量表为患者本人对照量表条目描述出自己的行为表现和内心感受,如焦虑自评量表;他评量表是医务人员对照量表条目,结合与患者和知情人访谈资料和观察资料对症状出现的频度和严重程度作出量化评定,如汉密顿焦虑量表。

一、症状评定量表

症状评定量表数量众多、临床应用最为广泛。按内容涵盖范围分类,症状评定量表可分为综合评定量表和专项评定量表两类。前者是对多方面的心理问题或精神症状进行评定,如 90 项症状清单、简明精神症状评定量表和康奈尔医学指数等;后者是对某一特定领域的心理问题或症状进行评定,如 Beck 抑郁调查表、状态-特质焦虑问卷和自杀态度问卷等。

1. 综合症状评定　从多方面对心理健康状况或症状作系统评定,涉及面较广,但不深入,主要用于问题筛查或临床症状的初步评定。90 项症状清单和简明精神症状评定量表是常用的综合评定量表,其他常用量表包括康奈尔医学指数、自测健康评定量表、Achenbach 儿童行为量表、Ruter 儿童行为问卷、Krawiecka 症状量表。近几十年来,国内学者也新编了一些较有影响的心理健康评定量表,如程灶火等编制的百项心理症状问卷和少儿心理健康量表、许明智等编制的心理健康量表、张理义等编制的中国军人心理健康量表等。

(1) 90 项症状清单(SCL-90):又称 90 项症状自评量表,由 L. R. Derogatis 编制于 1973 年,1975 年修订成 SCL-90-R。王征宇于 1984 年将 SCL-90 译成中文版本,并建立了常模。SCL-90 共有 90 个条目,分 10 个症状因子,分别称为躯体化、强迫、人际关系、抑郁、焦虑、敌对、恐怖、偏执、精神病性和其他,测查感觉、思维、意识、行为直至生活习惯、人际关系、饮食睡眠等方面的症状。SCL-90 为自评量表,评定时间范围为"现在"或"最近一周",项目均按 1~5 分五级评分。分析指标包括总分、阳性项目数和因子分,原量表作者未提出划界分,国内有人建议使用以下划界分作为筛查标准:总分超过 160 分、阳性项目数超过 43 项或因子分超过 2 分。SCL-90 能反映各类神经症的特点,作为常规检测工具广泛应用于心理咨询门诊及各临床科室。

(2) 简明精神病评定量表(BPRS)：该量表由 J. E. Overal 和 D. R. Gorham 于 1962 年编制，初版为 16 项，后增加到 18 项。国内由张明园(1983)主持修订，增添了 2 个项目(自知力障碍和工作不能)，并制定了每个项目的评分标准。全量表共计 20 个项目，多数人使用 18 项版本，18 个项目可归为 5 个因子：① 抑郁焦虑，包含躯体健康、焦虑、罪恶观念和心境抑郁 4 个项目。② 缺乏活力，包括情感交流障碍、动作迟缓、情感平淡和定向障碍 4 个项目。③ 思维障碍，包括概念紊乱、夸大、幻觉和不寻常思维内容 4 个项目。④ 激活性，包含紧张、装相与作态和兴奋 3 个项目。⑤ 敌对猜疑，包括敌对性、猜疑和不合作 3 个项目。评定时间范围为"最近一周"，每个项目采用七级评分(1 为"无症状"，2 为"可疑或很轻"，3 为"轻度"，4 为"中度"，5 为"偏重"，6 为"重度"，7 为"极重")。7 个项目需依据观察评分，其他项目依据病人的报告评分，结果可按单项分、因子分和总分进行分析。

2. 抑郁症状评定　评定抑郁情绪的量表很多，常用抑郁评定量表有流调用抑郁自评量表、Hamilton 抑郁量表、Beck 抑郁问卷、Zung 抑郁自评量表、老年抑郁量表、抑郁体验问卷、Carroll 抑郁量表和 Newcastle 抑郁诊断量表等。

(1) Zung 抑郁自评量表(SDS)：SDS 由美国心理学家 W. W. K. Zung 于 1965 年编制，为自评量表，常用于评定抑郁症状的严重程度和治疗后的改变。量表内容包含 20 个条目，每个条目相当于一个症状，按 1～4 分四级评分，评定时间范围为"最近一周"。SDS 反映抑郁状态的四组特异性症状：① 精神情感症状，包括抑郁心境和哭泣。② 躯体性障碍，包括情绪的日间差异、睡眠障碍、食欲减退、性欲减退、体重减轻、便秘、心动过速和易疲劳。③ 精神运动障碍，包括精神运动性迟滞和激越。④ 抑郁心理障碍，包括思维混乱、无望感、易激惹、犹豫不定、自我贬低、空虚感、反复思考自杀和不满足。SDS 的统计指标有粗分、标准分和严重度指数。粗分为各项目得分之和；标准分＝粗分×1.25；抑郁严重度指数＝各条目累积分/80。与之相对应，划界分标准也有三种：粗分划界分为 41 分，标准分划界分为 53 分，严重度指数范围为 0.25～1.0。严重指数在 0.5 以下提示无抑郁，0.50～0.59 为轻微至轻度抑郁，0.60～0.69 为中至重度抑郁，0.70 以上提示极重度抑郁。

(2) Hamilton 抑郁量表(HAMD)：HAMD 由 M. Hamilton 于 1960 年编制，后经多次修订，现有 17 项、21 项和 24 项三种版本。HAMD 为他评量表，一般由两名评定者根据交谈和观察各自评分，多数项目采用 0～4 分五级评分，少数项目采用 0～2 分三级评分，评定时限为"最近一周"。24 项 HAMD 包含 7 个因子：① 焦虑/躯体化，测查精神性焦虑、躯体性焦虑、胃肠道症状、疑病和自知力。② 体重改变，测查体重减轻。③ 认识障碍，测查自罪感、自杀、激越、人格解体与现实解体、偏执症状和强迫症状。④ 昼夜改变，测查病情昼夜变化。⑤ 阻滞，测查抑郁情绪、工作和兴趣、阻滞和性症状。⑥ 睡眠障碍，测查入睡困难、睡眠不深和早醒。⑦ 绝望感，测查能力减退感、绝望感和自卑感。24 项 HAMD 划界分：超过 35 分，严重抑郁；35～21 分中度抑郁；20～8 分，轻度抑郁；低于 8 分，没有抑郁症状。17 项

HAMD 划界分:超过 24 分,严重抑郁;24～18 分中度抑郁;17～7 分,轻度抑郁;低于 7 分,没有抑郁症状。

(3) 老年抑郁量表(GDS):GDS 由 T. L. Brink 等人于 1982 年编制,专门用于筛查老年抑郁症,为自评量表。GDS 由 30 个老年抑郁的核心症状组成,包括情绪低落、活动减少、易激惹、退缩、痛苦想法及对过去、现在和未来的消极评价,每个项目代表一个症状,只要求老年人用“是”和“否”回答,在 30 个项目中,有 10 个回答“否”得分,有 20 个回答“是”得分。建议划界分:0～10 分,正常;11～20 分,轻度抑郁;21～30 分,中重度抑郁。

3. 焦虑症状评定　评定焦虑情绪的量表很多,常用焦虑评定量表有 Hamilton 焦虑量表,Beck 焦虑量表,Zung 焦虑自评量表、状态-特质焦虑量表、儿童社交焦虑量表和交往焦虑量表等。

(1) Zung 焦虑自评量表(SAS):SAS 由美国心理学家 W. W. K. Zung 于 1971 年编制,为自评量表,从量表结构形式到具体评分方法,都与抑郁自评量表十分相似,用于评定焦虑患者的主观感受。量表内容包含 20 个条目,包括焦虑、害怕、惊恐、发疯感、不幸预感、手足颤抖、躯体疼痛、乏力、静坐不能、心悸、头昏、晕厥感、呼吸困难、手足刺痛、胃痛或消化不良、尿意频数、多汗、面部潮红、睡眠障碍、噩梦。SAS 中有 5 个反向记分条目。统计指标有粗分和标准分,粗分为各项目得分之和,标准分＝粗分×1.25。粗分划界分为 40 分,标准分划界分为 50 分。

(2) 状态-特质焦虑量表(STAI):R. B. Cattell 和 C. D. Spielberger 首次提出特质性焦虑和状态性焦虑概念,并于 1977 年编制了状态-特质焦虑量表 (X 版本)用以测量个体焦虑特质和焦虑状态。1983 年,STAI 的修订版本问世(Y 版本)。STAI 为自评量表,包含 40 个条目。前 20 个条目测量焦虑情绪体验,反映目前的焦虑水平;后 20 个条目测量个体素质性焦虑特质,反映个体一贯性的、特质性的性格特征。其条目采用 1～4 分四级评分,包含 20 个反向评分条目。状态性焦虑的正常值为 20～48 分;49～56 分为轻度焦虑;57～64 分为中度焦虑;65～72 分为严重焦虑;73～80 分为极严重焦虑。特质性焦虑的正常值为 20～49 分;50～57 分为轻度焦虑素质;58～64 分为中度焦虑素质;65～71 分为明显焦虑素质;72～80 分为严重焦虑素质。

(3) 儿童社交焦虑量表(SASC):SASC 是由 La Greca 等于 1988 年编制的自评量表,用于评估儿童的社交回避、苦恼及害怕否定评价等。SASC 包含 10 个条目,测查内容涉及伴发于社交焦虑的情感、认知和行为,项目均采用 0～2 分三级评分。10 个条目可归为两大因子:害怕否定评价(6 个条目)及社交回避及苦恼(4 个条目)。不同年级小学生的平均得分在 7.7～10.4 分之间,根据该均数提供如下划界分供参考:5 分以下,没有焦虑;5～10 分,轻度焦虑;11～15 分,中度焦虑;16～20 分,严重焦虑。

专栏 8-1　自评量表和他评量表的区别

　　按照评定方式的不同,评定量表可分为自评量表和他评量表。自评量表是指受试者根据量表指导语和题目自行做出判断,并选择合适答案的评定量表。而他评量表是指由专业评估者根据对被评估者的行为观察或访谈做出的标准化定量评估,通常用于对情绪和外显行为的测量。自评及他评量表各有优劣,可按照不同的测量目的和条件按需选择。自评量表施测简便,测量时无需一对一专人评估,可用于大范围的集体测量,结果解释也较为简单。而他评量表则需由专业人员根据特定标准对各个条目进行逐一评价,需单独施测,测量过程较自评量表更复杂,但其结果通常更为可靠。

　　常用自评量表包括 90 项症状清单、抑郁自评量表、焦虑自评量表、生活事件量表和应对方式问卷。常用他评量表则包括汉密尔顿抑郁量表、汉密尔顿焦虑量表、简明精神病评定量表和倍克-拉范森躁狂量表。

二、社会功能评定量表

　　社会功能评定量表主要评定个体的社会功能,如婚姻功能、家庭功能、人际关系、生活质量和学习工作能力等,这些都是评定精神疾病严重程度的重要指标,也是评定治疗效果和康复状况的重要指标。

　　1. 生活质量评定　生活质量,也称生存质量,指人们对生活总体状况(健康、家庭、工作生活、经济收入)的满意程度,或总体幸福感。生活质量作为医疗服务效果指标,已受到越来越多的重视。许多评估生存质量、婚姻质量或幸福感的量表也随之不断涌现。

　　(1) 生活质量综合评定问卷(GQOLI-74):该问卷由李凌江和杨德森于 1995 年编制,属自评量表,主要用于社区普通人群生活质量的评估,也可用于评定精神疾病或慢性躯体疾病患者的生活质量。GQOLI-74 共有 74 个条目,分属于物质生活状态(条目 F1～F10)、躯体功能(条目 F11～F30)、心理功能(条目 F31～F50)和社会功能(条目 F51～F70)四个维度和一个总体生活质量评定(条目 G1～G4)。各条目采用 1～5 分五级评分,因子分和维度分均换算成 0～100 的标准分,总分也换算成 0～100 分范围。由于因子分、维度分和总分都采用百分制,分数意义易于理解,得 100 分意味着完全满意,得 80 分即为 80％满意。

　　(2) 儿少主观生活质量问卷(ISLQ):该问卷由程灶火等人于 1997 年编制,属自评量表,主要用于评估 10～18 岁儿童和青少年的生活满意度。ISLQ 共有 52 个条目,正、负记分条目混合编排,因素分析获得两成分八维度结构,认知成分包括家庭生活(7 个条目)、同伴交往(6 个条目)、学校生活(8 个条目)、生活环境(5 个条目)和自我认识(6 个条目)等五个维度,情感成分包括抑郁体验(7 个条目)、焦虑体验(8 个条目)和躯体情感 (5 个条目)等三个维度。条目采用 1～4 分四级评分:1

分为"没有(不是)",2分为"有时",3分为"经常",4分为"总是",评定时限为"最近两周"。维度满意水平采用10分制,分值越高,满意度越高,不足3分表示极不满意,3～4分表示不太满意,5～7分为一般水平,高于7分为比较满意。成分和总体满意度采用100分制,分值越高,满意度越高:0～29分为"极不满意";30～49分为"不太满意";50～70分为"一般满意";71～90分为"比较满意";高于90分为"极满意"。

2. 婚姻家庭功能评定　家庭和婚姻是人们最重要社会环境和社会支持来源,婚姻家庭功能状况可影响疾病康复,反之疾病也会影响婚姻家庭功能。

(1) 家庭功能评定量表(FAD):该量表由 N. B. Epstein 等于 1983 年基于 Mc-Master 家庭功能模式(MMFF)理论编制而成,为自评量表,主要用于评定目前家庭功能状况和发现家庭系统中可能存在的问题。FAD 起初含 240 个条目,第二次修订减至 53 个条目,第三次修订时又增加到 60 个条目。MMFF 理论把家庭功能概括为七个方面,FAD 设计七个分量表分别测量这七个方面:问题解决(6 个条目)、沟通(9 个条目)、角色(11 个条目)、情感反应(6 个条目)、情感介入(7 个条目)、行为控制(9 个条目)和一般功能(12 个条目)。每个条目按 1～4 四级评分,评定时限为"最近两个月",家庭中 12 岁以上的家庭成员都需填写 FAD 问卷。

(2) 中国人婚姻质量问卷(CMQI):该问卷由程灶火于 2000 年编制,问卷类似 Olson 婚姻质量问卷,为自评量表,主要用于评估已婚人士的婚姻质量、发现婚姻问题的焦点及评估婚姻家庭的效果。CMQI 共有 90 个条目,分属性格相容、夫妻交流、化解冲突、经济安排、业余活动、情感与性、子女与婚姻、亲友关系、家庭角色和生活观念等 10 个维度。每个维度均含 9 个条目,每个条目采用 1～5 分五级评分,评定时间范围为"最近一个月"。维度分采用 10 分制转换,分值越高,满意度越高:低于 3 分为"极不满意";3～4 分为"不太满意";5～7 分为"一般水平";高于 7分为"比较满意"。总分采用 100 分制转换,分值高,满意度高:0～29 分为"极不满意";30～49 分为"不太满意";50～70 分为"一般满意";71～90 分为"比较满意";高于 90 分为"极满意"。

3. 社会生活功能评定　许多精神和躯体疾病都有可能发展成慢性状态,常导致日常生活功能障碍和社会适应功能障碍。社会和生活功能评估既是某些疾病的重要诊断依据,也是评估许多疾病治疗康复效果的重要指标。

(1) 社会功能缺陷筛选量表(SDSS):SDSS 由我国 12 地区精神疾病流行学协作调查组(1985)根据世界卫生组织(1978)编制的功能缺陷评定量表修订而成,属他评量表,主要用于评定精神疾病患者的社会功能缺陷程度,是残疾鉴定和社区残疾人调查的重要工具。SDSS 包含 10 个项目:① 职业和工作。② 婚姻职能。③ 父母职能。④ 社会性退缩。⑤ 家庭外社会活动。⑥ 家庭内活动。⑦ 家庭职能。⑧ 个人生活自理程度。⑨ 对外界的兴趣和关心。⑩ 责任心和计划性。每个项目按 0～2 分三级评分:0 分为"无或极轻微缺陷",1 分为"明确功能缺陷",2 分为"严重功能缺陷"，评定时限为"最近一个月"。各项目得分之和即为总分。以 2 分作为划界分，高于或等于 2 分为社会功能缺陷标准，我国残疾人抽样调查也以此划界分作为精神残疾的标准。

（2）日常生活能力量表（ADL）：ADL 由美国 M. P. Lawton 等于 1969 年编制，属他评量表，主要用于评估老年人的日常生活能力并作为老年痴呆的辅助诊断工具。ADL 共有 14 个项目，分躯体生活自理量表（PSMS）和工具性日常生活活动量表（IADL），PSMS 包含上厕所、进食、穿衣、梳洗、行走、洗澡等 6 个项目。IADL 包括打电话、购物、备餐、做家务、洗衣、使用交通工具、服药、自理经济 8 个项目。每个项目按 1～4 分四级评分，结果可以按总分、分量表分和单项分进行分析。总分 16 分表示完全正常，16～22 分为功能下降，大于或等于 22 分为明显功能障碍；单项 1 分为正常，2～4 分为功能下降，2 项或以上大于或等于 3 为明显功能障碍。

三、其他临床常用量表

除上述介绍的量表之外，临床常用量表还包括调查发病因素的量表，如生活事件量表、养育方式问卷和社会支持量表等；调查发病中介因素的量表，如应付方式问卷、防御方式问卷和认知偏差问卷等。这些量表在了解疾病原因和机制、指导心理治疗等方面具有实际临床意义，也常作为研究精神疾病原因和机制的重要手段。

1. 生活事件量表（LES）　LES 由张明园（1987）主持编制，可采用他评和自评两种方式，主要用于调查受试者近期所遇到的生活事件及总体应激强度。LES 共有 65 个项目，涉及职业、学习、婚姻和恋爱、家庭和子女、经济、司法、人际关系等常见的生活事件。受试者按项目清单逐一报告在近一年中（或其他规定时限内）是否存在应激事件及事件发生的具体时间，评定根据受试者年龄，确定受试者所遇各项事件的生活事件单位（LEU），然后累加得到 LEU 总值。LEU 总值越高，应激强度越大。

2. 家庭教养方式问卷（FUSQ）　FUSQ 由程灶火（2008）编制，为自评量表，主要评估受试者自己感受到的家庭教养方式，这些教养方式可能与个体心理发展和心理健康有关。FUSQ 包含 20 种教养行为，构成了 10 个教养维度。每个维度均含 12 个条目，正向和反向评分条目各半，各条目按父母的使用频度采用 1～5 分五级记分，要求被试对父母的教养方式进行独立评价，最后按正性方式计算每个维度分。每个维度按 30 分划界，高于 30 分倾向于积极教养，低于 30 分倾向于消极教养。

3. 简易应对方式问卷（SCSQ）　SCSQ 由解亚宁教授于 1995 年编制，为自评量表，主要用于评估受试者面对困难或挫折时所采用的应对策略或方式。SCSQ 包含 20 个条目，分积极应对（12 个条目）和消极应对（8 个条目）两个维度，每个条目采用 0～3 分四级评分。两个维度的平

症状评定量表和社会功能评定量表有何异同？

均得分分别为:积极应对 1.78±0.52,消极应对 1.59±0.66。量表作者未提供划界分,但研究提示:积极应对分越高,心理问题或症状分越低;消极应对分越高,心理问题或症状分越高。

第三节 智 力 测 验

1905 年 Binet 和 Simon 编制了世界上第一个智力量表——Binet-Simon 量表。1939 年 Wechsler 编制了一个分测验式智力量表——Wechsler-Bellevue 智力量表。20 世纪 80 年代开始,心理学家基于神经心理学和认知心理学理论编制了一些认知测验,如 Kaufman 儿童成套评估(1993)、Woodcock-Johnson 认知能力修订版(1989)及 Das-Naglieri 认知评估系统(1997)。除成套认知功能测验外,还有一些简易认知功能测验或评定量表也常被使用,如画人测验、瑞文推理测验和简易智力状况检查。近年来国内研究者也编制了一些本土化智力测验,如程灶火编制的华文认知能力量表(2006)。

一、比奈智力量表

1. 比奈量表的发展 比奈量表包括 Binet-Simon 量表和 Stanford-Binet 量表及其修订本。1905 年 Binet-Simon 量表问世,于 1908 和 1911 年两次修订。Goddard(1910)首先将该量表译成英文版用于美国,Terman(1916)将此量表修订成 Stanford-Binet 量表。该量表后来多次修订,其最新修订版为 SB5 版本(2005),适用于 2~85 岁人群。华超于 1922 年将 Stanford-Binet 量表译成中文版。陆志韦于 1924 年将 1916 年版本修订成中文版,仅适用江浙儿童。1936 年他又与吴天敏做了第二次修订,使其可用于北方儿童。1979 年吴天敏做了第三次修订,命名为《中国比奈测验》,此后又出版了《中国比奈测验简编》。

2. 中国比奈测验 中国比奈测验 1979 年版的改动较大,增删了部分项目后,共计 51 个题目,题目按难度顺序排列。测验适用对象年龄范围扩大为 2~18 岁。测验内容主要涵盖三个主要认知领域:言语推理,抽象/视觉推理和数量推理。言语推理主要包括词汇、理解、挑错、言语关系等内容,测查被试多方面的语言能力,也同时考查常识、逻辑性的发展情况;抽象/空间推理包括图形分析、临摹、矩阵推理、折纸和剪纸等内容,可以考查被试抽象思维能力;数量推理有数量分析、数字系列、等式建立等内容,重点考查被试数学、逻辑思维等方面能力。在实施测验时,每个年龄组包括三道试题,按照难度升序排列,不同领域的试题以混合的顺序施测,以保持被测试者的兴趣和注意。每一领域侧重考察的内容有所不同,但是这几个领域并没有分别进行计分,而仍是综合起来,作为一个整体对被试的智力状况进行评价。该量表放弃了比率智商,转而采用离差智商显示智商。

3. 测验实施 中国比奈测验属于个别智力测验,需要有资质的专业人员单独施测。施测时先根据受试者年龄从测验指导手册查到测试起点,然后按指导手册中的指导语和实施方法进行测验。测验开始后,若连续三个测题中有一个不能得满分,则倒回做起点前面的测题,直到连续三个测题得满分才可以继续做后面的测题。当被试连续五个测题失败,则停止测验。将被试答对测题的得分,加上起点前免做测题的分数,便得到受试者的测验总分。根据受试者的总分和年龄,从指导手册的离差智商转换表中可以查到受试者的智商。

专栏 8-2　离差智商和比率智商

> Stanford-Binet 智力量表第二版首次引入了比率智商(Intelligence Quotient)的概念,用以表示智力的相对水平。其计算公式为智商=(智力年龄/实际年龄)×100。但比率智商的基本假定是智力终生发展,且年龄增长呈正比。这一假定显然并不符合客观实际。因此,1949 年韦克斯勒在其编制的儿童智力量表中首次采用了离差智商(Deviation IQ)用以取代比率智商。离差智商假设某一年龄段内全部个体的智力分布为正态分布,并以该年龄组的平均智商为参照点,以标准差为单位求得的个体在智力测验中的标准分数。离差智商表示个体在同年龄组的人群中智力水平的相对位置,因此不再受不同年龄水平智商变异性不同的影响。在目前的智力测验中,离差智商已取代比率智商被广泛采用。

二、韦氏智力量表

1. 韦氏智力量表的发展　韦氏智力量表指 Wechsler 编制的智力量表及其修订本。该量表初次编制于 1939 年,称 Wechsler-Bellevue 智力量表(WBⅠ)。1946 年,其平行本(WBⅡ)编制完成。韦氏智力量表包含 3 个针对不同人群(成人、儿童和学前/学龄初期儿童)的版本。成人智力量表(WAIS)于 1955 年改编自 WBⅠ,1981 年第一次修订(WAIS-R),1997 年第二次修订 (WAIS-Ⅲ),2008 年第三次修订(WAIS-Ⅳ)。而儿童智力量表(WISC)于 1949 改编自 WBⅡ,于 1974 年第一次修订(WISC-R),1991 年第二次修订(WISC-Ⅱ),2003 年第三次修订(WISC-Ⅲ)。学前和学龄初期儿童智力量表(WPPSI) 于 1967 年改编自 WISC,于 1989 年第一次修订(WPPSI-R),2002 年第二次修订(WPPSI-Ⅱ)。三套韦氏智力量表在中国都有相应的修订本,分别称为中国修订韦氏成人智力量表(WA1S-RC,龚耀先,1981),中国韦氏儿童智力量表(C-WISC,龚耀先,1993)或韦氏儿童智力量表中国修订本(WISC-CR,林传鼎,张厚粲,1986)和中国韦氏幼儿智力量表(C-WYCSI,龚耀先,1986)。

2. 中国修订韦氏成人智力量表　中国修订的韦氏成人智力量表(WAIS-RC)以 WAIS 为蓝本,保持原测验的结构,只对某些不适合中国文化背景的项目做了修改。WAIS-RC 结果可参照城、乡两套全国性常模。WAIS-RC 同 WAIS 一样,适用于 16 岁以上成人，分言语和操作两个部分，其中言语量表含 6 个分测验：常识、领悟、算术、相似性、数字广度和词汇；操作量表含 5 个分测验：数字符号、图画填充、木块图、图片排列和物体拼凑（表 8-1）。

表 8-1　WAIS-RC 分测验、内容及主要功能

	分测验	内　容	主要功能
言语量表	知识(I)	29 个一般性知识问题，内容涉及历史、天文、地理、文学和自然等	知识和兴趣广度，长时记忆能力
	领悟(C)	14 个理解题，内容涉及社会价值习俗、道德法制、自然规律、人情世故、成语解释等	理解判断力、社会适应、道德法制观念
	算术(A)	14 道心算题，内容涉及加、减、乘、除等技能和这些技能的实际应用	计算和推理能力、注意力、解决问题能力
	相似性(S)	13 对有某种联系的事物，要求被试找出它们之间的共性、共同点或相似性	抽象思维与概括能力
	数字广度(D)	由顺背数和倒背数两部分构成，顺背有 10 个数字串(3～12 个数字)，倒背有 9 个数字串(2～10 个数字)，每个条目均有 2 题	短时记忆、工作记忆、注意集中
	词汇(V)	40 个词汇，要求被试给每个词下定义	言语理解与表达能力
操作量表	数字符号(DS)	由 9 个数字-符号配对构成 90 个条目，要被试给每个数字配上相应的符号，统计 90 秒内完成的正确数	联想记忆、手眼协调、注意集中、加工速度
	图画填充(PC)	21 张缺陷图片，每张图片都缺一个重要部分，要求被试指出缺失部位和名称	生活常识、视觉扫描、辨认与完型能力
	木块图(BD)	10 个几何图案，要求被试按照模型或图案拼出实物模型，图案 1～6 用 4 个方块拼，图案 7～10 用 4 个方块拼	空间建构、视觉分析、思维灵活性和行动计划性
	图片排列(PA)	8 个用图片表示的故事情节，每个故事有数张图片，要求被试把零乱图片排成有意义的故事	生活常识、逻辑推理、综合分析、顺序化能力
	物体拼凑(OA)	4 套物体碎片，要求被试把零乱碎片组合成完整物体	知觉组织与完型能力、思维灵活性、手眼协调

3. 测验实施　WAIS-RC 为个别智力测验，适用于 16 岁以上成人。施测时需

根据被试成长环境选择相应版本(城市版或农村版),按测验操作手册实施每个分测验,如实记录和评分。施测结束后统计每个分测验总分,从总分等值量表分换算表查到每个分测验的量表分。先计算言语量表分、操作量表分和总量表分,然后查年龄等值智商换算表,即可获得言语智商(VIQ)、操作智商(PIQ)和总智商(FIQ)。

三、简易智力测验

1. 画人测验　画人测验(DAP)是一种简便易行的智力筛查工具。1885 年英国学者 E. Cooke 首先描述了儿童画人的年龄特点。1926 年美国心理学家 F. L. Goodenough 首次提出画人测验可作为一种智力测验,并将这一方法标准化。1963 年,D. B. Harris 对画人测验进行了系统研究和全面修订,发表了古-哈氏画人测验。1968 年,E. M. Koppitz 也编制了画人记分量表,并首次提出了画人测验的 30 项情绪发育指标。我国在 1934 年由肖孝嵘对画人测验进行了修订。其后,画人测验被多个研究者修订,并应用于儿童智力评估。画人测验只要求儿童画一个人像,简单易行,能引起儿童兴趣,不易疲劳,因而能使儿童较好地表现出实际智能水平。但这一方法仅适用于有一定绘画技能的学生,不适用于不会画画的儿童。画人测验适用于 4～12 岁的儿童。

2. 瑞文推理测验　瑞文推理测验(SPM)是由英国心理学家 J. C. Raven 设计的一种非语言型的智力测验。这套测验包括三个测验:1938 年出版的版本适用于 5 岁半以上的儿童和成人的瑞文标准推理测验;1947 年编制的版本适用于年龄更小的儿童与智力落后者的瑞文彩色推理测验(CPS);1947 年编制的版本适用于高智力水平者的瑞文高级推理测验(APM)。其中,瑞文标准推理测验应用最广。由于采用非文字的形式,瑞文推理测试可排除文化背景和知识水平的影响,因此适合于不同年龄、不同文化背景的儿童。瑞文标准推理测验的内容由 60 个题图组成,排列由易到难,方便易行,能在短时间内测量出被试的推理能力。瑞文标准推理测验于 1985 年由北京师范大学心理系张厚粲等修订,并制定了中国常模,广泛用于团体智力测验。

3. 简易智力状态检查　简易智力状态检查(MMSE),由 M. F. Folstein 编制于 1975 年,是最具影响的认知缺损筛选工具之一,国内有李格和张明园两种中文修订版本。MMSE 共 19 测查项目,包含 30 个小项:项目 1～5 测查时间定向;6～10 测查地点定向;项目 11 包括 3 个小项,测查语言即刻记忆;项目 12 包括 5 小项,测查注意和计算;项目 13 包括 3 小项,测查短时记忆;项目 14 包括 2 小项,测查物体命名;项目 15 测查语言复述;项目 16 测查阅读理解;项目 17 包括 3 小项,测查语言理解;项目 18 测查言语表达;项目 19 测查图形描画。每个回答或操作正确记"1",错误记"5",说不会做记"7",拒绝回答或其他原因不做则记"9"。

四、本土化智力测验

龚耀先教授在 20 世纪 90 年代初开始研究本土化智力测验,编制了非文字智力测验和中国幼儿智力量表。其后,本土化智力测验不断涌现,如姚树桥(2007)编制的中华成人智力量表适用于 16 岁以上成人,赵介城(2007)编制的中国少年智力量表适用 10～15 岁少年,程灶火(2006)编制的华文认知能力量表(CCAS)适用于 5～80 岁人群。本书将重点介绍华文认知能力量表。

华文认知能力量表主要以 CHC 理论(Cattell-Horn-Carroll Theory)为框架,设置了 10 个分测验(数字广度、空间广度、快速组词、快速编码、汉词配对、图符配对、言语类推、图形类推、数理运算和巧拼积木),每个分测验测量一种基本认知能力,同时也测量了 CHC 理论模型中的几种主要能力,如工作记忆、推理能力、学习能力、加工速度、空间建构和计算能力。分析结果时可按传统方法计算言语智商、操作智商和总智商。

表 8-2　CCAS 的分测验、内容及主要功能

基本能力	分测验	内　容	主要功能
工作记忆	数字广度	顺背数和倒背数两部分,每部分均由 12 个数字串组成,最短的为 2 个数字,最长的为 13 个数字	数字短时记忆和工作记忆
	空间广度	12 张识记卡,一个操作反应盘和 18 个贴有猫、鸡和青蛙彩图的棋子,最少为 2 个,最多为 12 个	空间和顺序,短时记忆和工作记忆
学习能力	汉词配对	14 对本身没有内在联系的双字汉词,通过反复学习(3 次)建立起新的联系	听觉学习、建立新联想、学习策略
	图符配对	要求对 12 对"图像-符号"进行配对,要求被试说出与某符号对应的图画名称	视觉学习、建立新联想、学习策略
推理能力	言语类推	30 个言语类推条目,要求被试按上一对词的逻辑关系,给下一个词配对,内容涉及多方面的知识	知识广度、言语推理能力
	图形类推	30 个条目,每个条目由题干和备选答案两部分,题干是按一定规律排列的图形,被试首先要发现它的规律,然后从 6 个备选答案选择一个补上	视觉分析、非言语推理能力

续表

基本能力	分测验	内　　容	主要功能
空间/计算	数理运算	24道计数和心算题,前5题配有图画,以适合低年龄儿童的特点,其他都是与现实生活密切相关的应用题	数量概念、数量关系、计算和解决问题
	巧拼积木	12个条目,第1和第2个条目用2块木块拼成一个图形,第3个条目用3块木块拼成一个图形,第4～12个条目均用4块木块(4巧板)拼成不同的图形	空间建构能力、思维灵活性和行动计划性
加工速度	快速组词	10个字,前6个字要求组两个字的词,后4个字要求组4个字的词语	信息加工速度和言语流畅性
	快速编码	10个符号1个数字对构成90个条目,要被试给每个符号配上相应的数字	加工速度,视觉-运动协调、灵活性

华文认知能力量表属于个别智力测验,适用于5～80岁人群。按测验操作手册实施每个分测验,如实记录和评分,统计每个分测验粗分。根据被试年龄从粗分等值量表分换算表查到每个分测验的量表分;将每种基本能力所属的两个分测验的量表分相加,查因子商数换算表即得每种基本能力商数;将数字广度、快速组词、汉词配对、言语类推和数理运算等五个言语分测验量表分相加得言语量表分,空间广度、快速编码、图符配对、图形类推和巧拼积木5个操作分测验量表分相加得操作量表分,再将言语量表分和操作量表分相加得总量表分,查智商换算表,即可获得言语智商(VIQ)、操作智商(PIQ)和总智商(FIQ)。

> 哪些智力测验可适用于学龄前儿童?

第四节　人格测验

人格测验分两类:客观人格测验和投射测验,前者包括明尼苏达多项个性调查表、艾森克个性问卷、16种人格因素问卷和加州心理调查表,后者包括洛夏测验、主题统觉测验和语句填充测验。上述测验在国内都有相应的修订本。近年也有国内学者编制了本土化人格问卷,如王登峰编制的中国人个性问卷。

一、洛夏测验

洛夏测验(RT)是由瑞士精神病学家Rorschach于1921年编制的一套投射测验,他的最初目的不是描述或测量人格,而是用它来测量精神患者的思维过程,以便对精神分裂症做出鉴别诊断。后来的研究发现,洛夏测验作为精神分裂症的鉴别诊断工具的价值是有限的,但却能发现受试者潜意识冲突或人格特征,所以被广泛用作测量人格的投射技术。

1. 测验材料　10 张对称(左右)的墨迹图,其颜色和复杂程度各异。其中 5 张为黑白墨迹图,2 张在黑白墨迹图上附有红色墨迹,3 张为彩色墨迹图。这些墨迹图本身没有意义,但每个人都能通过自己的主观解读获得属于自己的独特的意义。

2. 实施方法　测验的实施分为三个阶段:① 联想反应阶段:把 10 张图片按顺序交到被试手中,询问他从图中看到了什么。回答不限时间,不限回答数目。② 询问阶段:再次询问被试对图片的解读,明确受试者的解读是针对墨迹整体还是具体的某一部分以及做出此解读的原因。③ 结果分析阶段:主试根据记分系统进行评分,并对受试者的人格特征做出描述。

3. 记分系统　记分系统很多,其中 Exner 综合记分系统应用最广。国内龚氏修订本即采用了 Exner 综合记分系统,该系统主要依据反应部位、决定因素和反应内容和普遍性进行编码(表 8-3)。

表 8-3　Exner 综合记分系统编码依据

编码类别	编码内容
反应部位	整体反应(W)　被试的反应包括或几乎包括整个墨迹图,可能提示思维有过分概括的倾向
	明显局部反应(D)　被试以一般局部作为反应部位,一定数量的 D 反应表示其有良好的知识水平
	细微局部反应(d)　被试只利用墨迹图中较小的可区分的部分,表示其过分注重细节、忽视整体
	特殊局部反应(Dd)　被试对墨迹图中不寻常部位作答,可能表示刻板或不依习俗的思维
	空白部分反应(S)　回答包含墨迹图中的空白部分,或单独的空白处,或几个空白相连
决定因素	形状(F)　被试由于墨迹图整体或局部像某种事物而引起某种反应,依据形状的相似程度可划分为"F+""F""F—"
	动作(M)　被试在墨迹图中看到人或动物的运动,通常是想象或移情作用的象征
	颜色(C)　被试的反应由墨迹图的色彩决定,可以说明情绪健康
	阴影(K)　被试的反应由墨迹图的阴影部分决定,可视为焦虑的指标

续表

编码类别	编码内容
反应内容	动物的整体(A)或某一部分(Ad)、人的整体(H)或某一部分(Hd)
	内脏器官(At)、性器官(Sex)
	自然景物(N)、物体(Obj)、地理(Geo)、建筑物(Arch)、艺术品(Art)、植物(PL)
	抽象概念(AC)
反应普遍性	P表示大部分人共有的回答,P回答多说明对事物的看法与众一致,这种人比较合群
	O表示个人的回答,O回答多说明对事物有独特的见解,离奇的回答提示病理性人格

每一回答均按照上述要素编码,然后做总的分析。例如,对第一幅画的回答是蝙蝠,便记作:WF+AP。此处"W"是指回答询问时得知指整体,并得知因形状像蝙蝠,确实很像,所以用"F+"表示。蝙蝠属于动物,故记作A,这是许多人的共同回答,所以用P标明。其他回答都如此记分,最后做综合解释。

二、主题统觉测验

主题统觉测验(TAT)由美国哈佛大学 C. D. Morgan 和 H. D. Murray 于1935年作为一种人格测量方法引进。TAT测验可以测查受试者的情绪、动机、价值观,属投射测验。

1. 测验材料 由一定主题的、无结构的图片组成,依被试年龄和性别把图片组合成四套(男性成人用M,女性成人用F,男孩用B,女孩用G),每套20张。测验图片有些为共用,有些为各套专用,共计30张卡片,其中包括一张空白卡。

2. 实施方法 分两个系列进行,每个系列有10张图片,每次给受试一张图片,要求受试根据图片讲一个故事(约300字),包括:图片说明什么情况,发了什么事,主人公内心感受如何,结局如何等。第二个系列要求受试发挥想象力,力求描述得更生动。对其中一张空白卡片,要求被试面对空白卡片先想象出一幅图画,然后根据想象出的图画编一个故事。一般可用5分钟讲完故事,故事越生动、越戏剧化越好。测验完毕,与被试谈话一次,以求深入了解和澄清故事的内容,并注意被试在测验时的行为反应。

3. 记分与解释 有人用直觉分析,也有人根据某些记分系统评分与解释,TAT直觉分析主要注重内容分析,也可结合形式分析和症状分析,大致包含以下几个方面:

(1) 对TAT中的每个故事,要明确其主题,详细记述中心主题和内容,然后分析故事长短,以及故事叙述中是否有言语异常和语句条理方面的紊乱,有的故事还要分析两层或三层的次要主题。

(2) 分析故事中的主人公,即被试会把故事中人物视为同自己一样的人物,尤其是被试情感色彩强烈的动机被投射的时候,故事中主人公所被描述出的情况就是被试人格的真实面目。

(3) 分析和确认主人公具有什么样的欲求,何种环境和事态对主人公的影响最大,即环境所产生的压力。

(4) 通过对被试在故事描述过程中有关言语方面的表现进行分析,来获得有关情感方面的资料。是成功、满足、幸福,还是失败、自杀、死亡;是抱负、安定情感,还是挫折、孤独;或者是一般的行为反应。

(5) 分析故事的结局的性质。可能的结果包括:完全的成功、胜利的结果;一般的成功(从困境中解脱);平凡的结局;轻微的失败(不满足的结果);彻底失败(绝望及灭亡的结果)。

三、明尼苏达多相人格调查表

明尼苏达多相人格调查表(MMPI)是 S. R. Hathaway 和 J. C. McKinley 于 20 世纪 30 年代以经验法编制的。J. N. Butcher 对 MMPI 进行了修订,于 1989 年正式出版了 MMPI-2。国内现有 MMPI 和 MMPI-2 的中文版本,但多数单位仍用 MMPI 修订本。MMPI 适用于 16 岁以上、具有小学以上文化程度的人群, MMPI-2 提供了成人和青少年常模,可用于 13 岁以上青少年和成人。

1. 测验内容　MMPI 共 566 个条目,其中 16 个为重复条目,MMPI-2 有 567 个条目,其中前 399 个条目与临床有关,其他条目主要用于研究。MMPI 条目内容很广泛,涉及躯体状况、精神状态、家庭婚姻、宗教政治、法律道德、人情世故等。 MMPI 包含 10 个临床量表和 4 个效度量表,其中 8 个临床量表是以精神疾病诊断名称命名的(表 8-4)。

(1) 效度量表

① 不能回答(?):由被试不能回答的、遗漏的或同时作"是"和"否"两种回答的项目总数组成,没有特殊固定的项目。

② 掩饰量表(L):15 个条目,在推理的基础上选择出来的,用于检查被试是否以坦率和诚实的态度回答项目,项目内容为一些常见的小缺点或不太好的行为,但却能为社会接受,答"否"则计分。

③ 真实性量表(F):64 个条目,主要用于检测是否存在任意回答、不寻常的或者不典型的项目回答方式。F 量表内容广泛,包括奇特感觉、奇异思维、特殊体验、孤独、脱离现实以及一些不寻常或矛盾的信念、期望和自我诉述,正常人每个条目的得分概率不超过 10%。

④ 校正量表(K):30 个条目,基于经验选择的,用于检测那些处于正常范围内

的剖图是否存在明显的病理心理问题,故意装好或装坏倾向。K 量表的内容涉及自我控制、家庭关系和人际关系等方面,大多数条目分散在各临床量表中,仅 5 个项目为本量表专有。

（2）临床量表

临床量表内容如表 8-4 所示。

表 8-4　MMPI 临床量表

量表名称	条目数	测量内容	测量目标
疑病量表(Hs)	33	模糊的和非特异性的躯体症状,主要为腹部和背部的不适	疑病倾向及对躯体功能的关注
抑郁量表(D)	60	对活动缺乏兴趣而表现为普遍不愉快、睡眠障碍和胃肠道不适的躯体症状,过分敏感而缺乏社交能力,忧郁情绪,缺乏自信,对未来无望等	抑郁情绪和焦虑问题
癔症量表(Hy)	60	反映躯体主诉的项目和显示被试认为自己社会适应良好的项目	转换性症状、自我中心和情绪的戏剧性变化
病态人格量表(Pd)	50	内容广泛,如对家庭和权力地位的选择、自我与社会的疏远和厌烦、社会羞怯的克制、维持社交的平衡和自信	社会适应能力、明显不愉快体验和行为偏离
男性化/女性化(MF)	60	职业和癖好方面的兴趣、审美倾向、活动的被动性和个人的敏感性	男性女性化、女性男性化和性偏离行为
偏执量表(Pa)	40	由揭示人际关系敏感、道义上的自我正义感和多疑等内容组成	敏感、敌意、固执、好争论和责备等
精神衰弱量表(Pt)	48	自己觉得没必要而又不能阻止的特殊行为或思维	精神衰弱、神经质症状或强迫性症状
精神分裂症量表(Sc)	78	奇特思维过程和怪异概念、社会疏远、家庭关系差、注意集中和冲动控制困难、兴趣缺乏、情感淡漠、自我价值和自尊心差及性困难	思维过程和内容障碍及意志行为障碍

量表名称	条目数	测量内容	测量目标
轻躁狂量表（Ma）	46	行为和认知功能两个方面，如活动过多、夸大、自我中心和坐立不安	不稳定的自得其乐、精神运动性兴奋和观念飘忽等兴奋状态
社会内向(Si)	70	自卑和不适、参与社交活动、社会兴奋、敏感性、信任感和躯体关注等	社会内向或外向性

2. 实施方法　MMPI有纸笔测验和计算机测验，既可个别实施，也可团体实施。无论哪种方式，都要求主试清楚地介绍测验目的、意义、操作方法和注意事项，并要求被试仔细阅读每一陈述，根据自己的实际情况，在"是"与"否"画圈。对于文化程度过低或文盲者，可由主试读给被试听，被试只需回答"是"或"否"。在回收答卷时，要注意检查是否存在漏洞或重复作答，以便及时补答或修正。

3. 评分与解释　纸笔测验用记分键得出各分量表粗分，再从手册中T分转换表上查出相应年龄和性别的T分，按常模标准对被试的人格特点作出描述。计算机测验会自动给出量表粗分和T分。部分计算机测验还会给出测验分析报告。

（1）可靠和准确性判断：MMPI用重测指数（TR）来检验被试回答的可靠性，TR达到$0.85\sim0.90$，测验结果可以接受。MMPI用F-K指数来评价回答的准确性，若要评估夸大或隐瞒的性质和动机，则要详细分析L、F和K量表的得分情况，并结合临床资料综合判断。F-K指数在$0\sim9$之间，表示回答准确，结果分析有效；F-K指数>9，提示有夸大倾向，即伪装有病理心理；F-K指数<0，提示有隐瞒倾向，即否认有任何病理心理。当有严重病理存在时，F分会升高，F-K指数会增大。

（2）剖面图综合分析：先看效度量表整体剖面图，判断测验结果的可靠性和有效性。再看临床量表，前半部（HS、D、Hy）升高意味着神经质或神经症，有四种综合图形：HS高-D低-Hy高，HS高-D次高-Hy低，HS低-D高-Hy低和HS低-D次高-Hy高；后半部（Pa、Pt、Sc）升高提示精神病性症状，Pa高-Pt低-Sc高图形，也称偏执谷或精神病性图形，提示退缩、社会隔离、猜疑、敌意和缺乏自知力，可能伴有思维障碍、幻觉和妄想。Pd高-Mf低-Pa高，常见于女性被试，提示被试存有敌意和怒气却压抑这些情感。

（3）两点编码模式：两点编码是根据10个临床量表T分超过划界分的两个最高点来确定的。某些编码反映了特殊的人格特征或不同的心理障碍，现已从临床资料中总结许多编码的意义，可作为解释的参照标准。两点编码的稳定性是相对的，同一被试在不同时间的编码模式是可以变化的，也可能是被试本身的行为改变引起的，总之两次编码的一致率很少超过50%。根据MMPI作出的心理诊断并不等于临床诊断，有分裂性人格并不一定是分裂症，不过某些编码模式在某种疾病中更常见，可作为临床参考。

四、艾森克人格问卷

1952 年 H. J. Eysenck 首先编制了一个 Maudsley 医学问卷,含 40 个项目,主要测查神经质(N);1959 年,该问卷被改编成 Maudsley 个性调查表,包含 N 量表和内外向量表(E);1964 年,Eysenck 又在 E 和 N 量表的基础上加了一个掩饰量表(L),改称艾森克个性调查表(EPI);1975 年,精神质量表(P)被纳入 EPI,定名为艾森克个性问卷(EPQ)。1985 年,EPQ 被第一次修订(EPQ-R)。国内现有陈仲庚、龚耀先两个中文修订本。

1. 测验材料 英国版 EPQ 有儿童和成人两个版本,儿童版有 97 个条目,成人版有 101 个条目,我国龚氏修订本儿童和成人均为 88 个条目,陈仲庚修订的成人版为 85 个条目。其各分量表介绍详见表 8-5。

表 8-5 EPQ 分量表简介

分量表	测量内容	评分解释
E 量表 (内外向)	中枢神经系统兴奋或抑制的强度	分高提示外向——爱社交,渴望兴奋、冒险,易冲动,情绪失控,反应快,乐观,做事欠踏实
		分低提示内向——安静、离群、保持、交友不广,瞻前顾后,做事有计划,严谨踏实,生活有规律
N 量表 (神经质)	情绪的稳定性	分高提示情绪不稳定——焦虑、紧张,易怒,抑郁,睡眠不好,情绪反应强烈
		分低表示情绪稳定——情绪反应慢,弱,平静,不生气
P 量表 (精神质)	社会化倾向	分高——不关心人,残忍,不人道,缺乏同情心,敌意,讲攻,不遵守社会规范
		分低——常感情用事,有善心,无主见,迂腐
L 量表 (掩饰倾向)	效度量表,也可反纯朴性人格特质	分高——防御,天真,道德僵化,难打交道
		分低——诚实,幼稚,不能随机应变

2. 实施方法 EPQ 有纸笔测验和计算机测验,既可个别实施,也可团体实施。无论哪种方式,都要求主试清楚地介绍测验目的、意义、操作方法和注意事项,要求被试仔细阅读每一陈述后,根据自己的实际情况,在"是"与"否"上画圈,对于文化程度过低或文盲者,可由主试代读,要求被试回答"是"或"否"。在回收答卷时,要注意检查是否存在漏洞或重复作答,以便及时补答或修正。

3. 评分与解释 先用记分键得出各量表粗分,查手册中相应年龄和性别的 T 分转换表,得各量表的 T 分。T>70 或 T<30 都有解释意义。Eysenck 以 E 维

> 试比较客观人格测验和投射测验的优缺点。

度为横坐标,N 维度为纵坐标,构成四个象限,即外向情绪不稳定(胆汁质)、外向情绪稳定(多血质)、内向情绪稳定(黏液质)和内向情绪不稳定(抑郁质)。

第五节 神经心理测验

神经心理测验大致可分为单项测验和成套测验两类。前者只有一种项目形式,测量一种神经心理功能,如 Bender 格式塔测验仅测量个体的空间能力;后者项目形式多样,能比较全面地测量多种神经心理功能,如 HR 神经心理成套测验。有些测验起初不是为评价神经心理功能编制的,但可作神经心理测验用,如韦氏智力量表、韦氏记忆量表和广泛成就测验等。某些人格测验和情绪评定量表也用于评价神经心理功能。

一、HR 神经心理成套测验

HR 神经心理成套测验(HRB)最初由 W. C. Halstead 设计,后与 R. M. Reitan 合作并加以发展而成为现在的成人、少年、幼儿用三套测验,合称 HR 神经心理成套测验(HR-NB,简称 HRB 或 HR)。Halstead 根据他的生物智力理论编制此测验。原始 HR 测验包含 27 个实验性测验。此后,Halstead 与 Reitan 合作,淘汰一些鉴别力不高的分测验。现在使用的 HR 测验一般包含 10 个常用分测验。在使用时,可根据测验需要在这些通用分测验的基础上进行增减。我国于 20 世纪 80 年代引进此测验,龚耀先及解亚宁等主持,全国共同协作,于 1985 年、1986 年和 1990 年修订了三套 HR 测验。

1. HR 成人神经心理成套测验中国修订本(HRB(A)-RC) 该测验包含 6 个分测验和 4 项检查,主要用于评估 15 岁以上成人的神经心理功能和鉴别脑损害。具体内容包括:① 范畴测验,测量概念形成、抽象和综合能力。② 触摸操作测验,测量触觉分辨、运动觉、上肢协调能力、手的动作以及空间记忆能力。③ 音乐节律测验,测量警觉性、持久注意、分辨非言语的声音和不同节律顺序的能力。④ 语音知觉测验,测量持久注意、听觉-视觉综合能力和听觉分辨力。⑤ 手指敲击测验,测量双手的精细动作和速度。⑥ 连线测验,测量运动速度、视觉扫描、视觉运动综合、心理灵活性、字-数系统综合和字符列间转换的能力。⑦ 握力检查,测量握力,区别用手的偏利。⑧ 感知觉检查,测量一侧化功能的障碍。⑨ 失语甄别测验,检查各种失语。⑩ 侧性优势检查,测定大脑半球的优势侧。

HRB 每个分测验有一个划界分,根据划入病理范围的分测验数可计算出损伤指数(即 DQ,DQ=划入异常的测验数目/测验总数,如 DQ=3/7=0.43)。具体应用时有三种算法:七变量法采用范畴、TPT 时间、TPT 记形、TPT 记忆、音乐节律、语言知觉和敲击测验为指标;九变量法在七变量法的基础上,加上连线测验甲和连线测验乙两个指标;十变量法在九变量法的基础上,把范畴测验作为两项指标。当

DQ＞0.3 时,提示可能存在脑功能损害,当 DQ＞0.5 时,提示存在脑损害。

2. HR 儿童神经心理成套测验中国修订本(HRB(C)-RC)　Reitan(1954)对成人版 HR 测验进行了修改,制成 HR 儿童版测验(9～15 岁)。HRB 儿童版测验内容和实施方法与成人版基本相同,所做的改变主要是将其中 4 个分测验内容简化、降低难度。具体改动包括:① 范畴测验:删除了难度较大的图片,图片总数由155 张减至 107 张。② 触摸操作测验:将成人的 10 块形板减为 6 块形板。③ 语言知觉测验:反应选择词单内容减少四分之一。④ 连线测验:甲式由 25 个数字减至15 个,乙式由 15 对数字-字母组合减为 8 对。⑤ 手指敲击测验:计算器代替敲击器。⑥ 结果分析时使用均数常模和 T 分常模,而不计算损害指数。

3. HR 幼儿神经心理成套测验中国修订本(HRB(Y)-RC)　Reitan(1955)对儿童版 HR 从测验进行修改后,制成了可用于 5～8 岁儿童的 HR 测验。修改之处包括:① 范畴测验中用四种颜色(红、蓝、黄、绿)代替四个数字(1、2、3、4)。② 用色形测验和渐进图形测验代替连线测验 A 和连线测验 B。③ 增加图形配对,要求幼儿按相似性配对,以测定分析综合能力。④ 增加 V 形配对和图形配对测验,以测量视觉-空间关系能力。⑤ 增加靶测验,测量视觉-空间形象的再生能力。⑥ 幼儿神经心理成套测验的常模,一般不采用划界分和损伤指数的方式,而是采用正常组及各种脑病组各项分测验的均数及标准差。

二、成套记忆测验

目前我国临床上常用的成套记忆测验包括龚耀先(1980)修订的韦氏记忆量表、许淑莲(1986)编制的临床记忆量表、程灶火(2002)编制的多维记忆评估量表。这些量表通常多用于神经心理研究和认知损害的早期诊断。

1. 韦氏记忆量表中国修订本(WMS-RC)　Wechsler 于 1945 年编制甲式中文版韦氏记忆量表,Stone 于 1946 年编制了乙式量表,均包含 7 个分测验:个人经历、数字顺序关系、逻辑(理解)记忆、顺背和倒背景数字、视觉再生和联想学习等。龚耀先等(1980)修订了中文版测验,增改了测验内容,改变了记分系统,仍分为甲、乙平行本。中文修订本测量内容有:① 长时记忆,包括 3 个分测验(个人经历、时空定向、数字顺序关系)。② 短时记忆,包括 6 个分测验(视觉再认、图片回忆、视觉再生、联想学习、触摸测验、理解记忆)。③ 瞬时记忆,包含顺背和倒背数目 1 个分测验。中文修订版记分模仿 Wechsler 离差智商计算方法,将各分测验原始分换算成量表分,再将各年龄组的总分换算成标准分,即离差记忆商数(MQ),均制成换算表备用。因此只要得到某受试者的原始分便可从相应年龄组的换算表内查出MQ 值。

2. 多维记忆评估量表(MMAS)　MMAS 由程灶火(2002)在龚耀先指导下编制完成。MMAS 基于多重记忆系统理论编制,主要测量外显记忆、内隐记忆和日常生活记忆三方面内容。外显记忆的测查包括记忆广度、自由回忆、再认记忆和联想学习四方面内容;内隐记忆包括自由组词测量语义启动效应与残图命名测量知觉启动效应;日常生活记忆包括定向能力、时事与常识和日常生活中的一些遗忘现象。

MMAS 共有 17 个分测验,分为基本测验(12 个分测验)和备选测验(5 个分测验)两部分。基本测验是计算总记忆商和指数分均必备的测验,临床常用。备选测验可供研究者或供特殊人群选用,如对有听力障碍可使用人-名配对测验代替汉词配对测验。MMAS 结果分析指标包括总记忆商和外显记忆、内隐记忆、日常生活记忆中各亚成分的得分(最底层分测验分),也可使用由基本测验计算得出一些基本指数和附加指数,如听觉记忆与视觉记忆、短时记忆与长时记忆指数等。

第六节 标准化结构式访谈

尽管各种量表在临床中应用广泛,但全面、准确、客观地了解患者症状的起因、症状性质和发展过程对临床诊断及处理和科学研究至关重要。标准化结构式访谈是心理评估的重要发展方向,在精神科临床和科研中得到广泛的应用。目前在精神科临床和科研中使用的标准化结构式访谈包括精神现状检查(PSE)、复合性国际诊断访谈表(CIDI)、DSM 定式临床访谈(SCID)和简明国际神经精神访谈(MINI),这些标准化访谈都与国际精神疾病诊断分类系统和美国精神疾病诊断分类系统相配套。近年来,由于标准化访谈和检查工具计算机软件的发展,这些工具的使用更简便和广泛。本节将就 CIDI、SCID 和 MINI 做简要介绍。

一、复合性国际诊断访谈表

1. CIDI 的发展 复合性国际诊断访谈表(CIDI)是 WHO 精神卫生处和美国酒精药物滥用精神卫生管理委员会为适应 ICD-10 和 DSM-Ⅲ-R 诊断系统的要求而推出的标准化精神诊断工具。CIDI 第一版草本于 1981 年提出。该草本由美国国立精神卫生研究所的诊断访谈表(DIS)和精神现状检查量表(PSE)两者整合编制而成。1986～1988 年间,WHO 在 19 个国家对其修订版作了现场测试研究,研究结果显示 CIDI 是可靠的跨文化诊断量表。1990 年 WHO 推出的 CIDI 核心版(CIDI-C)及相应的系列工具,并授权翻译了中文版 CIDI-C。1999 年 WHO 发布了 CIDI-C 第 2 版。与第 1 版相比,主要结构和内容改动不大。

2. CIDI-C 的结构和内容 CIDI-C 是一套高度标准化的精神检查工具,指导语、提问问题、提问顺序、提问方式和评分必须严格按照工具提供的追问流程图进行。故而要求检查者在使用 CIDI-C 前必须接受严格的系统培训,熟练掌握 CIDI-C 的全部内容和操作程序。

CIDI-C 内容与 ICD-10 相对应,包含:A 节人口学资料;B 节吸烟问题;C 节躯体形式障碍(F45)和转换分离障碍(F44);D 节惊恐发作(F40)和广泛性焦虑

（F41）；E 节抑郁障碍（F32/F33）和心境恶劣（F34）；F 节躁狂（F30）和双相情感障碍（F31）；G 节精神分裂症和其他精神病性障碍（F20、F22、F23 和 F25）；H 节进食障碍（F50）；I 节饮用酒精所致的障碍（F10）；K 节强迫性障碍（F42）；L 节使用精神活性物质所致的障碍（F11、F16、F18 和 F19）；M 节器质性障碍（FO）；N 节病理性赌博（F63）；O 节性心理障碍（F52）以及检查者的观察和评定、追问流程图及附件。共计 380 题。通过检查可获得症状及其严重度、病程、发病次数和发病（始发和近发）年龄等资料。将 CIDI-C 的评分输入 CIDI-C/ICD-10/DSM-N 计算机程序可显示主要和次要的疾病分类学诊断。

3. 评定期与评分　CIDI-C 采用两种评分编码，即确定症状是否存在及性质时，采用 1、2、3、4、5（少数条目含 6）编码；确定症状严重程度时，采用 1、2 评分。

CIDI-C 作为国际性诊断访谈工具，不仅精神科专业人员可以使用，基层单位或综合医院非专业人员通过培训也能使用。CIDI-C 标准化程度高，易于规范化操作，且评分信度好，能适用于不同文化背景的国家和地区，可供流行病学和临床研究使用，对临床工作者亦具有辅助作用。

二、DSM 定式临床访谈

1. SCID 的发展　1983 年，DSM-Ⅲ诊断标准广泛传播并成为描述研究对象的标准语言。为了对 DSM-Ⅲ的诊断进行合理评价，研究者编制了 DSM-Ⅲ定式临床访谈（SCID）。1985 年，针对 SCID 可靠性的现场测试在临床人群和非临床人群中开展。1990 年 DSM-Ⅲ-R 的 SCID 手册由美国精神医学出版社正式出版。针对 DSM-Ⅳ的 SCID 的设计工作开始于 1993 年。1994 年进行现场测试，1996 年正式出版。2001 年发布的 SCID 基于 DSM-Ⅳ的修改版本（DSM-Ⅳ-TR），较前版改动较大。以后根据使用者的反馈意见和一些研究结果，SCID 一直处于不断改进和完善之中，于 2016 年发布的最新的版本（SCID-5）基于 DSM-Ⅴ，是目前最新的版本。

2. SCID-5 的结构和内容　首先，SCID-5 从诊断范围上分两个大类：DSM-Ⅴ主要诊断和人格障碍。针对 DSM-Ⅴ主要诊断的临床访手册谈根据使用场景的不同又可分为三个版本，即 SCID-CV（临床版）、SCID-RV（科研版）和 SCID-CT（临床试验版）。临床版 SCID-5 中所包含的主要诊断有：抑郁和双相障碍、精神分裂症谱系及其他精神病性障碍、物质使用障碍、焦虑障碍、强迫障碍、创伤及应激相关障碍、注意缺陷多动障碍、适应障碍和 17 种其他障碍。针对人格障碍，SCID-5 提供两个版本，即 SCID-5-PD（主要诊断评定版）和 SCID-5-AMPD（替代模式评定版）。SCID-5-PD 包含针对 DSM-Ⅴ中的 10 个主要人格障碍的评定，并包含一套患者自评问卷（SCID-5-SPQ）。SCID-5-AMPD 则主要用于病态人格的混合模式的多维测评，包含 3 个子模块。

3. 评定期与评分　SCID 的评定期完全按照 DSM-Ⅴ诊断标准中的病程要求，分别有过去两周、一个月、三个月、半年、一年或两年等，每个诊断都了解终身患病情况,除个别情况外,SCID 可以确定轴Ⅰ诊断是否曾经存在(一生曾患病)以及是否现患该病(根据过去一个月内表现是否符合诊断标准来确定)。除整体回顾采用描述性记录外,所有诊断性条目都采用"?""1""2""3"四个等级评分,"?"表示没有获得足够信息,或得到的信息可疑或不确定,"1"表示缺乏证据或阴性,"2"表示亚标准状态,"3"表示达到标准或确定存在,对一些重要症状尚需做简要描述。分析前,需将每个诊断性条目的评分过渡到评分汇总表。

SCID-5 作为与 DSM-Ⅴ诊断系统配套的评估工具,其信、效度研究结果尚未证实。尽管如此,它已成为一个国际性标准化结构访谈工具,已被翻译为汉语、德语、西班牙语、韩语、意大利语等 15 种语言。

三、简明国际神经精神访谈

1. MINI 的发展 尽管与 ICD 和 DSM 诊断标准配套的结构式访谈问卷在研究中广泛使用,但因这些诊断工具比较复杂和耗时长,临床推广时受到限制,一些研究者试图发展一些简短的结构访谈问卷。简明国际神经精神访谈(MINI)便是基于这种于临床需求,由美国和欧洲的临床专家于 1990 年设计的简易访谈工具。经过不断完善,英文版现已更新到第 7 版,可以评定 DSM-Ⅴ中 17 种精神疾病。目前第 7 版 MINI 尚无中文版,目前国内使用较多的是由北京大学精神卫生研究所本地化的 MINI 5.0.0(2004)中文版。因此,本书下文的介绍主要基于第 5 版 MINI。

2. MINI 的结构和内容 第 5 版 MINI 是一套简短的定式访谈问卷,涵盖 ICD-10 和 DSM-Ⅳ中的 17 种精神疾病。MINI 手册包含三部分内容,即诊断记录表、使用者指导语和访谈问卷。诊断记录表是访谈汇总表,除记录一般资料外,重点会聚诊断分类、时间范围、符合标准、ICD-10 和 DSM-Ⅳ诊断编码,也可以作为评定人员出具的诊断报告;使用者指导语包括 MINI 概述、访谈要求、提问程序、评分和记录等方面的规定和要求;访谈问卷分 17 个题组(其中有两个题组为备选),分别对应 ICD-10 和 DSM-Ⅳ中 16 种轴Ⅰ精神疾病和一种人格障碍:A 抑郁发作、A 抑郁发作伴忧郁特征(备选)、B 心境恶劣、C 自杀、D(轻)躁狂发作、E 惊恐障碍、F 场所恐惧症、G 社交恐惧症(社交焦虑障碍)、H 强迫症、I 创伤后应激障碍、J 酒滥用或依赖、K 非酒类精神活性物质使用障碍、L 精神病性障碍、M 神经性厌食、N 神经性贪食、O 广泛性焦虑障碍、P 反社会人格障碍(备选)。

3. 评定期与评分 MINI 的评定期完全按照 ICD-10 和 DSM-Ⅳ诊断标准中的病程要求,分别调查过去两周、一个月、三个月、半年、一年或两年等情况,有些题组还要求了解患者终身患病情况。除少数条目需做特别记录(如神经性厌食中的身高和体重需记录具体数字)外,其他所有条目都采用"否"或"是"编码(0、1 记分)。自杀题组较为特殊,访谈者需对每个回答"是"的条目赋予特定的分值,并按累积分数评价自杀风险。

　　MINI 是一套快速、简便、标准化的精神检查工具,在临床诊断或大样本研究中具有较好实用性和推广价。基层医院、综合医院或专科医院的年轻医师使用 MINI 可以提高其诊断的可靠性和一致性。

阅读　心理测量年鉴及心理测试数据库

　　心理测量年鉴(Mental Measurements Yearbook,MMY)是获得英文版心理测量工具评价信息的重要的工具之一。MMY 由美国 Buros 中心出版,其最早版本可追溯至 1938 年,其最新版本(第 20 版)于 2017 年出版。MMY 提供超过 4000 种已经发行的英文心理测量工具的信息,可帮助心理测量专业人员评价、选择和使用其收录的各种标准化测量工具。其收录的测量工具涵盖教育、心理学、商业、法律、医疗护理、心理咨询和管理等多个领域,可提供的具体信息包括专家评价、测量内容、测量目标人群、测量方法及记分方法等。

　　心理测试数据库(EBSCO-PsycTESTS)是由美国心理学会(APA)发布的心理测试和测量工具数据库。其收录的心理测量工具最早可回溯至 1910 年,且每月持续更新。该数据库提供多种语言的心理测验及工具,目前已包含 2200 多个测试记录及 1500 个可供使用的心理测量工具。测试记录一般包含测量工具概要、背景信息、发展历史、目的、可靠性、有效数据、测试格式及引用情况等信息。其心理测试工具涵盖神经心理测试,性格评估,技能和能力测试,教育测试、教育智商测试等多个领域。

　　合理利用心理测量年鉴和心理测试数据库等心理测量工具数据平台有助于更好地了解、评价、选择和使用数量众多的心理测量工具。

(龙　江)

第九章　临床心理治疗

案例 9-1　他在人前写字就发抖

陈某,男,35 岁,某大型外企工程师。因害怕在他人注视下写字、回避社交场合十余年,加重一年就诊。

陈某从小性格较内向,害羞,学习一直很努力,学习成绩优异。高中二年级时,有一次被老师叫上讲台写字,很紧张。老师说:"陈某,你怎么手发抖啊?"陈某手抖得更加厉害,无法继续写下去。后来高考发挥失常,考取了一所专科学校。毕业后就职于一大型外企,领导很器重,任命他为一部门主管。一次,他给几名下级员工做报告,当他在白板上写字时,突然出现心慌、脸红、手抖等表现,即停止做报告。后来逐渐发展到只要有他人在场,关注自己写字时,即出现手抖、出汗、面红耳赤,去医院神经科就诊后给予"阿普唑仑"治疗,未发现有明显改善,甚至越来越严重,以至于回避社交场合。一年前,儿子开始上幼儿园,陈某需要经常和老师打交道,并需要填写一些表格,使得上述症状更为突出。从而担心自己的表现会导致老师看不起儿子,故前来就诊。

陈某出了什么问题? 适用于哪些心理治疗方法?

第一节　概　　述

一、概念

1. 定义　心理治疗(psychotherapy)也称精神治疗。目前有关心理治疗的定义比较公认的是:心理治疗是以心理学的各种理论为指导,以良好的医患关系为基础,应用各种心理学技术,改善患者的情绪,纠正异常的行为,从而消除心身症状,重新保持个体与环境之间的平衡,达到治疗目标的过程。

2. 基本要素　心理治疗者必须具备一定的心理学知识和技能;治疗按一定的程序进行;使用各种心理学的理论和技术;治疗对象是具有一定精神、躯体和行为问题的人;治疗的目的是改变对方的心理机能。

专栏 9-1　心理治疗与心理咨询的关系

1. 两者之间的区别　由于心理咨询和心理治疗的主体不同、心理问题的性质不同,使用的方法不同,所以,心理咨询不能等同于心理治疗。主要表现在:① 工作者不同。心理咨询为有一定心理学基础,接受过心理咨询专业训练的心理咨询师;心理治疗为有医学背景的精神科医生、心理治疗师等。② 称谓不同。心理咨询与治疗同属帮助过程,但在这两种帮助过程中,帮助者与求助者有不同的称谓。在咨询过程中,咨询者被称为咨询师(counselor),求助者被称为来访者(client)。在心理治疗过程中,帮助者被称为治疗师(therapist),求助者被称为病人或患者(patient)。③ 工作任务不同。心理咨询任务在于促进成长,强调发展模式;心理治疗多在于帮助患者弥补已形成的损害,解决发展结构障碍的改变。④ 工作的对象不同。心理咨询的对象大多为适应困难的正常人和心理问题较轻或处在恢复期的患者;而心理治疗多针对症状较重或有心理障碍的人进行处理。⑤ 处理的问题不同。心理咨询侧重处理正常人在日常生活中遇到的各种问题,如人际关系、恋爱、婚姻、家庭、教育、择业等过程中遇到的问题;而心理治疗处理的问题多为神经症、性心理障碍、心理行为障碍、心理生理障碍、心身疾病以及康复期的精神病障碍患者等。⑥ 所需时间不同。心理咨询强调教育与发展,耗时较短,一次至数次不等。心理治疗强调人格的改造和行为的矫正,费时较长,常需数次或数十次不等,甚至数年。⑦ 工作场所不同。心理咨询的工作场所相当广泛,包括医院、诊所、学校、社区、职业培训部门等;而国内心理治疗大多要求在医疗环境中进行。

　　2. 两者之间的联系　　主要表现在:① 都是运用心理学的理论和方法。② 都是由受过心理学专业训练的专业人员实施。③ 服务对象都是需要心理帮助的人(患者或来访者)。④ 都要在良好的人际关系下进行。⑤ 目的都是为了改变不良认知和行为,恢复和维护身心健康等,最终促进人格的成长。⑥ 两者在发展过程中相互渗透。咨询本身就有治疗作用,又可以是治疗的前期准备,并伴随着心理治疗同步进行;心理治疗是心理咨询的深入与发展。

二、简史

　　广义的心理治疗自古就存在。早在氏族社会就有祭司用祭祀、还愿或赎罪的方式以求免除灾祸;巫医运用神秘宗教仪式为患者驱邪除魔,怪异而隆重的仪式和庄严的氛围本身就有治疗作用,以满足患者被关注和被重视的需要,并带来希望和信心,干扰了对病痛的恐惧,稳定了情绪,于无意中进行了心理治疗。此外,各种宗教里都有关于上帝、神、佛,或者圣人治病的记载,患者都是抱着"信则灵""诚则灵"的心理,用虔诚的信念达到恢复健康的,这些都说明了心理治疗的历史源远流长。

　　我国《黄帝内经》等医学典籍记载了大量的心理治疗案例,如"告之以其败,语之以其善,导之以其所便,开之以其所苦"的疏导式心理治疗。此外,我国古代流传下来的众多健体强身治病的锻炼方法,如太极拳、气功等,也含有心理治疗的成分。

　　在西方,远在古希腊和古埃及时代,人们就已经使用暗示疗法来治疗疾病。19世纪和20世纪初,西方流行麦斯麦的催眠术。Freud在此基础上创立了精神分析疗法,大大推动了心理治疗的发展,成为心理治疗发展史上的一个里程碑。20世纪50年代以后,行为疗法、以人为中心疗法、认知疗法、家庭治疗等相继出现,不仅丰富了心理治疗方法,而且大大扩展了心理治疗的服务范围。1980年美国出版的《心理治疗手册》收集的心理疗法就有250种之多。1986年Karasu报告有400多种心理治疗学派,其中大量的是在20世纪70年代末至80年代中涌现出来的。

　　现代医学传入我国后,心理治疗的发展在20世纪前期主要限于精神病学领域,少数精神科医生和心理学工作者,承袭了Freud的心理分析学派,曾对某些神经症和心理异常的患者进行心理治疗,但由于不符合中国国情,无明显疗效。20世纪50年代中期,我国心理学工作者李心天曾对神经衰弱患者进行集体和个别的心理治疗,贯彻心理治疗原则的综合快速疗法,获得了较好的疗效。我国学者钟友彬结合中国实际创造了中国式的心理分析法,称为认识领悟疗法,同样取得了很好的疗效。此外,湖南医科大学张亚林等在90年代提出的道家心理治疗,在国内外也有一定的影响。近20年来,心理治疗行业在我国发展迅速,在心理学、医学和社会其他领域也越来越重视心理治疗的技巧、方法和效果。

三、原则

各种心理治疗虽然在理论与方法上有很大不同,但几乎所有的心理治疗都遵守以下一般原则。这些原则是:

1. 保密原则　心理治疗会涉及患者的各种隐私。为保证资料的真实,保证患者得到正确及时的指导,同时也为了维护心理治疗本身的声誉及权威性,必须在心理治疗工作中坚持保密原则。未经本人的许可,医生不得对治疗过程进行录音录像,或将患者的具体材料公之于众,即使在学术交流中必须详细介绍患者的情况时,也应隐去那些可能据以辨认出患者的有关信息。除了心理治疗师和档案管理员以外,任何其他人员都无权查看心理档案材料。但心理治疗保密原则的应用有其限度,下列情况为保密原则的例外:① 患者有伤害自身或伤害他人的严重危险。② 未成年人等不具备完全民事行为能力的人受到性侵犯或虐待。③ 法律规定需要披露的其他情况。在遇到①和②的情况时,治疗师有责任向患者的合法监护人、可确认的潜在受害者或相关部门预警;在遇到③的情况时,治疗师有义务遵守法律法规,并按照最低限度原则披露有关信息。

2. 真诚原则　这是心理治疗的一个重要条件。医生对患者要真诚。在此基础上,患者才能不断接受医生提供的各种信息,逐步建立治疗动机,并能无保留地吐露个人心理问题的细节,为医生的准确诊断及设计、修正治疗方案提供可靠的依据,同时医生向患者提出的各种治疗要求也能得到遵守和认真执行。

3. 中立原则　心理治疗的目的是帮助患者自我成长,心理治疗师不是"救世主"。因此在心理治疗过程中,不能替患者做任何选择,而应保持某种程度的"中立"。

4. 回避原则　心理治疗中往往要涉及个人的隐私,交谈是十分深入的。因此不宜在熟人之间做此项工作。亲人与熟人在治疗中均应回避。

5. 灵活性原则　患者的心理活动受多种内外因素的影响,不同患者之间心理活动存在很大的差异,同一患者在不同阶段的心理变化规律往往难以预测。所以在心理治疗过程中,治疗师应密切注意患者的心身变化过程,有针对性地选择合适的治疗方法和治疗程序。此外,还要注意各种社会文化和自然环境对治疗过程的影响,包括文化传统、风俗习惯、道德观念、文化程度、经济地位等。

6. 综合治疗的原则　由于人类疾病的形成往往是生物、心理和社会因素的共同作用的结果,因此,在采取心理治疗的同时,也应考虑综合的方式,如药物、物理治疗等。例如,治疗心理生理疾病时既需要药物解除躯体症状,又需要心理治疗处理其情绪问题。此外,各种心理治疗方法的综合运用,也有利于取得良好的疗效。

四、临床应用范围

现代心理治疗的适用范围越来越广,目前在临床实践中主要用于以下几个方面：

1. 综合性医院的一般患者　到医院就诊的患者一般都处于应激状态,身体上的痛苦容易导致心理上的紧张焦虑。因此在给予各种医疗处理的同时,应辅以心理治疗,降低患者的心理应激反应水平,增强治疗疾病的信心等。

2. 心身疾病的患者　首先,针对致病的心理因素,通过帮助患者消除或缓解心理应激反应,以减轻疾病的症状,改变疾病的发展过程,促进其康复。例如矫正冠心病患者的 A 型行为,改变紧张性头痛患者的错误认知等。其次,直接针对疾病的病理过程而采取的心理矫正措施,例如对高血压病患者进行的肌肉放松训练,对瘫痪患者进行的生物反馈治疗等。

3. 精神病和人格障碍患者　心理治疗在临床中应用时间最早、范围最广的领域就是精神科及其相关的患者。包括焦虑症、恐惧症、强迫症、疑病症等各类神经症、抑郁症、人格障碍等患者,还包括其他精神科疾病如恢复期精神分裂症的患者。

4. 各类行为问题　心理治疗可以用于各种不良行为的矫正,包括性行为障碍、人格异常、贪食与肥胖、烟瘾、酒瘾、网瘾、口吃、遗尿等,可采用性治疗技术、认知疗法、正强化法等治疗方法。

5. 社会适应不良　正常人在生活中有时也会遇到难以应对的心理社会压力,从而导致适应困难,出现自卑、自责、自伤、攻击、退缩、失眠等心理问题,以及行为障碍和躯体症状。可采用支持性心理治疗、应对技巧训练、环境控制、松弛训练、认知矫正及危机干预等给予帮助。

五、基本过程

各种心理治疗方法的原理、方式、目的各不相同,但实际操作的基本过程大致相同。一般要经过以下步骤:

1. 开始阶段　探索心理问题的成因及其相关因素是心理治疗的开始阶段。

(1) 收集信息:从病史、体检或化验、心理测量三个方面收集患者生理功能、心理活动、社会背景等相关资料。

(2) 初步诊断:要对患者进行确诊,还要排除精神病发作期、神经系统器质性病变等。

(3) 选择或设计治疗方案:即根据诊断选择行之有效的治疗方案。

2. 治疗阶段　治疗的实施是心理治疗中最重要的环节。在这一阶段,心理治疗师根据诊断和治疗方案,以一种或多种治疗理论为指导,通过分析、解释、指导、训练等方式,或特定的治疗技术来影响患者。患者积极参与到这个过程中来,从而产生新的认知方式和行为方式,最终达到治疗目标。

3. 巩固阶段　通过治疗后,对取得的疗效需要进一步巩固。因此要确定继续训练的目标,适当地布置任务或家庭作业,鼓励患者将已学得的经验或应对技巧不断地付诸实践。如果患者的症状减轻,认知、情绪和行为有了一定的改善,对治疗的效果应进行评估。当医患双方一致认为治疗可以告一段落时，可以终止治疗，但要对患者今后的生活进行适当的指导。

第二节　支持性心理疗法

支持性心理疗法(supportive psychotherapy)又称一般性心理治疗。其主要特点是运用良好的医患关系，以"支持"为主的特殊性心理治疗方法。治疗者积极应用其权威、知识与积极关注来支持患者，使患者发挥自己的潜力，面对现实，处理问题，以度过心理上的危机，避免精神崩溃。

一、技术与方法

支持性心理疗法可分为解释性心理治疗、知识性心理治疗、疏导性心理治疗、安慰性心理治疗等，鼓励患者谈出自己的问题，聆听倾诉，提出建议，指导或劝告，帮助患者度过或克服困难，面对现实、接受事实，并进行自我调适。在具体实施中，可以灵活选用或综合运用。最基本的治疗技术有以下几方面：

1. 耐心倾听　倾听是一种艺术，其本身就具有治疗效果；听的过程中不要急于打断对方倾诉，善于引导。以同情、理解的态度鼓励患者倾诉其痛苦，将郁积的不良情绪宣泄出来，不做指责和批评，提供适当而积极的正性评价。患者通过倾诉，满足了被关注的需要。在条件允许下尽可能满足患者倾诉的需要，不轻易打断，不轻易武断地表态，往往比滔滔不绝的说教更有效。

2. 解释指导　合理的解释有助于消除患者的疑虑，帮助患者澄清问题的实质，增强其解决问题的信心。不恰当的解释则会增加患者的焦虑，引起误会。因此解释必须在充分了解病情和对方心理特征的基础上，有充分的事实依据。运用通俗易懂、深入浅出的语言，采取共同商讨问题的态度，使解释能为患者所接受。切忌用复杂高深的术语使求助者难以理解。指导意见也要简易、简明扼要，必要时可书写下来，供患者反复参照实施。

3. 鼓励保证　鼓励是针对消极悲观、缺乏自信的患者，使他们了解疾病的性质之后能振作精神，鼓起勇气，提高应付危机的信心。保证则是以充分的事实为依据，以科学的态度，有根据地提出，用坚定的语调来表达，稳定患者的情绪和排除猜疑，常用于多疑和情绪紧张的神经症患者。否则，毫无根据地乱下结论，轻易做保证，是不负责任的表现，也会影响治疗的信任度。

4. 语言暗示　接受暗示和给人暗示是日常生活中的常见现象。受暗示是指一个人不加批判地接受他人的语言或其他刺激(手势、表情、动作等)，从而对自己的心理和行为产生影响的心理现象。简单地说：暗示是以某种信息影响他人心理活动的特殊心理现象。治疗师的权威性、知识和地位是暗示的重要条件。语言是一种十分特殊和广泛的信号，它的质和量均比任何刺激显得重要，接受语言暗示作用的大小也因人而异。成功的暗示可减轻患者的症状,且不留下有意而为的痕迹,使他意识到自己是有能力解决自己的问题的。

二、治疗原则

1. 提供适当的支持　提供患者所需的心理方面的支持,包括态度真诚、同情理解、鼓励安慰、提供处理问题的方向与要点等。支持要适度且有选择性,"支持"不是"包办",要考虑患者所面临的心理挫折的严重程度、自身的性格及自我的成熟性,应根据处理问题的方式及应付困难的经验等做适当的支持。

2. 调整对"挫折"的看法　帮助患者端正对待困难或挫折的看法,借此来调节并改善其心理问题,调整对挫折的感受,改变自己对困难的态度,面对困难,走出困境。

3. 善于利用各种"资源"　此原则是帮助患者学习最大限度运用和利用各种内外资源,来对付面临的心理困难和挫折。"资源"的范围相当广泛,包括人脉、经济、环境等,如亲友的关心与支持、家庭的财源与背景、生活环境及社会可供给的支持条件等。

4."适应性"指导　与患者一起分析,寻求应付困难或处理问题的恰当的方式方法,并指导患者正确选用科学而有效的适应方法。

三、适应证和评价

支持性心理疗法是目前国内临床心理治疗普遍采用的一类心理治疗方法。近年来国内开展的心理咨询、危机干预及心理热线服务均借鉴融合了该疗法的多种技巧。支持性心理疗法适应证较广,尤其适用于以下几种情况:① 急剧精神创伤后,面临精神崩溃者。② 长期遭受心身健康问题困扰者。③ 对疾病认识不足导致悲观失望的临床各科患者。④ 垂危患者。⑤ 正常人群中的一时心理失衡者。

支持性心理疗法是心理咨询和专业性心理治疗的基础,不同于简单的谈心或是思想工作。治疗者必须具备广博的心理学知识、技巧和经验,丰富的生活阅历和多重知识结构。解释并包括向患者的介绍其所患相关疾病的知识,教授其应对相关疾病的技能。

支持性心理疗法强调主动性和实践性,应防止患者过分依从而产生依赖。治疗师应帮助患者加强社会支持系统,利用多方面的人际资源,比如亲属、同事及各种自助团体,以及家庭和社会资源中的各类支持体系,可以预防和减少患者结束治疗后病情出现反复。

> 请谈谈支持性心理疗法在临床工作中的应用。

第三节　精神分析疗法

精神分析疗法(psychoanalytic therapy)，又称心理分析，经典的心理分析疗法为 Freud 所创立。应用此疗法是在心理动力学理论基础上的治疗方法。该理论认为，很多疾病都和人的潜意识中的矛盾冲突有关，如果把压抑在潜意识中的矛盾冲突、早年的心理创伤和焦虑体验用内省的方式挖掘出来，使之上升为意识层面的东西并加以解释和疏导，患者充分领悟后即可达到治疗目的。精神分析疗法的目的不是单纯消除患者的症状，而是使得患者重新认识自己，改变原有的不良的行为模式，发展更具建设性的适应方式，促进人格的成熟。

专栏 9-2　中国式的精神分析——认识领悟疗法

认识领悟疗法是我国学者钟友彬教授根据心理动力学的理论，结合中国的具体情况提出并付诸实践的一种心理疗法，所以也有人把它称为"中国式的精神分析疗法"。认识领悟疗法认为，治疗的目的是要消除患者的症状，而症状的消除是需要患者对治疗师的解释做出领悟和重新认识，患者的领悟在治疗师的引导下才能达到。因此，疗效的取得不在于揭示童年的精神创伤，而在于患者对治疗师解释的信任，这就是领悟的本质。领悟的内容是治疗师灌输给患者的，使患者理解、认识并相信他的症状和病态行为的幼稚、荒谬性，抛弃原来的想法和行为，达到真正的领悟，从而使症状消失。

认识领悟疗法的适应证主要是强迫症、恐惧症、某些类型的性心理障碍等。经过患者与治疗师多次的共同讨论，才能使患者完全理解，达到新的认识。

一、技术与方法

1. 自由联想(free association)　自由联想是精神分析的基本技术。该方法是让患者舒适地躺着或坐着，把想到的一切都毫无保留地讲出来，不论其如何微不足道或荒诞不经，都要如实地叙述。治疗师对患者所报告的材料加以分析和解释，直到从中找出其无意识之中的矛盾冲突，即病的起因为止。目的是把患者无意识的思想情感召回到意识中，并以言语表达出来。在进行联想时，要以患者为主，不随意打断。在必要时，可以适当地加以引导，鼓励患者尽量回忆从童年时期起所遭受的一切挫折或精神创伤，从中发现与病情有关的心理因素。自由联想的最终目的是挖掘患者压抑到潜意识内的致病情结或矛盾冲突，把它带到意识领域，使患者对此有所领悟，从而重新构建现实的、健康的心理。

2. 释梦(dream analysis)　释梦是分析者对梦的内容加以分析，以期发现这些象征的真谛。Freud 在《梦的解析》中提出，梦的内容是做梦者无意识冲突或欲望的象征。人在睡眠的时候，自我的控制力减弱，无意识中的欲望趁机向外表现。但是此时精神中的自我防御状态并没有完全解除,所以这些欲望必须通过化装变形才可以进入意识层次,这就成了梦。精神分析理论认为,释梦可以作为自由联想的补充和扩展,有关梦的分析结果更接近患者的真正动机和欲望。但是,梦境仅仅是潜意识心理冲突与自我监察力量的一种妥协,并不能直接反映现实情况。这就需要治疗者对梦境作特殊的解释,以便发掘梦境的真正意义。

3. 移情分析(transference analysis)　移情(transference)是在治疗过程中,患者对治疗师产生一种反应,即把治疗师看成早年与其心理冲突有关的某一个重要人物,将自己对某人的体验、态度、情感活动或行为方式等不自觉地转移到治疗师身上,从而有机会重新"经历"往日的情感。移情有正移情和负移情之分。正移情是将依赖、顺从、爱恋等情感转移到治疗师身上;负移情是把愤怒、憎恨、攻击、不信任等情感指向治疗师。移情是治疗师理解和治疗患者的重要手段,面对患者的移情,治疗师应把握好恰当的关系,采取友善、克制、认真的态度对待患者,抓住患者心理上的本质问题,因势利导,从而对患者进行有效地治疗。

在治疗过程中,还会出现另外一种与移情相似的现象发生,但同移情的方向相反,称之为反移情。反移情是治疗师将自己过去的情感转移到患者身上,反映了治疗师潜意识中的问题。治疗师并不能完全排除或控制自己的反移情,重要的是要觉察到自己的反移情,并利用反移情去理解患者的移情。

移情和反移情都是潜意识的作用,分析患者的移情和治疗师的反移情均有助于发现患者的症结所在,促进治疗的顺利进行。

4. 阻抗分析(resistance analysis)　阻抗是指患者潜意识中对治疗过程的抗拒力,以防止治疗将痛苦在意识中重现。自由联想交谈过程中,患者在谈到某些关键时刻所表现出来的自由联想困难,此时往往谈话中止,似乎没有什么东西可以谈了;或者不按时参加预定的会谈,甚至擅自取消约会;或者反复陈述某一件事,不能深入下去;或者认为治疗没有意义,想中止治疗等都是阻抗的表现。精神分析要揭示患者内心深处的创伤和冲突,必然会使患者感觉恐惧和痛苦,所以会从本能上加以抵触。患者的症状是其人格防御的一部分,并且症状也使患者从中获益,因此阻抗的发生往往正是患者问题之所在。治疗师必须在治疗过程中不断识别并帮助患者克服各种形式的阻抗。一旦潜意识的所有阻抗被逐一战胜,患者在意识水平上重新认识自己,分析治疗也就接近成功。

5. 解释(interpretation)　解释就是揭示患者症状背后的潜意识动机,克服阻抗和移情的干扰,让被压抑的心理活动不断地通过自由联想和梦的分析暴露出来,使患者对其症状的本质达到领悟。其目的是让患者正视他所回避的问题或尚未意识到的问题,从潜意识的内容变为意识的内容。解释是一个缓慢而又复杂的过程,要循序渐进,逐步深入,最终揭示其症状背后潜藏着的本质问题。

二、治疗过程

在正式治疗前,让患者在安静的环境里斜躺在舒适的沙发椅上,将身体放松,集中注意力进行回忆。治疗师坐在患者头顶方向,避免让患者看到自己面部而引起情绪反应,但治疗师能随时观察患者的表情。

治疗开始,治疗师认真听取患者的自由联想,偶尔提些问题或做必要的解释。当患者无话可谈时,治疗师适时引导,使谈话继续下去,直到约定的时间。患者回去后,要求他们继续对自己的问题进行思考。在下次约定的时间继续进行自由联想。经过一段时间交谈,治疗师对患者的问题有了充分的了解,使治疗师在以后的分析交谈中能够正确地实施解释,帮助克服阻抗,正确引导患者宣泄。

随着分析的深入,患者将首先对自己的问题实质在意识上有所认识,产生了某种改变的需要。但这仅仅是第一步,必须通过长时间的继续分析治疗,才能使患者在潜意识也接受这一问题的实质,只有当患者求医的原因即各种症状已经消失,自我感觉良好,整个治疗才告结束。

经典的精神分析治疗需要的时间比较长,每周 3~5 次,每次 50 分钟,治疗过程少则半年,长则 2~4 年,甚至几十年的长期治疗,治疗费用相对较高。

三、适应证和评价

精神分析疗法主要适用于各种神经症、某些人格障碍、情感障碍以及心身疾病的某些症状。不适合重型精神障碍,如精神分裂症、重性抑郁、癔症发作伴意识障碍等。

经典的精神分析疗法因耗时较长、费用高,理论无法证实、缺乏具体评判标准、结果难以重复等备受争议,目前在国内外都很少开展此类疗法。相应的各种改良的分析疗法应运而生。如"新精神分析疗法",增加了对社会文化因素与疾病和症状关系的分析,侧重解决当前迫切要解决的问题;如"心理动力学治疗"在时间上已有所缩短,治疗的频率更为灵活,治疗目标更为明确。

基于社会对心理治疗的需求迅速增长,伴随着社区精神卫生运动的开展和对卫生保健成本的考虑,人们对短程心理动力学治疗的兴趣大大提升,目前短程心理动力学治疗几乎成为每个精神分析治疗师是不可或缺的技能。短程心理学动力学治疗聚焦核心冲突,对患者的心理功能有一定的要求,有特定的治疗技术,一般的疗程限制在 10~20 次访谈,通常是每周一次的频率,短程心理动力学治疗在临床上的应用不断增加。

第四节 行 为 疗 法

行为疗法(behavior therapy)是指以行为学习理论为指导,按照一定的程序,消除或纠正人们异常或不良行为的一类心理治疗方法的总称。主要理论基础是 Pavlov 的经典条件反射理论、Skinner 的操作性条件反射理论和 Bandura 的社会学习理论。

该疗法认为,不论是适应性行为还是不适应性行为,都源于学习。因此,假如一个人出现了不适应性行为,同样可以用"重新学习"的方法,使其不适应性得以改变和矫正。行为治疗技术实际上是一些获得、消除和改变行为的学习程序。

行为疗法是心理治疗的主要形式之一。目前其种类和应用范围正在增多和扩大,不仅在临床医学实践中广泛地应用,而且已成为一个跨学科的研究领域,在现代临床精神病学、行为医学、心身医学、临床心理学等学科都有所应用。

行为治疗的方法有很多种,下面介绍几种主要方法。

一、系统脱敏疗法

系统脱敏疗法(systematic desensitization)是行为疗法的一种基本技术,也称交互抑制疗法。这一疗法是南非的精神科医师沃尔普开创的,他认为人或动物的肌肉放松状态与焦虑情绪状态是一种拮抗的过程,一种状态的出现会对另一种状态起抑制作用,称之为交互抑制,不管什么原因造成的焦虑,只要肌肉松弛,就可以消除焦虑状态。人类的神经症和动物类似,也是由于不良的条件反射形成的,因此,只要系统地消除引起条件反射的各种刺激,就能有效地治疗神经症。

该疗法是诱导患者逐步地暴露于导致焦虑(恐惧)的情境中,并通过心理放松状态来对抗这种焦虑(恐惧)的情绪,从而达到矫正心理或行为障碍的目的。适应证主要有:① 各种神经症,如恐惧症、强迫症等。② 各种心身疾病,如高血压、冠心病等。③ 各种行为异常,如性功能障碍、遗尿、口吃、物质滥用等。

基本步骤技术为:① 放松训练。放松可以产生与焦虑相反的生理和心理效果,如呼吸平缓、心率减慢、神经肌肉松弛以及心境平静等。主要采用肌肉放松的方法,如渐进式放松和自主训练法。② 建立焦虑或恐惧的等级层次。即找出导致患者产生焦虑或恐惧的各种刺激、物体、事件或情境,并让患者指出对各种刺激、物体、事件或情境感到焦虑或恐惧的程度,然后把各种可能引起不同程度焦虑反应的刺激或事件从弱到强排列成不同的等级。③ 系统脱敏。按等级层次从低到高,从轻到重进行逐级脱敏训练。

脱敏有想象脱敏和现场脱敏两种形式:① 想象脱敏。治疗师口头向患者描述引起焦虑的特定的刺激情景,让患者进行想象并进入该情景中体验其焦虑和恐惧的感觉,然后配合放松训练,逐级抑制由弱到强的不同层次的焦虑和恐惧刺激,每一层次刺激反复多次,最后达到完全消除焦虑和恐惧的目的。② 现场脱敏。让患者直接置身于导致焦虑的现实生活环境,使其体验焦虑和恐惧,结合放松训练,逐级适应现实环境。在实际治疗中,两种方

> 如何对一名高空恐惧症的患者实施系统脱敏疗法?

式也可以结合起来使用。

二、满灌疗法

满灌疗法又称为冲击疗法（flooding implosive therapy）或暴露疗法。它与系统脱敏法虽然都是将患者置于（暴露）他所惧怕的情境中，但前者是采取缓和的、逐步消除的方式矫正患者的心理或行为障碍，而满灌疗法是从治疗开始就突然把患者置身于能引起他极大恐惧的情景中，并保持相当一段时间，不允许患者逃避，直至患者清楚地认识到并没有真正可怕的事情发生，紧张、不安就会明显减轻。这一过程实际上是通过两种机制在起作用：其一，强迫患者置身于此情境，随着无伤害性结果出现，使患者产生后果无害化的认识，从而不再惧怕此环境；其二，焦虑症状不可能持续高水平地发展下去，它是按照开始、高峰、下降的过程发展的，其能量是逐渐减少的。最终对环境刺激出现习惯化，不再产生大的反应。此方法的优点是简单、疗程短、收效快。缺点是患者在过程中痛苦较大，实施起来比较困难，而且一旦实施失败，反而可能加剧恐惧反应。所以实施时应注意患者的心理承受能力和合作性。

适应证为各种神经症，如恐惧症、强迫症等。

技术要点：① 采用满灌疗法前要进行体检，排除严重躯体疾病（如心脑血管病、癫痫等）。② 患者和家属知情同意。详细介绍治疗原理、过程、痛苦、疗效等，消除患者顾虑和恐惧，与患者和其家属签订治疗协议。③ 准备必要急救药物。④ 治疗中密切观察。如患者出现一些特殊的生理反应，如过度换气综合征、晕厥或休克，则应停止刺激并对症处理。若患者言语激烈或提出终止治疗，治疗师应冷静应对，酌情处理。

每次刺激情境应使患者达到最高的焦虑紧张程度。通常每次治疗时间是30～60分钟，每日或隔日1次，2～4次即可完成。

三、厌恶疗法

厌恶疗法（aversion therapy）是指用厌恶性刺激（引起身体痛苦反应的刺激）与不良行为相结合，形成条件反射，从而消除已建立的不良行为的方法。在日常生活中，人们常常使用某种惩罚性手段来减少或消除不良行为。这实际上是厌恶疗法的具体运用，例如母亲用乳头上涂辣椒的方式给婴儿断奶、殴打孩子以纠正某些不良习惯等。适应证主要是各种成瘾行为如药物成瘾、烟瘾、网络成瘾等，以及性心理障碍、肥胖、强迫症及其他不良行为。

技术要点：① 每次只选择一个行为作为治疗的靶行为。② 选择合适的厌恶刺激。厌恶刺激必须是强烈的，但同时是安全的，在法律许可的范围内。常用的厌恶刺激有电刺激、药物刺激、橡皮圈刺激、想象刺激等。③ 不良行为和厌恶刺激同时或先后按顺序出现，才能在两者之间形成新的联系。

四、标记奖励法

标记奖励法（token economy），又称代币法。代币法是一种激励系统，促使病人从事由治疗师事先选定的活动，使得一种适当的行为借以得到强化、不适当的行为得以消除。代币法是结合奖励法、行为塑造法、行为契约法、自我调控于一体的方法。其主要目标是目标行为的出现或某种不良行为的减少或消退，以建立患者的适应性行为。"标记"即代换券，是一种可以代币的筹码或票证，只是一个符号，用它可以换取有形的奖励，如糖果、礼品、看电影、外出游玩的机会等。适应证主要是各种适应不良行为，同时也多应用于教育管理等方面。

专栏 9-3　代币法在家庭教育中的应用

应用代币法纠正儿童不良行为的基本步骤：

1. 父母了解孩子的兴趣与愿望，如孩子最喜欢吃的东西、最想要的玩具、最想去的地方是什么。

2. 父母与孩子一起罗列出需要改善的行为，如"做作业拖拉"。

3. 按照从易到难的顺序将行为排序，并从中选择几条给以具体的目标，如"每天晚上 8 点半之前完成功课""30 分钟做完数学作业"等。

4. 确定"代币"的表示方法，如记"红五星"。

5. 确定行为达到时可以得到的"代币"数量，如每天半小时内做完功课，奖励一颗红五星；每天 1 小时内做完功课，记 10 分；20 分换一颗红五星……

6. 确定"代币"与奖励的兑换标准。如获得 2 颗红五星，可以奖励孩子最想要的玩具熊。获得 5 颗红五星，可以奖励去游乐场。

7. 确定"代币"兑换的时间，比如每周五的晚上。当然，刚开始的时候，可以缩短时间，两天给孩子兑换一次，激发孩子的兴趣。

五、放松训练

放松训练（relaxation training）又称松弛训练，是按照一定的练习程序，学习有意识地控制或调节自身的心理生理活动，达到缓和心身紧张的目的。技术与方法有多种，气功、瑜伽、禅道均属于放松训练。这里介绍其中两种。

1. 渐进性放松　渐进性放松（progressive relaxation）又称渐进性肌肉松弛疗法，由美国的生理学家 Jacobson 创立。该疗法的具体实施过程是让患者采取舒适的坐位或卧位，沿着躯体从上到下的顺序，对身体各部位的肌肉先收缩 5～10 秒，同时深吸气并体验紧张的感觉，再迅速地完全松弛 30～40 秒，同时深呼气并体验松弛的感觉。如此反复进行，可以进行肌肉某一部位的放松训练，也可以进行全身肌肉的松弛练习。练习时间可以从几分钟到 20 分钟。

2. 自主训练　自主训练（autogenic training）是德国脑生理学家 O. Vogt 提出

来的。自主训练有六种标准程式：① 沉重感。② 温暖感。③ 缓慢的呼吸。④ 心脏慢而有规律的跳动。⑤ 腹部的温暖感触。⑥ 额部的清凉舒适感。训练时，在指导语的暗示下，缓慢地呼吸，从头到脚逐个部位体验沉重、温暖的感觉，达到全身放松。

放松训练的适应证很广，适用于各类神经症和身心疾病等，也可作为其他心理治疗方法的基础步骤，如系统脱敏疗法。

六、生物反馈疗法

生物反馈疗法（biofeedback therapy）又称生物回授疗法，或称自主神经学习法。是在行为疗法的基础上发展起来的一种新型的心理治疗技术与方法。生物反馈（biofeedback）是借助于现代电子仪器将人们体内各器官、各系统心理生理活动过程中许多不能被察觉的信息如肌电、皮肤电、皮肤温度、血管容积、心率、血压、胃肠的 pH 和脑电等加以记录、放大并转换成人们能够理解的信息，用听觉或视觉的信号在仪表盘上不断地显示出来（即信息反馈），训练人们认识和体验这些信号活动的变化，并有意识地控制自身的心理生理活动，以达到调整机体功能和防病治病的目的。生物反馈疗法是利用现代生理科学仪器，通过人体内生理或病理信息的自身反馈，使患者经过特殊训练后，用有意识的"意念"控制和心理训练，通过内脏学习达到随意调节自身躯体机能，从而消除病理过程、恢复身心健康。

实验证明，心理（情绪）反应和生理（内脏）活动之间存在着一定的关联，心理社会因素通过意识影响情绪反应，使不受意识支配的内脏活动发生异常改变，导致疾病的发生。运用生物反馈疗法，就是把患者体内生理机能用现代电子仪器予以描记，并转换为声、光等反馈信号，因而使其根据反馈信号，学习调节自己体内不随意的内脏机能及其他躯体机能，达到防治身心疾病的目的。生物反馈疗法将正常、属于无意识的生理活动置于意识控制之下，通过生物反馈训练建立新的行为模式，实现有意识地控制内脏活动和腺体的分泌。生物反馈学习过程就是学习正确操作性条件反射，对抗病态性条件联系，纠正和矫正不良行为和习惯，消除病体症状，达到治疗疾病的目的。

生物反馈治疗技术从 20 世纪 60 年代至今，发展十分迅速。目前已有多种仪器，分别或是组合同步显示人体的脑电波形、肌电水平、皮肤电阻、脉管容积、心率、血压、皮温等生物信息。

在生物反馈训练中，治疗师对患者的语言指导和治疗态度对治疗效果有重要影响。每一次训练结束，让患者做主观等级评定，1 代表最松弛，7 代表最紧张，4 为中性。了解患者经过训练紧张度由几级达到几级。还要嘱患者进行家庭训练，坚持每天做 2 次，每次 20～30 分钟的放松训练，并填写放松等级表。

仪器的操作者需经过专业训练，以保证治疗效果。在实施生物反馈疗法前，必须向患者介绍治疗的目的和治疗过程，消除患者对电子仪器的顾虑，使其了解治疗是安全无害的,还须向患者说明,生物反馈疗法主要依靠自我训练来控制体内机能,且主要靠平时练习,仪器监测与反馈只是初期帮助自我训练的手段,而不是治疗的全过程。要每天练习并持之以恒,才会有良好效果,全部解释可用录音带播放,再作个别答疑和补充。

常用于生物反馈疗法的仪器设备有肌电反馈仪、皮肤反馈仪、皮肤温度反馈仪、脑电反馈仪和血压脉搏反馈仪等。

七、适应证和评价

行为疗法的适应证有:

1. 神经症　恐惧症、焦虑症、强迫症。

2. 习得性不良习惯　口吃、职业性肌肉痉挛、遗尿症、儿童和青少年不良行为问题等。

3. 自我控制不良行为　肥胖症、神经性厌食症、烟酒及药物成瘾等。

4. 性心理障碍　恋物症、窥阴症、露阴症、异装症等。

5. 精神病　对精神病恢复期患者的行为通过强化或消退进行约束与诱导。

6. 某些心身疾病　高血压、冠心病、支气管哮喘等。

行为疗法以其操作技术具体、简单易行,适用范围广而得到广泛的使用。行为疗法也存在不足之处,如有人批评行为疗法把人视作动物,完全否认了人的自由、自主和独立性,贬低了人的尊严和价值;行为疗法只重视学习过程和治疗技巧、方法,忽视了心理过程;关注的只是个体的行为而非人本身。

第五节　以人为中心疗法

以人为中心疗法(client centered psychotherapy)又称为"非指导性治疗"(non-directive therapy),是美国心理学家 Rogers 所创建的一种心理疗法,是人本主义疗法的代表。该疗法发展于 20 世纪 40 年代,经历了一个演变的过程,从非指导性治疗,到患者中心治疗,最后发展到以人为中心治疗。治疗的目的就是让患者进行自我探索,了解与自我相一致的、恰当的情感,并用此感情体验来指导行动,也就是靠自己本身的力量来治疗自己存在的问题。

一、技术和方法

1. 基本假定　人在本质上是可信赖的;人具有不需治疗师的直接干预就能了解及解决自己困扰的极大潜能;只要能投入咨询关系中,人们就能朝向自我引导的方向成长。

2. 治疗特点　① 以人为中心。治疗过程中关注的是人而不是问题,治疗师只需创造良好的气氛。② 心理治疗是个转变过程。这是一个患者自我学习的过程,治疗效果取决于态度,而不是治疗师的知识、理论与技巧。③ 非指令性治疗的技巧。治疗过程中,不给予权威性的指导,避免代替患者作决定,由患者确定讨论的问题。

3. 治疗条件　治疗师的态度、个人特质、治疗关系的性质是治疗过程中的首要决定因素,治疗师的理论和技术则是第二位的。治疗师的态度和治疗关系建立的核心条件是:真诚一致、无条件的积极关注和同感的了解。

真诚是指真诚与真实,或治疗师自身的和谐一致。治疗师在与患者沟通时,要放任患者自身内部的感受和态度开诚布公地表达和流露。使患者感受到治疗师对自己的真诚态度,不怀疑治疗师有任何保留,就能使患者发生内在的改变,并向建设性方向转化。

无条件积极关注是指不带价值判断地表达对人的基本尊重,接纳他人有权表达自己的感受,对患者的接纳与关怀是无条件的。由此创造一种有利于患者转变自我概念的气氛,无论患者当时的感受如何,治疗师都应予以理解,甚至是珍视。

同感的了解是一种能深入主观世界了解其感受的能力。同感的了解开始于全神贯注的倾听,治疗师的倾听和日常生活中的听是不同的,有经验的治疗师能完全进入患者的内心世界,不仅能理解患者自己意识到的部分,甚至对患者自己尚未察觉的潜意识层面的意思也能察觉出来,并把这种理解转述给患者本人。

4. 主要治疗技术　Rogers 认为,咨询成功的关键在于咨询关系,而非技术。在此基础上,对有利于咨询师的关注、接纳和共情的技术,如开放性问题、内容/情感反应、澄清等,并不排斥。具体有:① 认识患者表达的感情与态度。② 提出交谈的话题,让患者展开。③ 确认患者谈话的中心。④ 提出问题。⑤ 解释、讨论或提供与问题或治疗有关的情况。⑥ 根据患者对治疗的反应来解释交谈的情况。

会谈时治疗师不做任何评价和指引,而是对患者所表达的情感做出反应。在治疗过程中治疗师不做解释,很少提问题,也不回答问题,而是无条件地关心患者,使患者感到温暖。不管患者暴露什么情感,总是充分理解和信任,真诚和表里一致,对他的谈话充满兴趣。在这样安全的气氛下患者没有顾忌地畅所欲言,逐渐从消极被动的防御性的情感中解脱出来,不再依靠别人的评价来判断自己的价值。由于每个患者都有对自我实现的健康态度,所以一旦认识自己的问题的实质,就能发挥出自我调节和适应环境的潜在能力,有效改善人际关系,以达到治疗的目的。

一般治疗时间和次数不固定,由患者自行决定。这一疗法也可集体进行(10 人左右的会心团体)。每周 1~2 次,集体治疗时,治疗师只能作为集体的一个成员参加。

二、适应证和评价

以人为中心疗法来自于临床实践。从开始的个体咨询,到团体咨询,以及在教育、企业等领域,应用的范围逐渐扩大。以人为中心疗法原则上适用于所有的人,无论是正常人还是有心理障碍的人,除了无法用语言进行沟通的患者。

对以人为中心疗法的批评是：治疗方法太简单，治疗师显得过于消极，有时甚至易受当事人操纵，忽视了具体技术的运用等。当某些患者期望治疗师作为权威或者专家的角色出现时，非指导性的策略可能会延误他们的问题。

第六节 认知行为疗法

20世纪50年代，美国心理学家 A. Ellis 提出了理性情绪疗法，认为个体的不良情绪和行为来自其对事件的认知方式，而不是来自事件本身。20世纪60年代，随着心理学家 A. T. Beck 采用认知疗法治疗抑郁症获得成功后，认知疗法开始受到人们的关注。当时，行为治疗技术也发生了快速变革，行为治疗学家关注到个体内隐的思维过程对行为的影响，两种治疗观点不谋而合，于20世纪70年代发展成为认知行为疗法（cognitive behavior therapy，CBT）。本节分别介绍认知疗法和认知行为疗法的理论和技术。

一、认知疗法

认知疗法（cognitive therapy）是随着认知心理学的兴起、发展而形成的一种心理治疗方法。治疗的关键是纠正错误的认知过程和由此而形成的错误观念。认知疗法就是帮助患者改变认知的曲解成分，调整其不合理的信念，接受新的合理的信念，消除不适应情绪反应和行为的短程心理治疗方法。具有代表性的有 A. Ellis 的合理情绪疗法和 A. T. Beck 的认知疗法（CT）。

（一）Ellis 的理性情绪疗法

A. Ellis 是"合理情绪疗法（rational emotive therapy，RET）和认知行为疗法之父"，是第一位主要的认知行为治疗师。

1. ABC 理论

ABC 理论是 RET 的基本人格理论，是指导治疗过程的基本原则。ABC 理论中，A（activating events）指诱发事件（事件、人、行为）；B（beliefs）指认知（指信念，对 A 的评价、认知、理解）；C（emotional and behavioral consequences）指情绪及行为后果；D（disputing）代表辩论；E（effects）代表新的效果。

通常人们认为现实中发生的各种事件，引起了人的不同情绪反应。比如，一个人因为升职而高兴；另一个人因为高考落榜而沮丧、痛苦。但 Ellis 则认为导致一个人行为和情绪反应（C）的根本原因，不是事件（A）本身，而是一个人对某一事件的看法、想法、解释、评价，即对此类事件的信念（B）。比如，同样是面临离婚事件，有人抱有"从一而终"的传统观念，认为一旦离婚就绝望了，意味着整个人生的失败，则随之产生的情绪反应就会非常剧烈，痛苦、懊恼、愤怒、绝望等负性情绪一起涌来。反之，有的人对婚姻抱有较开放的观点，认为婚姻是两个人爱的契约，一旦婚姻里没有了爱，分开对两个人是一种解脱，是最好的选择，他会以较为轻松的态度对待离婚事件。通过与不合理的信念进行辩论(D)，纠正认知偏差，情绪和行为困扰就会在很大程度上解除或减轻，从而产生良好的情绪和行为效果(E)。

2. 合理情绪疗法

合理情绪疗法认为，外来事件是中性的，不同的个体有不同的认知系统，并以不同的方式对中性事件做理性或非理性的解释，继而产生积极或消极的反应。治疗者的任务就是针对个体的认知系统，指出并纠正认知系统中非理性的成分。

(1) 常见的非理性信念：① 要求的绝对化。这是非理性信念中最常见的一个特征，从自己的主观愿望出发，认为某一事件必定会发生或不会发生，常用"必须""绝对"或"应该"的字眼。② 过分的概括化。即对事件的评价以偏概全，表现在：一方面，是自己的非理性评价，常凭自己对某一事物所作的结果的好坏来评价自己为人的价值；另一方面，对别人的非理性评价，别人稍有差错，就认为他很坏，一无是处，其结果导致一味责备他人，并产生敌意和愤怒情绪。③ 糟糕至极。认为事件的发生会导致非常可怕或灾难性的后果。

这三个特征造成了患者的情绪障碍，因此本疗法是以理性治疗非理性、帮助患者改变其认知，用理性思维的方式来替代非理性思维的方式，最大限度地减少由非理性信念所带来的负面情绪困扰。

(2) 治疗过程：① 心理诊断阶段。确认问题所属性质以及患者的情绪反应，制订治疗所要达到的情绪及行为目标。② 领悟阶段。帮助患者认识到自己不良的情绪、行为表现或症状是由自己造成的，寻找并认识这些症状的根源，找出造成这些症状的不合理信念。③ 修通阶段。这是理性情绪疗法的主要阶段。治疗者主要采用辩论的方法动摇患者非理性信念。最终使患者理性的信念取代非理性的信念。④ 再教育阶段。探究患者是否存在其他非理性信念，并与之辩论，使患者学习与非理性信念进行辩论的方法，逐渐养成用理性方式进行思维的习惯。

(二) Beck 的认知疗法

A. T. Beck 认为，认知产生了情绪及行为，异常的认知产生了异常的情绪及行为。认知是情感和行为的中介，情感问题和行为问题与歪曲的认知有关。人们早期经验形成的"功能失调性假设"或称为图式，决定着人们对事物的评价，成为支配人们行为的准则，而不为人们所察觉，即存在于潜意识中。一旦这些图式为某种严峻的生活实践所激活，则有大量的"负性自动思维"在头脑中出现，即上升到意识层面，产生认知曲解，进而导致情绪抑郁、焦虑和行为障碍。

1. 认知歪曲的形式　① 任意推断。即在缺乏或证据不充分的情况下随意得出自以为是的结论。② 选择性概括，即依据个别或偏见信息对整体得出结论，以偏概全。③ 过度引申。即在单一事件的基础上做出关于能力或价值等的普遍性结论。④ 夸大或缩小，过度概括。⑤ 极端思维。如非此即彼，非黑即白，全盘肯定或全盘否定。

具体表现在：自认为知道别人在想什么；给自己或他人以整体的负性评价，贴标签;低估正性信息,看不到自己所取得的成绩;选择性负性关注,只关心负性信息或事件;归因于自己的过失,而看不到别人的责任;不公平比较,将自己缺点与别人长处比;后悔倾向,关注本来应该做得更好,不关注现在哪些方面能做得更好;决策困难,总是处于"如果……,怎么办?"的两难选择境地,使自己处于紧张之中;感性,用感受支配对现实的解释等。

2. 基本的技术和方法　① 识别自动性思维。② 识别认知错误。③ 真实性检验。④ 去注意化。⑤ 监测紧张或焦虑水平。⑥ 认知自控法。

一般认知疗法的疗程为 12~16 次,每次交谈时间一般为 40~50 分钟,整个疗程分初期、中期及后期三个阶段。不同时期,治疗的侧重点和方法有所不同。

(三) 适应证和评价

认知疗法可适用于治疗许多心理障碍,主要是情感障碍,尤其是单相抑郁症。除此之外,还可治疗焦虑障碍、社交恐怖、偏头痛、慢性疼痛、神经性厌食、性功能障碍、酒瘾以及某些特殊场合(如考试、求职前)的紧张状态等。

目前认知治疗理论及技术正逐步被广大临床心理工作者及精神科医生所接受,它的技术和方法也不断得到充实和发展。认知疗法的独到之处是注重从逻辑的角度看待当事人的非理性信念的根源,以及通过鼓励当事人自己收集与评估支持或反对其观点或假设的证据,以瓦解其信念的基础。但由于这个过程家庭作业

> 你自己在生活中有哪些认知歪曲?

繁琐,往往完成起来较困难,并且由于患者认知能力和自制力的差异,部分患者的治疗效果有限。

二、认知行为疗法

(一) 概述

认知行为疗法(CBT)是以学习理论和认知理论为基础,通过认知和行为的技术方法,改变个体歪曲的认知和非适应性行为的一大类心理治疗方法的总称。它是以当前问题为取向的、短程的、结构式的治疗方法,CBT 既不是纯粹意义的行为疗法,也不是纯粹的认知疗法,而是在整合的认知行为理论指导下的心理治疗。CBT 已经成为当前世界上流行最为广泛,被使用最多的心理治疗方法。

CBT 涉及三个核心概念——认知、情绪和行为。认知是指人对事情的态度、看法、评价和信念,情绪是人的内心体验过程,行为是人的外在表现。CBT 认为人的认知活动会产生情绪,且影响着行为;行为也会影响人的认知和情绪。当人的认知、行为发生改变后,可以改变人的情绪,情绪改变后认知和行为也会发生改变。CBT 这一基本模型的核心是认知的中介作用。CBT 的发展趋势是人们越来越重视认知中介是如何对情绪行为和生理过程产生影响,以及三者是如何彼此强化的。

CBT 主要分为应对技能治疗、认知重建治疗和问题解决治疗三类。应对技能治疗主要是用于处理患者的外部问题,帮助患者提升应对压力情境的技能;认知重

建技术更多用于处理患者的内部问题,帮助患者调整适应不良的思维模式,建立更为适应的思维模式;问题解决治疗可以看作是认知重建技术和技能训练的结合,强调一般策略的发展,重视患者和治疗师治疗的合作关系。

CBT 治疗具备共同的特点:① 时限性。很多 CBT 手册建议为 12~16 次。② 针对特定的问题,因此 CBT 可以说是问题取向的心理治疗。③ 强调治疗关系的重要性。④ 具有教育的性质。很多 CBT 治疗师会把治疗模型教给患者,或者将其采用的干预原理解释给患者听。⑤ 强调患者成为自己的治疗师。患者在治疗过程中掌握与治疗有关的概念和技巧。⑥ 家庭作业。每次 CBT 治疗会谈结束阶段要与患者商定布置家庭作业,将治疗过程延续到家庭中。

(二) CBT 治疗技术

CBT 治疗技术有其自身的特点,总体上来讲分为一般技术、认知技术和行为技术,一般技术包括了心理治疗所共用的一些技术。

1. 一般技术 在 CBT 中相对具有自身特点的一般技术有:① 心理教育与正常化。除了对患者进行疾病本身教育以外,还要进行认知行为治疗的教育,将患者症状与疾病正常化以消除患者的病耻感。② 案例概念化。是通过纵向和横向相结合的方法,对患者疾病的发生发展和转归变化进行理解。横向分析又称微观分析,理解患者当前症状及认知情绪行为和生理之间的关系;纵向分析又称宏观分析,从毕生发展的观点探讨患者出现症状的核心信念和中间假设。③ 苏格拉底式提问。贯穿于治疗的全过程,包括概念澄清式提问、探索假设式的提问、探究患者对某件事情的看似合理的解释和理由、提问患者的观点、探索结果、访问患者。④ 家庭作业。又称行动计划。家庭作业的主要内容包括阅读材料,情绪日记,行为实验思维日记,行为活动计划表和暴露练习等。

2. 认知技术 常用的认知技术包括:① 苏格拉底式提问。通过探究式、阐述式、引导式提问来识别患者的认知歪曲,然后再用提问的形式来验证这些认知歪曲的合理性和可信度,从而动摇患者的歪曲认知。② 引导式发现。是识别自动思维和核心信念最常用的技术。③ 思维记录表。通常以三栏表和五栏表的形式出现。内容包括情境、自动思维、情绪合理反应、结果。④ 检验证据。通过对歪曲认知的成本-效益或支持-反对证据等形式的分析,来使患者发现自己歪曲认知的不合理性,触发患者改变的动机。⑤ 行为实验。是依据患者歪曲认知的观点的理论分析结果设计出可行的行为实验计划。⑥ 认知和行为演练。即实施计划。

3. 行为技术 主要包括暴露技术、放松训练和行为激活技术。暴露技术和放松训练可分别参见本章第四节的"行为疗法"中的"二、满灌疗法"和"五、放松训练"。下面主要介绍行为激活技术。

行为激活是利用强化原理增加患者在某方面获得奖赏行为的频率,或者通过让患者集中于其他活动,从而减少其惩罚

> 某位抑郁症患者,整天躺在床上,不愿意出门,请你帮助他设计一份行为激活的计划。

行为的频率。行为激活分为四个步骤:① 监测当前的活动。② 建立一份奖赏活动的清单。③ 制订活动计划安排。④ 完成这些活动安排。患者完成了这些步骤以后,其自信心和愉快感会增加,从而逐渐增加活动的频率。

(三) 适应证和评价

CBT 的适用范围十分广泛,既可以应用于家庭和学校教育,如亲子关系、恋爱、婚姻问题、人际关系、学习相关问题、儿童青少年情绪行为问题,也可以应用于各类精神障碍的辅助治疗。CBT 也存在着一定的局限性。虽然 CBT 认为错误的认知会导致消极的情绪和行为,但是认知、情绪和行为之间的确切关系到底是什么? 认知行为理论并没有给我们详细的答案。CBT 强调认知改变的结构化过于刻板,对患者认知能力和反思能力要求较高,限制了它的使用范围。

第七节　其他心理治疗方法

一、暗示与催眠疗法

(一) 暗示疗法

暗示疗法(suggestive therapy)是利用言语、动作或其他方式,也可以结合其他治疗方法,使患者在无意中就受到积极暗示的影响,从而不加主观意志地接受治疗师的某种观点、信念、态度或指令,以解除其心理上的压力和负担,实现消除疾病症状或加强某种治疗方法效果的目的。暗示治疗的具体方法很多,临床常用的有言语暗示、药物暗示、手术暗示、情境暗示等。

暗示疗法是一种古老的心理治疗方法。一些原始的占卜、求神治病活动中就明显存在着暗示作用。此外,医生对患者的鼓励、安慰、解释、保证等也都有暗示的成分。

暗示有三种:① 直接暗示。直接暗示是医生以技巧性的言语或表情,给患者以诱导和暗示。② 间接暗示。指通过某种媒介进行暗示。如通过对患者的躯体检查操作,或使用某一些仪器或注射某些药物,以及使患者处在某些特定的环境之中,再结合医生的言语态度进行暗示。例如,用电刺激肌肉的方法,结合言语暗示来治疗癔症性肢体瘫痪;用静脉注射 10% 的葡萄糖酸钙的方法,结合言语暗示治疗癔症性失语等。③ 自我暗示。患者把某一观念暗示给自己。例如因过分激动、紧张而失眠者,选择一些能使人放松、安静的语词进行自我暗示。

暗示疗法对于暗示性高的患者效果较好,暗示性低的人往往对暗示疗法反应差。值得一提的是,不良的暗示也可造成或加重疾病的症状。暗示疗法的治疗效果还取决于患者的感受性和对暗示的顺从性,患者对医生的信任是暗示治疗的基础。

癔症是暗示疗法的传统适应证。癔症患者本身的性格特点就具有高度的暗示性,很容易接受别人的语言、态度、行为和观念的影响。暗示疗法对某些神经症、心身疾病疗效不错。此外,大量临床观察和实验研究证明,暗示对疼痛有明显的影响,在足够强的暗示作用下,配合使用安慰剂能使术后伤口疼痛显著减轻。

> 举例说明暗示疗法在临床工作中的应用。

(二) 催眠疗法

催眠疗法(hypnotherapy)是运用心理暗示的手段,使心理活动达到某种境界,呈现一种特殊的意识状态即催眠状态,进而治疗疾病的方法。最早施用催眠术作为治疗手段的是奥地利的心理学家麦斯麦。患者在催眠状态下,意识范围狭窄,分析、批判、认识能力下降,部分或全部失去对新刺激的鉴别批判能力。这时患者遗忘的经验能够重现,压抑的情感可获得释放,内心的冲突得到了流露,医生的言语指示具有极大的说服力量,并能引起患者较为深刻的心理变化,从而使某些症状减轻或消失,达到治疗疾病的目的。催眠治疗的一般步骤如下:

1. 暗示性测试　向患者解释催眠的性质和要求、治疗的目的和步骤,以取得患者的同意和充分合作。下一步要测试患者的接受暗示性程度。暗示性是决定催眠疗法疗效好坏的关键。受暗示程度低或不受暗示者,一般不宜进行催眠治疗。

2. 催眠的过程　① 治疗前的准备:要求治疗环境安静、光线暗淡,室内温度适当,坐姿或卧姿舒适安全,放松数分钟,然后进行催眠。② 进行暗示性测试。患者受暗示性程度是催眠治疗成功与否的关键。③ 向患者说明治疗的目的、要求和步骤。

常用方法:① 言语暗示加视觉刺激。催眠诱导语是医生在诱导患者进入催眠状态时,对患者所讲的一些暗示性的语言。使用单调、柔和、清晰而又坚定的语言,对患者进行暗示,调整其呼吸,进而使全身肌肉处于放松状态。肌肉放松按照从头部依次向下的顺序进行,同时让患者凝视距离眼睛 30 cm 左右处的钟摆或发光亮点等。医生给予反复的言语暗示,患者越来越感到疲倦,眼睛发紧而且沉重,四肢和全身都会感到松弛无力,患者随着医生的暗示进入催眠状态。② 言语暗示加听觉刺激。多采用节拍器、缓慢滴水声或其他仪器,使其发出缓慢、单调而均匀的声音,使患者双目微闭,全身肌肉放松,集中注意倾听,同时医生用言语暗示。③ 言语暗示加皮肤感觉刺激。要求患者平卧,双目微闭,全身肌肉放松。医生用干净、温暖的手靠近患者的皮肤表面,从额部、两颊到双手,按照同一方向反复、缓慢、均匀地移动,同时采用相应的语言暗示。④ 言语暗示加药物暗示。主要用于暗示性或合作性较差的患者。医生再配合言语暗示导入睡眠。

3. 催眠程度的判断　通常应用意识是否清晰、记忆是否完整、随意运动是否丧失等作为判别催眠程度的指标,其深度一般分为三级:① 浅度催眠状态。患者躯体肌肉处于放松状态,思维活动减少,眼睑发僵,不能也不想睁眼,只感到全身沉重、舒适,呼吸平缓,意识清楚,外来的刺激能够唤醒,事后能回忆催眠中发生的情况。② 中度催眠状态。患者瞌睡加深而嗜睡状明显,全身肌肉松弛无力,皮肤感觉迟钝,痛觉阈提高,随意运动消失,事后患者只能保留催眠中的部分记忆,常出现时间错觉。③ 深度催眠状态。患者的感觉明显减退,对周围的刺激失去反应,只能听见医生的声音,甚至会出现幻觉。能完全按照医生的指示回答问题和行动,失去自制力和判断力。痛觉减退以至消失,对针刺不起反应,身体肌肉可呈现僵直状态和各种蜡样屈曲的姿势。事后患者对催眠中的情况不能回忆,即完全遗忘。

4. 催眠治疗方法　催眠治疗通常主要采取 3 种方法:① 催眠中的暗示治疗。把患者导入催眠状态后,医生进行治疗性暗示,以改变患者的感知、动机或行为,使其症状和痛苦在催眠中消失。② 催眠后的暗示治疗。针对患者从催眠中清醒后的行为和心理,进行反复的治疗性暗示,从而使患者催眠后的心理和行为发生改变,以达到治疗的目的。③ 催眠分析治疗。让患者如实倾诉内心的各种体验,报告被遗忘的经过,特别是潜意识中的精神创伤和心理冲突。同时,根据患者的病因和症状,有针对性地进行分析和疏导,使患者加以认知领悟,从而使症状消失。

5. 适应证　催眠治疗的适应证主要是各种神经症和某些心身疾病,以及行为障碍、某些神经系统疾患等。虽然至今未见催眠暗示伴发严重后果的实例报道,但实施催眠仍应注意选择适应证,同时注意禁忌证,避免可能出现的不良情况。禁忌证有:① 精神分裂症或其他重性精神病。这类患者在催眠状态下会加重病情恶化或诱发幻觉妄想。② 脑器质性精神疾病伴有意识障碍的患者。催眠可使症状加重。③ 严重的心血管疾病,如冠心病、脑动脉硬化、心力衰竭等。④ 对催眠有严重的恐惧心理,经解释后仍然持怀疑态度者。

二、森田疗法

森田疗法(Morita therapy)是日本的森田正马教授创立的一种心理治疗方法。森田疗法的中心理论是精神交互作用理论,即对某种感觉如注意力集中则感觉就会敏锐,感觉敏锐又把注意力更加固化在此处,这种感觉和注意力的结合,形成交互作用,使得不适的感觉更为强烈。疑病倾向和疑病素质是构成神经症的基础。因为有疑病倾向的人求生欲望强烈,常把注意力集中在自身健康方面,容易把正常的生理反应误认为是病态,通过精神交互作用,形成恶性循环,从而导致神经症的心身症状。对发病具有决定作用的是疑病素质,而对症状发展具有决定作用的是精神交互作用。主要适应证为神经症。

(一) 基本原理

1. 顺应自然　顺应自然既不是对症状的消极忍受、无所作为;也不是对症状的放任自流、听之任之,而是按照事物本来的规律行事,即任症状存在,而不去抗拒排斥,带着症状积极生活。

2. 为所当为　森田认为与人相关的事物可分为可控制和不可控制两类,可控制的事物是个人通过自己的主观意志可调控和改变的事物;不可控制的事物是个人主观意志不能决定的事物。要求患者通过治疗,能够做到对于不可控制的事物不去控制,对可控制的事物学会控制,即为所当为。

(二) 技术与方法

主要治疗阶段森田疗法的治疗分为门诊治疗和住院治疗两种方式。一般患者可以采取门诊治疗,重症患者则应住院治疗,住院治疗被森田疗法认为是治疗神经症的最佳方式。住院治疗的过程分为以下四个阶段:

1. 绝对卧床期　一般为 7 天。患者独居一室,除洗漱、吃饭、如厕外,不得下床,并禁止其他一切活动,要求绝对卧床休息。目的在于消除患者的心身疲劳,重点是解除患者心理上的烦闷和苦恼。

2. 轻工作期　一般为 7 天。禁止读书、交际,每天卧床时间保持 7～8 小时。白天可到户外活动,可采取患者自我选择与医生指导相结合的方法,从事一些轻度劳动,如扫地、擦窗户等;也可进行书法、绘画、糊纸袋等活动。从第三天起,可逐渐放宽对患者工作量的限制,并要求患者写日记,不许写关于疾病的问题,只写一天干了些什么,有什么体会。医生每天检查日记并加评语,引导患者避开对疾病的注意而关心外界活动,使患者认识到不注意症状、坚持行动与减轻症状之间的关系,从而不接受症状,对症状淡漠。

3. 重工作期　一般为 2 周。此期不问患者症状,只让患者努力工作。其劳动强度,作业量都要增加,还让患者阅读历史、人物传记、科普读物,记日记。目的在于通过努力工作,使患者体验到完成工作后的喜悦,培养忍耐力,进一步将精神活动能量转向外部世界。

4. 生活训练期　一般为 1～2 周。此期为患者出院做准备,要指导患者回归原社会环境,恢复原社会角色。此期可根据患者的具体情况,允许他白天回到原单位,或是在医院参与某些管理工作等复杂的社会活动。无论参加何种活动,都要求患者晚上仍回病房,并坚持写日记。其目的是使患者在工作、人际交往及社会实践中,进一步体验顺其自然的原则,为回归社会做好准备。

在住院期间,患者不可避免地会诉说自己的症状及询问有关的治疗情况等。医护人员只是要他生活于现实当中,即使患者反复提问,也不做任何回答。这样患者会逐渐地将自己的注意力由本身的症状转移到工作活动中来,这就叫作"无回答疗法"。患者尽管有些焦虑症状,但能够参加必要的日常生活和工作就可以出院。

门诊治疗每周 1 次,接受生活指导和日记指导,疗程为 2～6 个月。

门诊治疗的基本要点是:① 详细体检以排除躯体疾病的可能,并解除患者疑虑。② 引导患者领悟其症状与人格特征的关系,告之形成症状的有关因素。③ 要求患者接受自身症状,顺其自然,绝不企图排斥,且带着症状去从事日常活动。④ 医生按时批阅患者的日记。⑤ 要求患者阅读森田学说的有关资料。

由于门诊治疗中,治疗师不能亲自观察患者的日常生活和行为,因此,让患者记日记,通过对日记的批注来对患者进行指导,是治疗的中心环节。医生在治疗指导中特别要注意:第一,治疗始终要针对患者的人格问题,不能被其症状所纠缠,对症状应置之不理;第二,在患者对治疗要点理解的条件下,重点要求其在生活实践中自觉地去体验。

另外,要顺利完成以上治疗,稳定的医患关系非常重要。森田治疗是一种再教育再适应的过程,医患之间要相互信任、相互配合,才能达到消除或减轻症状的目的。

(三) 适应证

森田疗法主要适用于森田神经质引起的神经症,包括神经症(即神经衰弱),强迫观念症,恐惧症,发作性神经症如心悸发作、焦虑发作、呼吸困难发作等,以及某些心身疾病等。

森田疗法的禁忌证:器质性心理障碍,精神分裂症和情感障碍(急性期),精神活性物质滥用,自杀、自伤者。

在中国,很多医生在森田疗法的应用方面进行了大量的实践尝试和探索,也有不少学者对其理论进行了分析研究,并对其与庄子哲学和禅学思想的相通之处进行了探讨,认为其中具备东方文化色彩易于为我国患者接受,与西方人的人生哲学不同可能不易被西方人接受。而随着东西方文化交流,特别是学术交流的增加,越来越多的西方人开始逐渐接受这种有浓厚东方文化色彩的心理疗法。

当前,国内外心理治疗的发展极为迅速。除了上述介绍的心理治疗方法以外,新的治疗方法不断涌现。如漂浮治疗、眼动脱敏再加工治疗、表达性治疗、后现代心理治疗、正念疗法等。由于篇幅有限,不能一一介绍,下面仅以阅读形式简要介绍近年来广泛被关注的后现代心理治疗和正念疗法。见阅读一"后现代心理治疗——焦点解决短期心理治疗和叙事治疗"。

> 举例说明森田疗法在临床工作中的应用。

阅读一　后现代心理治疗——焦点解决短期心理治疗和叙事治疗

　　后现代心理学是后现代主义与心理学结合产物,是 20 世纪 90 年代在西方兴起的一种新的思潮,它包含了许多不同的理论流派,如建构主义心理学、解构主义心理学、女权主义心理学等分支。后现代心理学提倡研究方法的多元化,主张整体论、建构论和系统观的研究法。在研究理念上,提倡多元性、不确定性、无序性和矛盾性,淡化对绝对性、客观性、普遍性真理的追求。焦点解决短期心理治疗和叙事治疗是深受后现代思潮影响的两种重要的后现代心理治疗方法。

　　1. 焦点解决短期心理治疗(Solution Focused Brief Therapy, SFBT)　是 20 世纪 80 年代初,由 Shazer 和他的妻子 Kim Berg 共同创立并发展起来的一种心理治疗方法。它以社会建构论为哲学和方法论基础,鼓励当事人思考自己的意义建构,审查这种建构方式给自己的生活所带来的消极影响,通过改变意义建构的方式达到解决问题的目的。

　　SFBT 的特点:① 事出并不一定有因。与其在治疗中耗费时间去寻找原因,不如直接指向目标,尽快寻找解决问题之道。② 当事人是自身问题方面的专家。③ 凡事都有例外。只要有例外发生,就能从例外中寻找解决的方法。

④ 问题症状也有正向功能。同样的行为在其他情景中可能被赋予不同的意义，可能变成适宜的或者是正常的。⑤ 合作和沟通是解决问题的关键。⑥ 从积极正向的意义出发。焦点解决治疗强调来访者的正向力量，而不是关注他们的缺陷。

2. 叙事治疗(narrative psychotherapy) 叙事治疗是澳大利亚临床心理学家Michael White和新西兰的David Epson 于 20 世纪 80 年代创立的。叙事治疗是治疗师通过倾听他人的故事，运用引导性提问，帮助当事人使问题外化，从而引导来访者重构积极故事，以唤起当事人发生改变的内在力量的过程。

叙事心理治疗的基本观点：① 问题才是问题，人本身不是问题。② 每个人都是自己的问题的专家。③ 放下主流文化的量尺。④ 寻找生命的力量。

叙事治疗的基本技术有：① 问题外化。也就是将问题与人分开。② 解构。解构是与来访者一起探索问题的历史、影响力和结果，来访者获得从不同角度看问题的可能性。③ 重写。是来访者重新诉说自己的生命故事，对自己的生活赋予新的积极的意义。

阅读二 正念疗法——传统与现代、东方与西方的共构

"正念"最初来自佛教的八正道，是佛教的一种修行方式，它强调有意识、不带评判地觉察当下，是佛教禅修主要的方法之一。

正念训练是源自东方，形成于西方的一种自我调节方法。西方的心理学家和医学家将正念的概念和方法从佛教中提炼出来，剥离其宗教成分，发展出了多种以正念为基础的心理疗法。正念疗法是对以正念为核心的各种心理疗法的统称。

目前较为成熟的正念疗法包括正念减压疗法(mindfulness-based stress reduction)、正念认知疗法(mindfulness-based cognitive therapy)、辩证行为疗法(dialectical behavioral therapy)和接纳与承诺疗法(acceptance and commitment therapy)。正念疗法被广泛应用于治疗和缓解焦虑、抑郁、强迫、冲动等情绪心理问题，在人格障碍、成瘾、饮食障碍、人际沟通、冲动控制等方面的治疗中也有大量应用。

医学研究还显示，坚持练习某些类型的正念练习在改善心血管系统问题、提升免疫力、缓解疼痛等方面也有裨益。

西方的学者倾向于把正念作为一系列行之有效的技术来使用，但对正念背后的原理和理论鲜有探讨；东方的正念有一系列的理论支撑。未来，正念技术的发展需要东西方文化更进一步的融合。

（杭荣华）

第十章 心理咨询与危机干预

案例 10-1 我不想这么"阴晴不定"

　　60岁的杨先生是一名中学教师,最近刚退休。退休以后他经常会因为一些鸡毛蒜皮的事迁怒于周围的人。每次发起脾气都会六亲不认,闹完后又后悔不已,可下次还是无法自控。脾气暴躁但情绪却一直低落,虽然知道自己退休后还有很多事可以去做,但只是脑子里想却没有行动。也不知道自己究竟是怎么了,生活过得一点动力都没有,好像什么都不喜欢,什么都不想去干! 每次发完火以后又觉得很郁闷,胸口不舒服,去医院检查,也并无异常,自己实在不明白到底是怎么了,自己的情绪怎么都控制不了,总是这么"阴晴不定"。

　　通过本章的学习我们将更好地解读临床上的心理现象并进行积极的干预。

思考题

杨先生"阴晴不定"的原因是什么?

杨先生可以寻求哪些帮助?

第一节　概　　述

一、心理咨询的概念

心理咨询(psychological counseling)是人应用心理学的一个分支,心理咨询运用心理学的理论和技术,通过专业的咨访关系,帮助合适的来访者依靠个人自我探索来解决其心理问题,增进心身健康,提高适应能力,促进个人成长与发展以及潜能的发挥。心理咨询立足于正常人在生活、学习、工作以及健康和疾病方面的心理问题,使他们的认识、情感、态度和行为向好的方面转化,从而更好地保持身心健康,适应环境,发展自身。

在临床实践中,心理咨询着重处理的是医学领域内的心理学问题,它的主要对象是患者或寻求医学帮助和指导的人,因此,在临床实践中心理咨询的人员应当具备一定的医学知识和技能,同时还应具备一定的心理学、社会学知识,才能真正帮助来访者恢复身心健康。

心理咨询与心理治疗既有区别又有联系。两者的区别主要体现在:① 对象不同,心理咨询的对象是有心理困扰的正常人,而心理治疗的对象是心理异常的患者。② 内容不同,心理咨询主要解决正常人的心理问题,如学习问题、工作问题、婚姻问题、家庭问题和人际关系问题等,心理治疗主要整治某些患者的异常心理,如神经症、人格障碍以及心身疾病等。③ 目标不同,心理咨询的目标在于促进心理健康发展,即通过心理咨询使来访者摆脱心理困扰,增强适应能力,充分开发潜能,提高发展水平,而心理治疗的目标在于纠正异常心理及通过心理治疗消除或缓解病理症状,恢复正常生活。两者的相同点主要表现在:① 两者所采用的理论和方法是一样的,例如,心理咨询师采用的认知疗法和心理治疗师采用的认知疗法,在理论和方法上完全相同。② 两者都注重建立帮助者与求助者之间良好的人际关系,认为这是使求助者改变和成长的必要条件,应贯穿咨询过程或治疗过程的始终。在实际工作中,心理咨询与心理治疗很难分开,心理咨询包含心理治疗的元素,心理治疗也有心理咨询的影子。

二、心理咨询的产生与发展

科学的心理咨询产生只有 100 年左右的历史,其诞生和发展总是与心理治疗同步进行的,始终与医学和教育学密切相关。纵观心理咨询的历史,心理咨询和心理治疗的思想和萌芽可以追溯到 2000 多年以前,其发展大致经历了 3 个阶段。

(一) 萌芽阶段

从有文字记载的历史来看,在古代中国、希腊、印度等历史悠久的国家,人们为解决心理上的痛苦或家庭问题,往往从长者、学者、巫师、哲人、神父那里寻求劝告或帮助,他们从心理上帮助人们应付无情的现实,改变人们对社会生活的不满,安慰那些蒙受创伤的心灵。古希腊时期,由于注重通过教育发展人的潜能,启动了与"咨询"有关的探索,如柏拉图的教育中的人际关系作用,亚里士多德的人与环境的相互作用等。

从古到今的医学临床都带有或多或少的咨询色彩。2000多年以来的医学论著中就有许多心理咨询的治疗记载,希波克拉底在公元前400年就特别强调语言在心理治疗中的作用,我国中医医著中载有上千例心理咨询医案。

(二) 形成阶段

心理咨询的形成,既取决于社会的客观需要,也取决于心理学自身的发展水平。心理咨询作为一门独立的专门职业,主要依赖于实验心理学、心理治疗、心理测验、心理卫生、人本主义心理学和职业指导的产生与发展。

据文献记载,心理咨询起源于1896年诞生的《临床心理学》,作者美国临床心理学家 L. Witmer 在宾夕法尼亚大学成立了第一个临床心理门诊(psychological clinic),主要诊治情绪障碍和学习困难的儿童,开创了医学心理咨询的先河。心理咨询在早期相当长的一段时间内主要是解决人们的心理不适和心理疾患。20世纪初随着工业化的大发展、经济的发展与竞争,人们的生活普遍处在更为紧张和激烈的变动之中,职业选择中的心理问题日益受到重视。1909年,美国教育家 Frank Parsons 出版了《选择职业》一书,标志现代心理咨询工作的开始。他主张仔细地研究个人与职业两方面的特点,认为一个人的职业必须与本人的兴趣、能力和个性相匹配,以帮助其求得最佳职业来发挥个人潜能,促进社会发展。Parsons 的许多观点成为心理咨询的重要内容。1912年,美国匹兹堡大学建立了对学龄儿童问题进行研究和指导的诊所,从心理咨询角度对儿童进行行为指导。在这一阶段的心理咨询主要是为儿童和学生服务,尤其是采用心理测量技术,对学生进行升学指导。

20世纪30年代末,心理测验和个体差异的研究为心理咨询的蓬勃发展奠定了基础。以人格为对象的心理咨询逐步发展,心理咨询的范围扩大到职业选择、社会适应、情感调适、身心健康、家庭生活、医疗卫生、经济生活等诸方面。不少医院、学校都设立了心理咨询机构。

20世纪40年代,心理咨询已跨越医学和职业指导时代,转向于整个人格与个人适应领域。"咨询"(counseling)这个词是 C. Rogers 第一个提出来的。1942年,C. Rogers 发表的《心理咨询与心理治疗》一书以及后来的《来访者中心疗法》等书,一反传统的指示性咨询法,强调每一个来访者都是独特、完整、自尊的个体,自身具有向上成长的内在潜能,这些非指导性咨询(nondirective counseling)方法,几乎成为心理咨询的主流。

(三) 职业化阶段

第二次世界大战以后,心理咨询得到广泛的应用和发展,其方法不仅源于心理学,而且从教育学、医学、社会学、人类学、语言学等领域汲取了很多有用的东西。心理咨询的理论和方法不断完善。咨询心理学的发展使心理咨询的职业化成为可能。

　　1953年,美国心理学会咨询心理学分会规定了正式的心理咨询专家培养标准,1954年,心理学家发起创办《咨询心理学杂志》,该刊物成为心理咨询的专业杂志,1955年美国心理学会开始正式颁发心理咨询专家执照,1956年美国心理学会咨询心理学分会发表了《作为一个专业分支的咨询心理学》。至此,心理咨询作为一种社会职业最终被正式确认。

(四) 我国心理咨询的状况

　　在我国,20世纪40年代的北京、上海、南京、长沙、重庆等地一些医院、学校、儿童福利机构及医学研究机构,都有专职心理学工作者和社会工作者从事心理咨询、心理治疗和心理卫生方面的工作。到50年代,少数医院仍有医学心理学专业工作者,但后来因故中断了。直到80年代以后,心理咨询才有较大的发展。目前的心理咨询机构估计数以千计,可分为三大类:① 开设在医院的心理门诊,以临床心理咨询为主。② 开设在学校的心理门诊,以教育心理咨询为主。③ 设在其他机构或社会开业门诊,咨询范围因其咨询工作者的知识结构及其他条件的不同而各具特色。

　　进入21世纪,随着中国社会的发展,对心理咨询的需求大大增加。心理咨询事业经历了初步探索、逐步走向专业化发展的过程。

三、心理咨询的范围与意义

(一) 心理咨询的范围

　　1. 情绪障碍　　如焦虑、抑郁、恐怖、紧张等情绪问题的原因分析,诊断的确立,防治的对策。

　　2. 各种心身疾病　　如冠心病、高血压、溃疡病等心理社会因素的探讨与心理治疗。

　　3. 躯体疾病的心身障碍　　这些疾病虽不是主要由心理社会因素引起的,但在此类疾病的发展、转归、愈后中心理因素起重要作用。

　　4. 心理疾患　　这是一类由心理社会因素或适应不良引起的,无器质性损害的躯体症状,多由患者的主观感受而增减,如疼痛、眩晕、胸闷、乏力等。

　　5. 儿童心理障碍　　包括儿童心理障碍的确诊、治疗及儿童教养过程中心理问题的指导。

　　6. 鉴别精神病与心理障碍　　许多来访者或家长不了解自己或其亲人的疾病性质,常将精神疾病、心理障碍作为思想问题寻求指导;另有些早期精神疾病患者因面子问题不愿去精神病院诊治而求助心理咨询。咨询师可对来访者进行鉴别,作出正确诊断,并指导其正确的求医行为。

　　7. 性心理、生理障碍　　各种性功能障碍,阳痿、早泄、性冷淡及性知识缺乏等。

　　8. 心理测验服务　　如在心理咨询中接受智力、个性、情绪等心理测验,并对结果进行分析、指导;正常人的心理健康咨询。这类人不是临床意义上的患者,他们所求助的是防止疾病,保持心理健康的知识和方法,为矫正不健康的行为(如嗜酒、吸烟、多食等)寻求正确指导。

9. 健康心理学咨询　当一个精神正常的人,因各类刺激引起焦虑、紧张、恐惧、抑郁等情绪问题,或者因挫折引起的问题行为,并且影响其社会功能时,所寻求的专业帮助。

> 谈谈临床心理咨询的范围包括哪些?

(二) 心理咨询的意义

1. 解除紧张应激压力的手段　随着社会进步和科技发展,人们的物质生活和精神生活日益丰富,人们对自身的心身健康也日趋重视,稍有不适,即希望得到诊治。同时,人的社会化程度越高,人际交往越频繁,社会生活节奏加快,改革创新给人们在心理上造成的纠葛也越趋复杂,在心身和社会活动方面增添的负荷也越趋繁重,特别容易产生紧张、焦虑、抑郁、压力等心理问题,进一步发展就会出现精神障碍、心身障碍和行为偏离。在社会成员中存在着许多亟待解决的心理困扰和冲突,通过心理咨询,有助于解除紧张应激压力。

2. 防治心身疾病,促进健康长寿　心身疾病是以心理因素为重要原因的躯体疾病,有些已成为影响人类健康的大敌。运用心理咨询的方法,将有助于认识和改善心身疾病的心理社会因素,是促进人们健康长寿的有效方法。

3. 心理卫生知识传播的途径　许多来访者的问题实际上是心理卫生知识的问题。通过心理咨询,可以介绍不同年龄期的心理卫生知识以及解决缺陷、精神发育迟滞儿童的智力开发和心理卫生等问题。

4. 心理保健,健康促进　一方面让人理解生存中的困境、痛苦还有快乐的情绪始终与人相伴。另一方面帮助人掌握灵活的应对生活的方式,解决生活中的困扰;学会与各种情绪相处,增加忍耐力;治愈心理创伤,在平凡的生活中挖掘小惊喜,用心让平凡的生活开出花来。最终达到全面健康促进。

四、心理咨询的形式和手段

(一) 心理咨询的形式

1. 门诊心理咨询　咨询者直接通过与来访者见面、谈话的方式,能详细了解、分析当事人的心理问题,帮助他们摆脱有碍于心身健康的不利因素,提高他们解决问题、适应环境的能力。对已经形成心理障碍者,则分析其病因和症状,制订完整的治疗计划。门诊咨询掌握情况全面,能够更深入地为当事人提供有效的帮助。这是一种最常见和有效的心理咨询方式,也是首选的心理咨询方法。

2. 信函心理咨询　来访者出于暂时保密或试探心理,以信函咨询的形式,但是只能初步了解情况,进行安抚和稳定情绪的工作。以通信的方式进行咨询,指当事人来信提出自己要求咨询的问题,心理医生给予回信答复,其优点是不受居住条件限制,对于那些不善于口头表达或较为拘谨的当事人来说是一种较易接受的方法。但咨询效果会受当事人的书面表达能力、理解力和个性特点的影响。适用于有着难以启齿的问题和因各种原因不能去门诊的咨询者。

3. 电话心理咨询 是一种多处于急性情绪危象,而向咨询门诊告急、求援的形式,只能起到安定情绪、制止突发事件发生的作用。它的优点是快捷方便而又经济,可保证隐私性。同信件咨询一样,不受距离和地理位置的限制,而且电话咨询还可以从来电话者的声调、语气停顿中获得额外的信息。电话咨询的缺点是它排除了视觉信息沟通方式,咨询工作人员不可能采用非言语的方式影响求助者。适用于约诊、心理危机求助的来访者。

4. 互联网心理咨询 又称网络心理咨询,是指来访者通过专业网站提供的信息,学习掌握有关心理健康的知识和技能;主持网络的咨询师通过网站的各种互动功能,向来访者介绍心理学知识,提供心理咨询服务和心理援助的一种活动。随着网络沟通方式的发展,咨询师也在不断探索各种网络心理服务方式。

(二) 心理咨询的手段

1. 宣泄 指来访者将其郁积已久的情绪烦恼与变态行为倾诉给咨询人员的过程。这是一种发泄痛苦的形式,可给人以极大的精神解脱,使人感到由衷的舒畅。因此,宣泄是咨询人员了解来询者的心理不适和精神障碍的重要途径,它可增进咨询人员对来询者的理解及后者对前者的尊重,使两者建立起有效的感情沟通途径。

2. 领悟 指来访者在咨询人员的帮助下,全面深刻地认识其心理不适与情绪障碍的过程。它常伴有深刻的认识飞跃,使来访者能够积极地协调自我与环境的关系。改变某些偏见与消极的行为方式,防止和减弱不良情绪对心身的危害。因此,领悟是来访者克服心理不适与障碍的关键。

3. 强化自我控制 在心理咨询中,任何形式的"痛",都是自我控制不住的表现。强化自我控制可使来访者解除某种不良情绪状态与行为方式对自我的禁锢,协调个人与环境的关系,从而获得内心的和谐。这样,就可以消除自我意识中的混乱与偏差,进而有效地控制心理失常及变态行为的发展。强化自我控制在很大程度上依赖于宣泄与领悟的进展,是两者必然的结果。

4. 增强自信心 这是心理"通"的最高表现。它能使来访者在战胜恶劣心境、摆脱情绪不良的基础上,积极面对生活矛盾,调节自我与环境的不协调,以乐观的态度对待人生。它还能使来访者重建合理的情感结构,保持良好的心境,以更有效地应付生活中的忧愁、烦恼。最后,它还能使人不断地走向心理成熟。因此,增强自信心是心理咨询的最重要的目标。

第二节　基 本 要 求

一、基本原则

1. 保密原则　咨询人员应保守来访者的内心秘密,妥善保管来往信件、测试资料等材料。如因工作需要不得不引用咨询事例时,应对引用材料进行适当处理,不得公开来访者的真实姓名、单位或住址,保护来访者的隐私。在法律另有规定或紧急情况下,心理咨询机构及其工作人员,可向法律规定的有关机构或专业人士提供有关资料和信息,但仍需严格限制知晓范围。由于科研、教学和其他专业工作的需要,可适当使用心理咨询中获得的信息,但应隐去当事人的个人身份及其他有可能导致当事人的身份被识别出来的有关信息。

2. 理解支持原则　咨询人员对来访者的语言、行动和情绪等要充分理解,不评判对错,分析原因并寻找出路。应立足于支持、帮助和促进来访者的身心健康发展,发展与矫正相结合、预防与治疗相结合,以发展性和预防性咨询为主,以矫正和治疗为辅。

3. 时间限定原则　心理咨询必须遵守一定的时间限制。咨询时间一般规定为每次 40~60 分钟,原则上不能随意延长咨询时间或间隔,使来访者产生依赖或信任度降低等,影响咨询的健康发展。

4. 自愿原则　既"来者不拒、去者不追"的原则。来访者必须出于完全自愿,这是确立咨访关系的先决条件。没有咨询愿望和要求的人,咨询者不主动为其提供心理咨询,只有自己感到心理不适,为此而烦恼并愿意咨询、寻求咨询心理援助的,才能够解决问题。对于限制民事行为能力人,在基于其自身的意愿提供心理咨询服务的同时,还应尊重对当事人具有监护权利和义务的当事人的家长或其他人士的意愿;对于无民事行为能力人,则应主要基于对当事人具有监护权利和义务的当事人的家长或其他人士的意愿。"来者不拒",指对来访者一视同仁,积极向其提供可能的帮助;"去者不追",指在咨询过程中,若来访者要求退出或离开,应及时安排,做好"结束"工作,不勉强当事人完成咨询过程。但心理危机干预则不受此条限制。

5. 感情限定原则　良好咨访关系的确立是咨询工作顺利开展的关键。但要避免与当事人建立非咨询关系的私人关系,超越咨询关系之外密切交往和接触混淆了工作关系和私人交往关系的边界,容易让来访者产生错觉和误解。而且个人间接触过密,来访者过于了解咨询人员私生活,阻碍来访者的自我表现,就会干扰咨询工作的开展,从而失去客观公正地判断事物的能力。所以来自来访者的物质或精神方面的赠予和要求,即便是好意的,在终止咨询之前也是应该予以拒绝的。

6. 重大决定延期原则　心理咨询期间,由于来访者情绪焦虑、烦躁、不稳和动摇,理智程度下降,应规劝其不要轻易做出诸如手术、辞职、调换工作、退学、转学和离婚等重大决定。在咨询结束后,来访者的情绪得以安定、心境得以整理之后做出的理性决定,往往不容易后悔或反悔的比率较小。一般应在咨询开始时予以告知。

7. 客观中立原则　心理咨询人员在咨询过程中,应保持客观、中立的立场,不以自身的价值观评判来访者的心理和行为,更不对来访者进行批评或指责。此外,心理咨询机构的工作人员应避免对自己的家人、熟人、亲戚、同事、朋友及其他与自己关系密切的人士提供心理咨询服务,若有此类人士寻求心理咨询服务,应转给其他心理咨询工作者。

8. 专业能力限定原则　任何心理咨询工作者都可能存在某些方面的局限,在来访者面临的问题超出专业能力范围时,

> 在临床心理咨询过程中要遵守哪些基本原则?

应主动、及时地把来访者转给更合适的心理咨询机构或其他同行。

二、工作的原则

心理咨询的原则是心理咨询工作人员在工作中必须遵守的基本要求,它是咨询工作者在长期咨询实践中不断认识并逐步积累的经验。

1. 与来访者建立友好信赖的咨询关系　咨询双方建立相互信任的关系,是咨询过程的第一步,也是贯穿整个咨询过程中一个极为重要的步骤。咨询人员要给咨询者一个良好的第一印象,平等对待咨询者,善于启发来访者提出问题并耐心倾听。同时对咨询者要一视同仁。

2. 对来访者要有整体性观念　要以生物-心理-社会医学模式的哲学思想指导咨询的全过程,详细地询问病史、耐心细致地进行全面的检查,从当事人的躯体、心理和社会适应三个维度进行多轴诊断,认真设计治疗方案并予以实施,力求达到最佳的咨询效果。那种只局限于当事人具体问题或某一症状的解决"头痛医头,脚痛医脚"方式和敷衍了事的态度是不可取的。

3. 尊重来访者,严守秘密　为来访者保守秘密是咨询人员的一项基本义务。不仅在咨询的全过程中,而且在咨询结束以后,都要有为来访者保守秘密的意识和义务,并承担必需的法律责任。在咨询中,咨询员应尊重来访者的知情同意权和隐私保密权,允许来访者不提供真实姓名、地址等信息。对于那些因诊断和治疗需要的信息,应向来访者说清道理,在自愿提供的基础上收集必要信息。心理医生对咨询过程中所获得的信息或材料都应防止向外泄露。

心理咨询师在咨询过程中所涉及的每一件事,都应尽量避免过分干预他人的隐私,不要随便了解与咨询无关的问题,更不引诱或强迫当事人暴露个人隐私问题。

4. 要以发展的观点看待来访者　运动、发展、变化是自然界与社会普遍存在的规律。这就要求在心理咨询中,咨询人员要以发展变化的观点来看待咨询者的问题。在分析咨询者问题时,要善于用发展的眼光做动态考察,同时在问题解决和咨询结果的预测上也要用发展的观点来认识。

5. 要注意来访者的差异性　　在咨询过程中,咨询人员既要注意来访者的共同表现和一般规律,又要注意来访者的个体差异,善于同中求异,异中求同。

6. 要掌握咨询理论与技巧　　是指心理咨询人员在咨询过程中要通晓咨询的理论和技巧,善于运用语言表达、情感交流和教育手段促进来访者的思想转化和行为改变,以如期实现咨询的目标。比如在语言表达上,既要鲜明准确、毫不含糊,又要讲究分寸、委婉适宜,使咨询人员的劝导、帮助容易为来访者所理解、接受。

三、咨询师的基本条件

在心理咨询中能使咨询成功的关键是咨询员本人的修养和基本素质。咨访关系中要注意同感、尊重和真诚三要素。在咨询能力教学中要涉及以下方面:与咨询有关的认知信息的掌握;计划管理能力,以及书面及口头表达能力;自我了解和自我成长发展的愿望;咨询情景中技术熟练,工作角色的满意度等。为了保证心理咨询职业的严肃性,许多国家除制定了相应的法律、法规,专业协(学)会也规定了同行人员的守则等。一般来说,心理咨询师应具备下列条件:

1. 良好的个性心理品质　　咨询者的个人风格是由其理论、方法和其人格特点的合成,研究表明,个性品质的重要性并不亚于其理论、技术和经验。良好的品质包括坦诚、纯正、热情、开朗、友善、同情心、善于设身处地、善于交流等,而具有虚伪、攻击性、权威主义、自以为是等品质者,是绝对不适宜咨询工作的。

2. 扎实的心理学知识　　心理学理论、技术和方法是从事心理咨询的基本条件。尤其是咨询心理学、医学心理学、变态心理学等知识,对于准确地收集资料、分析原因、明确诊断、选择方法等,都是不可缺少的条件。

3. 广阔的知识面　　丰富的社会科学和自然科学知识也是心理咨询者不可缺少的条件,它包括医学及社会学、教育学、语言学、哲学等人文科学知识。只有具备了这些知识,才能理解和适应咨询中面临的千变万化的情况。

4. 高尚的职业道德　　职业道德包括对心理咨询工作的热爱,具有高度的责任感和事业心,认真、细致地处理来访者的问题,不侵犯他们的权利,不对他们讥讽、嘲笑。职业道德的另一项内容是尊重来访者的隐私,为他们保守秘密,尊重他们的人格。

> 你认为哪些品质是心理咨询师必须具备的?

第三节　方法与过程

一、理论选择

心理咨询是在心理学理论指导下,运用心理学技术、方法和技巧来完成的。心理咨询的理论可以帮助咨询师对问题的预测、因果关联和各种观察的解释,有利于全面、系统地进行咨询,并达到预定目标。心理咨询的理论与心理治疗理论基本相同,运用最多的理论有精神分析理论、行为学习理论、认知心理学理论和人本主义心理学理论等,咨询工作者可酌情选择运用。当然,心理咨询的范围较之于专业的心理治疗更广,如进行职业心理咨询需要涉及职业生涯发展理论,发展心理咨询可能涉及发展心理学理论,教育心理咨询涉及教育心理学理论等,心理咨询师要酌情选择。无理论的、混乱的、盲目的咨询无法取得良好效果。这里主要讲心理学理论。

迄今为止,心理咨询和心理治疗的理论已数以百计,每一种理论都源于某些特定的实践,涉及不同的哲学倾向。各种理论及其疗法令人眼花缭乱,目前尚无任何一种理论能解释并能适用于所有纷纭复杂的心理问题。因此,在心理咨询中,应针对性地寻找各自的有效手段并综合互补应用。

许多临床评价研究发现,治疗的总效果并不依疗法的不同而不同,而更多地取决于各学派中共存的某些因素,如求助于诊疗者的品质,相互作用的质量,以及目标、程序设计恰当与否等。研究还发现,各种理论都强调心理咨询与治疗的一些基本功能,如重视治疗性关系,帮助患者获得希望和自我控制感,提供新情报给患者,以帮助其认知和经历学习,激发其情绪,鼓励其应用所学到的新行为等。

心理咨询理论的不同,在很大程度上也体现在咨询关系上,Drasgow 等描述了三种类型的咨询关系:① 水平式(参与-协商)与来访者中心疗法。② 垂直式(权威-服从)与精神分析法。③ 斜向式(指导-协作)与理性情绪法。

二、过程

心理咨询是咨询师和来访者双方相互作用的过程,咨询过程常因来访者及其问题的不同而不同。个别直接心理咨询的基本过程可分为几个阶段:准备阶段、探讨反应阶段、行动阶段和发展阶段。在每个阶段咨询员的工作和来访者的配合有如下具体内容和要求:

1. 准备阶段 准备阶段是咨询工作的开始阶段。咨询师可以通过记录首页和对来访者的关注与聆听而达到了解来访者及其动机和需要的目的。这个阶段是咨询师和来访者建立良好关系的开端。关注不仅需要给予身体外表方面的关注,如表情、姿势、神态、举止和动作等,也需要关注来访者的心理状态,如情绪、语言和思维等。要注意聆听来访者的语言表达,包括语音、语调和用词。并对来访者表示出充分的尊重和信任。这些工作的目的是为了引导来访者的参与意识,使他们能够做到与咨询师产生互动,尝试开放自己。鼓励他们用语言和非语言的表达方式来表达心声,表达他们所关心的事物和切实的愿望。

2. 探讨反应阶段 在咨询的第二阶段咨询师需要做两方面的工作:一方面是在仔细聆听的基础上和来访者进行探讨并作出一定的反应;另一方面是帮助来访者对自己的问题有全面的了解和认识,并能确切地表达和阐明自己的切实问题和困难。此阶段的工作目标是:① 使来访者充分开放自己。让他们毫无顾虑地倾诉自己的心事和所关心的周围事物,尽情地宣泄自己的感情。② 启发来访者进行反思。使他们反思当前面临的实际情况,反思现实生活的意义和感受,也要反思引起各种感受的直接和间接原因。③ 帮助来访者了解自己。要使来访者确切了解自己的困难、感受和目标。如果第二阶段的工作完成得顺利,就可在此阶段发现来访者问题的症结。咨询员在这个阶段采用的技术不仅有身心方面的关注,还需要共同的分享、澄清和确认客观矛盾并进行充分默契的对话。

3. 行动转变阶段 行动转变阶段是咨询中最重要的阶段,因为来访者正是在此阶段中开始改变自己,获得新的成长和发展的。咨询师要做的工作正是帮助他们求得这种改变和发展。为了达到这些改变、成长和发展,咨询师应从以下几个方面努力帮助来访者具体实施:① 帮助来访者明确自己的价值观。② 改变和矫正功能失调的信念。③ 确定短期和长期的目标。④ 分析和评价现实环境中存在的阻力和动力。⑤ 做出改变和赋予行动的决定。⑥ 选择为了达到目标所行之有效的途径和方法,具体制定行动的步骤。⑦ 激励来访者努力的决心和实际行动。⑧ 评估进度。赞扬已付出的努力、取得的成绩,检查新的阻力和困难,探索新的社会支持,适当调整努力的方法和进程。

4. 发展阶段 发展阶段的目标是使来访者做较大幅度的改变,求得全面的发展和成长。因此咨询员的工作重心应放在对来访者进一步评估进度、督导和鼓励支持上。所用的技术是关注聆听、探讨反应和评估激励等。

5. 追踪检查 确定效果咨询往往需要多次进行。为保证咨询的连续性,对每位来访者应有专人负责,并要有咨询记录。在每次咨询时,对晤谈的内容,解决

> 谈谈心理咨询的基本过程可分为哪几个阶段。你觉得每个阶段咨询师的工作和来访者的配合应有哪些具体内容和要求?

问题的建议以及来访者的反应,均应有小结式的记录,定期总结效果。如有的来访者不愿意暴露自己的真实姓名,不愿意有记录,这些应当顺应来访者的要求,记录可在咨询后补记。当有的来访者要求更换咨询人员时,应尊重其意愿,立即更换。否则继续咨询反而适得其反。

三、技巧

心理咨询的主要形式是面谈,而面谈又是一个复杂的人际沟通过程,应该十分讲究沟通技巧,不然,咨询难以成功。与其说心理咨询是一门学问,不如说心理咨询是一门艺术。

(一)倾听

倾听(attending)技术是心理咨询的重要技术和咨询过程的基础,是指在接纳的基础上,认真、积极、关注的倾听,并主动引导、积极思考、澄清问题、建立关系、参与帮助的过程。倾听能够引导来访者讲出自己的故事,这种倾诉本身具有宣泄作用,所以具备治疗功能。在来访者讲述自己的故事、叙述自己经历和现在体验的过

程中,他们就能够建构自己的身份地位,并为自己的生活赋予意义和目的。好的咨询师倾听他们的故事,以便帮助来访者认识到这些故事所包含的意义,解释这些故事对于他们自我发展的促进或妨碍作用。讲述故事能让曾经遭受过精神创伤的来访者缓解情绪,无论这些来访者是年轻人还是老年人。当来访者的故事中包含了背后隐藏着的"困难"或"羞耻"时,倾听的治疗作用就更加重要。

（二）共情

共情(empathy)技术是指个人能够设身处地地体会到他人的某种情绪或情感体验。它的表现是将自身投射到他人的心理活动中去,分享其对外界事物的心理反应。它对于强化指导者与来访者之间的融洽关系以及来访人员的自我袒露起着重要的作用。共情的最终目的是情感协调。美国心理学家 Harvens 认为,共情可分为主动共情和被动共情。主动共情是指导者运用精神分析方法积极地体验来访人员因某种社会环境因素而产生的情绪反应与精神刺激。它能有效地强化心理咨询过程中的自我袒露。被动共情是指导者通过沉默和重复来访者的话来强化来访者某种认知、情感体验的过程。有时指导者的沉默反应可为来访者的感情宣泄提供充分的时间与空间,这也是共情的重要手段。

（三）沉默

心理咨询既是听与说的艺术,也是沉默(silence)的艺术。沉默可以是尊重与接纳的表示,也可以是自我反省的需要。由此,沉默的意义在于给当事人提供充分的时间与空间来反省,思考其个人成长的过程。在心理咨询中,沉默一般具有两个功能:一个是暗示功能;一个是同感功能。前者通常表现为对当事人的讲话及其停顿不做言语回应,以暗示对方继续讲话;后者则通常在当事人讲述精神创伤事件或做深入的自我剖白时,以沉默来确保其自我宣泄与反省的时间与空间,并表现心理咨询师对来访者此时此刻心情的由衷理解。

沉默的运用通常需要体语的积极辅助。具体地说,在运用沉默时,心理咨询师通常需要以点头、注视表情变化及诸如"嗯""噢"等语言助词来表现对当事人内心体验的同感。总之,沉默的意义在于交流同感与尊重。适时的沉默可令人感到亲切、善解人意,但是不适时的沉默会令人感到冷漠无情。沉默表达的得体与否取决于心理咨询员对当事人内心体验的同感功夫。

（四）宣泄

宣泄(catharsis)指当事人将淤积已久的情绪烦恼与精神苦恼倾放给心理咨询师的过程。它是一种发泄痛苦的方式,可给当事人带来极大的精神解脱,使人感到由衷的舒畅。由此,它可使当事人摆脱其恶劣心境,寻找其病结,并强化其战胜困难的信心与勇气。在心理咨询中,宣泄是使当事人自我认识与自我发展的重要手段。它需要心理咨询师以贯注、倾听、沉默等手段来促进、强化当事人的情绪宣泄过程,以增进心理咨询师对当事人的同感及后者对前者的信任,并建立起有效的情境。由此,宣泄不仅可以使当事人倾吐内心的精神压抑与困惑,还可以使心理咨询师深入了解当事人面临困难与挫折的滋生条件与过程。在这个层次上,宣泄是心理咨询的必经阶段。没有宣泄的产生就不可能有深入的自我剖白。宣泄是自我认识与自我成长的催化剂。

（五）质问

质问（confrontation）指心理咨询师对当事人的认知方式与思维方法提出挑战与异议的过程。其目的在于推动当事人重新审视其生活中的困难与挫折,克服其认知方式中的某些片面性与主观性,以进一步认识自我,开发自我。伊根认为:质问已日益成为心理咨询的核心部分,它促使当事人发现其言行中的种种自我挫败表现,并努力加以克服。

在实践中,心理咨询师常通过提问、反问与深入的讨论来质问当事人思维方法中那些自我偏向、自我夸张与自我挫败的倾向。由此,质问的意义不在于否定对方、贬低对方,而在于开启对方、激励对方。在这当中,人们应该注意:质问要以尊重为前提,以同感为基础,它力图给人以态度诚恳、言之由衷的感觉,而不是态度生硬,强词夺理的感觉。所以,质问的艺术在于使当事人超越心理咨询师的提问,自发地认识到自己的认知与思维方法中的偏差,产生恍然大悟的感觉。质问是心理咨询的重要手段,它旨在推动当事人重新认识自我、发展自我,并要力戒主观武断、强加于人的倾向。质问力求问而不审、制而不压,以推动当事人的自我审视与自我悦纳。

第四节　危 机 干 预

一、危机干预概述

（一）心理危机和危机干预

危机的概念可用于政治、经济、军事等很多领域。心理危机（mental crisis）简称危机,是指个体面临重大生活事件如亲人死亡、婚姻破裂或天灾人祸等时,既不能回避,又无法用通常解决问题的方法来应对时所出现的一种心理失衡状态。

危机干预（crisis intervention）又称危机介入、危机管理或危机调解,是给处于危机中的个体提供有效帮助和心理支持的一种技术,通过调动他们自身的潜能来重新建立或恢复到危机前的心理平衡状态,获得新的技能,以预防将来心理危机的发生。寻常危机干预集中解决当事人现实的问题。

（二）心理危机的特征

世界上每天都有人为的灾害及自然灾害发生,每个人也可能由于某种原因如疾病、人际矛盾、工作压力、家庭冲突等而处于痛苦、恐慌甚至自杀的急性心理干扰状态。危机时时处处存在于环境中,并可能随时爆发。危机可以成为我们成长的催化剂,但也可以使一个人的心理彻底崩溃。所以认识危机的两面性即危机的特征有助于我们对于危机的理解和认识。

1. 危机与机遇并存　危机是危险的,它可能导致个体严重的病态。但是,危机也是一种机会,它带来的痛苦会迫使当事人寻求帮助。如果当事人能够利用这一机会,则危机干预能够帮助个体成长和自我实现。

个体在面对危机可能会有三种不同的反应方式和结果:① 当事人能够自己有效地应付危机,并从中获得经验,发展壮大自我。危机过后,他们会有积极的变化,使自己变得更为强大和富于同情心。这是最理想的反应方式和结果。② 当事人虽然能够度过危机,但只是将有害的后果排除在自己的认知范围之外,没有真正地解决问题。在以后的生活中,危机的不良后果还会不时地表现出来。③ 当事人在危机开始时心理就崩溃了,如果不立即提供强有力的帮助,他们就不可能应付目前的危机。

2. 危机的复杂性　危机是一种不遵守一般的因果关系规律、复杂的、难以理解的反应。危机的症状就像一张网,个体环境的所有方面都相互交叉在一起。一旦危机出现,就会有很多复杂的问题需要危机干预工作者进行直接干预。而且,个体的环境决定着处理危机的难度。家庭和同事是直接影响问题解决和恢复到平定状态的重要因素之一。如果很多人在同一时间受到危机事件的影响,整个生态系统就会受到影响。在这种状态下,往往整个系统都需要进行干预。

3. 问题解决的困难性　当个体处于危机时,其可供利用的心理能量降到最低点,有些深陷危机的个体会拒绝成长。危机干预工作者要帮助处于危机中的个体建立新的平衡,这需要运用专业的心理学支持方法,常用的方法有"支持疗法""焦点解决短期心理疗法""家庭治疗"和"认知行为疗法"等。但无论哪种方法,都有其适应性,没有包治心理危机的万能之法。

4. 普遍性与特殊性　不管是普通的还是特殊的危机,每一个危机都伴随着不平衡和解体。说危机是普遍的,是因为在特定的情况下,没有人能够幸免;说危机是特殊的,是因为面对同样的情况,有些人能够成功地战胜危机,而另一些人则不能成功应对。过分相信一个人能够免于遭受心理打击,能够稳定、冷静地处理任何危机是不明智的。不管一个人受了多少针对心理创伤的训练,当他面对严重的危机时,解体、失衡、迷惑以及应付机制的破坏都是不可避免的。

二、危机干预的理论

(一) 基本危机理论

基本危机理论由 Lindemann 和 Caplan 等创立。本理论对理解因亲人死亡所导致的悲哀性危机做出了实质性的贡献。他认为人在经历亲人死亡后出现悲哀的行为是正常的、暂时的,可以通过短期干预技术对"正常"的悲哀行为反应干预。正常的悲哀行为反应包括:总回忆死去的人;认同于死去的人;表现出内疚或敌意;日常生活出现某些程度的紊乱;某些躯体的诉述等。Lindemann 的理论主要是针对悲哀反应的即时解决,Caplan 进一步完善和补充这一理论,将其结构扩大到整个创伤事件。他认为,危机是一种状态,造成这种状态的原因是生活目标的实现受到阻碍,且用常规的行为无法克服。阻碍的来源既可以是发展性的,又可以是境遇性的。所有的人都会在其一生的某个时候遭受心理创伤。应激和创伤的紧急状况二者本身都不构成危机。只有在主观上认为创伤性事件威胁到需要的满足、安全和有意义的存在时,个体才会出现应激状况。伴随着危机既有暂时的不平衡,也有成长的契机,危机的解决可能会带来积极的和建设性的结果,如自强的应付能力及减少消极的、自我否定性的和功能失调的行为。

(二) 扩展危机理论

扩展危机理论继承了 Lindemann 等的基本危机理论,同时,也吸取了一些其他较为先进的理论成分,如心理分析理论、一般系统理论、适应理论和人际关系理论等。

1. 心理分析理论　　认为通过获得进入个体无意识思想和过去情绪经历的路径,可以理解伴随危机的不平衡状态。关于为什么一个事件发展成为危机,心理分析理论假设某些儿童早期的固着可以作为主要的解释。在受到危机情况影响时,这个理论可以帮助求助者理解其行为的动力和原因。

2. 系统理论　　认为人与人、人与事件之间是相互关联和相互影响的,而不只是单独强调处于危机中的个体的内部反应。构成系统的所有要素都是相互联系的,他们中的任何一个成分的改变都会导致整个系统的改变。贝尔金进一步指出,该理论"涉及一个情绪系统、一个沟通系统及一个需要满足系统",所有属于系统的成员都会对别人产生影响,也被别人所影响。系统理论采用人际关系系统构思方式。传统理论仅将焦点集中于个体将发生的变化。从社会和环境的范畴这一角度来考察危机,具有重大的意义。

3. 适应理论　　认为适应不良行为、消极的思想和损害性防御机制对个体的危机起维持的作用。当适应不良行为改变为适应性行为时,危机自然就会消退。打开功能适应不良链,意味着变化到适应性行为、促进积极的思想以及构筑防彻机制以帮助求助者克服因危机导致的失能,并向积极的功能模式发展。在危机干预工作者的帮助下,求助者能够学会将旧的、懦弱的行为变化为新的、自强的行为。这样的新行为可以直接在危机条件下起作用,最后将导致危机问题成功解决。

4. 人际关系理论　　以 S. Cormier 等所谓的增强自尊的诸多维度为基础,如开放、诚信、共享、安全、无条件的积极、关心和天真。人际关系理论的要点是,如果人们相信自己,相信别人,并且具有自我实现和战胜危机的信心,那么个人的危机就不会持续很长的时间。如果人们将自我评价的权力让给别人,他们就会要依赖于别人才能获得信心。因此,一个人的控制权的丢失与他的危机会持续相等的时间。人际关系理论的最终目的即在于将自我评价的权力拿回到自己的手中。这样做会使人心中获得对自己命运的控制,重新获得能力以采取行动应付危机境遇。

(三) 应用危机理论

危机理论的应用需要有一个灵活的态度。每一个人和每一次危机都是不同的。因此,危机干预工作者必须将每一个人和造成危机的每一个事件都看作是独特的。应用危机理论将危机分为发展性危机、境遇性危机、存在性危机。

1. 发展性危机　是指在正常成长和发展过程中,急剧的变化或转变所导致的异常反应。例如,小孩出生、大学毕业、中年生活改变或退休等都可能导致发展性危机。发展性危机被认为是正常的,不过所有的人和所有的发展性危机都是独特的,因此必须以独特的方式进行评价和处理。

2. 境遇性危机　当出现罕见或超常事件,且个人无法预测和控制时出现的危机称为境遇性危机。交通意外、被绑架、被强奸、集体抵制和失业、突然的疾病和死亡都可以导致境遇性危机。境遇性危机主要以其发生的随机性、突然性、震撼性、强烈性和灾难性为特点。

3. 存在性危机　是指伴随着重要的人生问题,如关于人生目的、责任、独立性、自由和承诺等出现的内部冲突和焦虑。存在性危机可以是基于现实的,如一个40岁的人从没有做什么有意义的事,从未对自己所从事的专业或所在的组织产生过独特的影响;也可以是基于后悔的,如一个50岁的人从未结过婚、从未离开过父母,从没有过独立的生活,而到50岁时就永远丧失了机会;也可以基于一种压倒性的、持续的感觉,如一个60岁的人觉得自己的生活是毫无意义的,这种空虚永远无法以有意义的东西来填补。

(四) 生态系统理论

随着危机干预作为一种专门治疗技术的出现,并且将研究扩展到危机的即时后果,发达国家逐渐懂得,如果危机没有得到解决,不仅求助者个人及其周边社会、经济和环境资源会受到很大的破坏,个体所在的整个生态系统也在劫难逃。因此,在美国从学校到国家已经或正在发展以生态系统为基础的危机干项的方法。

危机干预的生态系统理论认为,危机是整体生态系统之中的一部分,灾难性事件能够影响和改变整个生态结构。因此,生态系统理论认为,仅仅处理危机幸存者的情绪创伤是不够的。因为灾难会造成整个生态组成系统的持久性损害,需要大量有经验的各种人类服务与环境科学专家组成快速反应小队,以恢复稳定以及与环境之间的平衡。

三、危机干预的原则

根据危机的不同发展阶段,危机干预的不同进展情况,危机的严重程度以及当事人的实际情况,灵活地把握以下几个原则,帮助求助者走出危机境遇。

1. 非指导性咨询　如果求助者能够认识到并可以自己采取应付行动,就应该采取非指导性的方式。一般来说,它适用于不是十分严重的危机情况。危机程度越轻,危机干预工作者宜越少采用指导性方式。非指导性咨询的形式是危机干预工作者通过积极倾听和使用多种开放式提问帮助求助者澄清什么是他们真正想做的,检验各种可能的选择能产生的结果。可能问的问题诸如:"你希望有什么样的结果?""如果你选择这样做会有什么样的结果?""现在有谁能够联系上,并且能够帮助支持你?""想象一下,你自己正在做选择,现在将选择付诸行动,你会怎样做,结果如何? 想一下?""过去遇到类似情境时你是采取什么行动获得帮助的?"这些只是危机干预工作者许多开放式问题中的一小部分。非指导性提问旨在帮助求助者更加准确和敏锐地确定自己的内心感受、需要和目的。

2. 合作性咨询　　合作性咨询方式有助于危机干预工作者以平等的身份与求助者共同评估问题,选择能够接受的解决问题的方式、采取切实可行的行动步骤。如果评估提示非指导性咨询方式对求助者作用不大,但只需要有一个同伴帮助他就足够了,则工作者应选择合作性方式。这种方式是"我们的"方式,不像非指导咨询那样是"你的"方式。在合作性咨询中,危机干预工作者典型的叙述方式是:"你已经告诉我了,你会找到一个安全的地方过夜,让我们来考虑一下这里附近有些什么地方是我们知道的。""你已经讲了许多好想法与打算,但好像有点吃不准哪一个方法更可行。我们可以共同将它们排列一下,然后找出一个恰当的,好吗?"一般来说,在合作性咨询中,求助者的危机比完全具备能动性的求助者要严重一些,但他们完全可以作为一个伙伴或同伴来确定诱因、验证切合实际的选择、制订行动计划,并保证实施一个切实可行的方案。合作性求助者虽然不像完全有能动性的求助者那样有自我独立性和自主性,但他们有足够的自我能力和能动性参与问题的解决。危机干预工作者只是起一个暂时性催化剂、会诊、参谋和支持的作用。合作性咨询的概念是,危机干预工作者只作为催化剂帮助求助者找出立即行动的步骤,起到一个启动的作用,然后由求助者自己把握去克服困难,恢复到危机前平衡状态。

3. 指导性咨询　　如果检查评估中发现求助者缺乏能动性、不能应对目前的危机,则应用指导性咨询比较恰当。危机干预工作者担当问题的主要确定者,并寻找可能的应付机制,制订适当的计划,作为指导者、领导者和督促者让求助者付诸行动。指导性咨询是以"我"(第一人称)来交谈。下面是指导性会谈的一个例子:"我想你现在可以做一些事情来帮助自己,现在深吸一口气,然后慢慢地吐出来,在做深呼吸时,注意力集中在呼吸上,不要在脑子里想其他事情。让自己放松下来,注意到紧张是如何离你而去的。"通过这些正常直接的指导,危机干预工作者起到暂时性支配作用,主导、控制目前的状况。

一般来说,在干预过程中,危机干预工作者开始时用指导性咨询,然后转变为合作性咨询方式。例如,对一名极度焦虑的求助者,工作者可以开始先指导其做放松练习,减轻其焦虑水平,然后逐步转变为合作性方式继续咨询交谈。

四、危机干预的步骤

危机干预的六步法是进行危机干预的总的技术路径。在不同的干预阶段也需要危机干预工作者采取灵活的策略作出适时地调整。步骤概况如下:

1. 明确问题　这是危机干预的第一步。许多求助者的问题是复杂的,并且可有多个问题同时存在。要从解决问题的角度出发,明确界定每一个问题。许多求助者认为危机是某些人或某些外部事件所致,或者是已经发生的环境变化,以为通过解决第三者或他人的问题便可消除危机,这是不切实际的想法。应该向求助者指出其自身问题与事件和环境的关系,并围绕求助者的核心问题,同时将各方面的问题澄清,明确迫切需要解决的首要问题是什么。对于有严重问题,同时又高度情绪化或防御的求助者,危机干预工作人员必须避开回答离题太远的问题,因为我们不能太看重求助者的固执。

2. 保证求助者的安全　危机干预工作者所采取的方式、作出的选择和应用的策略必须反映出时时都考虑到求助者和相关的其他人的心身安全。当然,安全性的考虑也包括工作人员自身以及在咨询过程中有关伦理、法律和职业等方面的措施是否得当。如果求助者离开危机干预工作者,在外发生自伤或危害他人的情况,则绝对是危机干预策略和技术的失误。因此首要标准或基本原则是"一旦怀疑求助者不安全,立即予以帮助"。安全性的考虑有时意味着转诊,其中包括立即住院治疗。

3. 提供支持　在求助者危机阶段,工作人员应该作为一个支持者,虽然求助者列出可能的支持者,但如果在检查中未发现合适的支持人选,危机干预工作者可以作为主要的支持者直至危机解决。对非常孤独和缺乏支持的危机求助者应该采用关怀、体贴、同情和树立信心的咨询策略,例如,"我想你知道我非常关心你的安全,尤其在现在这样的应激情况下,我可以帮助你。你可以拿上我的名片,一旦感到绝望或需要帮助,随时打电话给我。如果是忙音或电话无人接听,你一定要设法与我联系上,你一定要告诉我。如果不让我知道你又处于非常危险的境地,我会非常不安的。我真心地希望你能保证一旦安全受到威胁,就及时地告诉我,你能给我做这个保证吗?"

4. 诊察可资利用的应对方案,发挥求助者的应付优势　在危机干预中不要忽视求助者自身的长处和应付机制,这一点很重要。危机事件常常使得求助者暂时性丧失通常的应付机制和能力。如果能重新确定、解释和找出这些机制,可有助于恢复求助者的心理平衡和树立信心。例如,一名妇女以前可以通过弹钢琴来减轻压力,她告诉危机干预工作者她不能再弹钢琴了,因为她的钢琴被人占有了。危机干预工作者可以向她推荐几个地方,她可以去那里弹琴来消除压力。

5. 制订计划　计划应该包括求助者自身的应付机制和周围环境能够提供帮助的资源。应付机制一般是具体、积极和实用的,可以重新唤起求助者对生活的自信。开始的干预行动宜先采用生理或身体的活动,根据求助者目前的情绪状态和环境支持制订切实可行的计划,其中可以包括与危机干预工作者合作直至求助者能独立应对。有经验的危机干预工作者应该关注求助者自主功能恢复的需要,及时予以帮助。

6. 获得承诺 这是第五个步骤的自然延伸,如果没有前面几个步骤为基础,单纯的保证是没有价值的。让处于危机中的求助者承诺采取行动,是根据制订好的计划,而它是建立在系统验证了各种可供选择方法的基础上的,这些行动步骤又都是以有效倾听为前提的;因此,保证是针对求助者特殊的危机境遇进行个别化的处理。危机干预工作应该要求求助者口头小结将要采取的步骤,这样做有助于了解求助者对计划的认识和保证,并且可以澄清一些误解,为今后的随访做准备。为保证步骤的实施,可以调动求助者的积极应付动机,同时鼓励和促进求助者相信行动步骤会行之有效。如果不能得到求助者肯定、积极的承诺和保证,那么再好的计划也会失败。

五、危机干预的策略

一般来说,危机干预工作者开始时一般采用非指导性方式,然后根据检查评估发现,逐步转为指导性方式。为了更加有效地处理危机事件,帮助求助者解除危机,特提出一些行动策略和建议供危机干预工作者参考。

1. 认识个体差异 要认识到每个求助者,每一个危机境遇都是独特的。即使是具有丰富经验的危机干预工作者,也难以给每个人的独特性定下基调。危机干预工作者倘若自恃为专家而过于自信,就会在时间紧迫感的影响下,轻率地将问题归类并要求求助者更多地参与,而这并非是短时间的努力所能做到的。因此,任何一种危机干预方法倘若用刻板、先入为主和想解决全部问题的方式去面对肯定是错误的。

2. 评价你自己 在危机干预的过程中,工作人员进行自我分析是必要的,任何时候危机干预工作者都必须全面、实际地认识到自己的价值观、不足、躯体与情绪状态,客观地面对和处理求助者及其危机。危机干预工作者需要不断地检查和弄清是否已超出自己的能力,如果危机干预工作者发现自己难以处理危机或帮助求助者,则必须考虑立即予以转诊。

3. 考虑可替代的应付策略 在多数情况下,可替代的应对方法是多种多样的,但危机求助者看不到还有许多可能的选择。应用开放式提问,启发求助者找出多种选择,然后将可能的应付方式加到求助者的选择之中。例如,"我感到,如果你能去找信任的咨询员咨询也是有帮助的,你认为是否也可列入选择方法之中?"应该尽可能地采用合作方式来验证、分析和列出可以考虑的应对方法。最好的变通方法是求助者自己找到合适的方法。要注意不要将你认为合适的选择方法强加给求助者。所列出的各种选择应该是切合实际的,并且要能够做得到,它们应该是求助者现在能够做的——选择不要太多,也不能太少。求助者一般会用言词来表达其自己的想法,如"我今天会打电话给他的"。而危机干预工作者强加给求助者选择时,往往会是这样的口气:"你必须到他的办公室去,就那样做",要避免这一种方式。对一些要求助者采纳恰当的选择,重要的是要向其解释在目前的处境下什么方式最妥当。多数情况下求助者可以从过去的应对方式中找出最佳选择。不过，目前危机所造成的应激有可能使得求助者不能发现和找到最有效和最恰当的应对方式。

4. 关注求助者的迫切需要　应该要让危机求助者知道，对他们的迫切需要，危机干预工作者能够理解和帮助。如果求助者感到孤独，要尽量安排人陪伴左右，可以是亲戚、朋友、以前的同事或伙伴。有些求助者可能需要下次再与危机干预工作者会谈或转诊给其他工作者、咨询者或机构。当然，也有一些咨询者只需要简单的倾听——疏泄有关丧失、失望或一个特殊的伤害性事件的感觉。

5. 转诊　危机干预的一个重要方面是转诊。列出有关机构名称、电话号码和人名是必要的。当然，对于危机干预工作者来说，与广泛的有关机构和人员建立工作性转诊关系也是重要的。许多求助者需要尽早地转诊，以获得帮助，如经济方面、社会福利部门、法律的支持，较长期的个别心理治疗、家庭治疗，或者处理有关物质滥用、严重的抑郁症或其他个人问题。危机干预工作者也可能要提供这样的帮助：为一个初中生配一副近视眼镜，因为他家没钱为他配；为受病痛折磨的儿童提供保健，因为家人付不起药费；与执法部门合法合作，将虐待家人的人短期拘禁；为车祸致残的求助者提供恢复职业的帮助以及治疗其抑郁情绪。我们要有这方面的名单，并要与各有关机构进行合作。一般来说，有时会因为不小心或忽略了一些问题而与这些机构产生摩擦，要注意避免。

6. 与有关机构密切合作　与各种不同机构建立个人联系，直接影响到能否有效地为求助者服务。尽管工作关系网中的每一个人都可以作为有用的人选，但很大程度上仍取决于我们与他们的个人关系。有效的危机干预工作者不会坐在办公桌旁等他们来给予支持，他们必须走到社区中了解哪些关键人物可以为求助者提供帮助。工作者与工作关系网中的人建立理解和信任的关系是非常重要的，可以克服官僚、办事拖拉的作风，为求助者提供及时、个别化的服务。

作为危机干预工作者，我们可常与他人相互协作。工作关系网使得我们能够发挥应用其他有益的助人资源或专业人员。我们这里所谓的"助人专业人员"是广义的，包括律师、法官、政府机构的有关人员，学校咨询人员、民政、地方有关的服务人员，危机机构的负责人和主要人员，商业部门的负责人，医务人员、牙医和警察等，他们均是工作关系网中的重要人选。建立和使用有效的工作关系网是成功的危机干预工作者的一项重要工作。

同时，为了保证危机干预的效果，危机评估是重要又贯穿始终的步骤。在相当有限的时间内，干预者必须迅速准确掌握当事人所处的情境与反应。危机评估可以从危机的性质、当事人的功能水平、应付机制和支持系统、自伤或伤人的危险性等方面进行，以确定需要实施的干预策略。

专栏 10-1　自杀的危机干预

　　自杀是人类的悲剧。自杀是一个复杂的问题,并非单一原因引起,是生物、遗传、心理、社会文化及环境等多因素相互作用的结果。自杀可以分为自杀意念(suicidal ideation),自杀未遂和完成自杀。自杀意念指有结束生命的想法,但没有采取行动。自杀未遂又称自杀企图,是指采取了以死亡为目的的自伤行为,但没有导致死亡。完成自杀常简称为自杀,是指主动结束自己的生命并导致死亡。

　　对自杀的咨询和干预不是简单容易的事情。每个人和每个问题情况都不一样,每一个自杀状况也都是唯一的。这就要求在干预过程中要做到具体问题具体分析,成人和儿童要区别对待。

　　在危机干预工作中,总会面对有自杀意念或自杀未遂的求助者。下面的10条几乎适用于进行自杀干预和预防的任何人:① 不要对求助者责备或说教。② 不要对求助者的选择、行为提出批评。③ 不要与求助者讨论自杀的是非对错。④ 不要被求助者告诉你的危机已经过去的话所误导。⑤ 不要否定求助者的自杀意念。⑥ 不要让求助者一个人留下,或者因为周围的人或事而转移目标。⑦ 在急性危机阶段,不要诊断、分析求助者的行为或对其进行解释。⑧ 不要让求助者保留自杀危机的秘密。⑨ 不要把过去或现在的自杀行为说成是光荣的、浪漫的或神秘的。⑩ 不要忘记追踪观察。

阅读一　心理咨询能干些什么?

　　1. 认识自己的内、外世界。

　　2. 了解和改变不合理的观念。

　　3. 学会面对现实和应对现实;心理咨询应该帮助来访者学会勇敢、真诚地面对现实,帮助他们提高应对现实问题的能力。人对现实事件的反应,大致有三类:一是感性反应,对外部事物的情绪化应对;二是理性反应,用概念和事物之间的客观逻辑去反映外部事物,这是一个人心理发展成熟的表现;三是悟性反应,在人的理性高度发展后表现出的一种超越感性和理性反应的形式。

　　4. 使来访者学会理解他人。

　　5. 使来访者正确认识自我。

　　6. 协助来访者构建合理的行为模式。

阅读二　心理咨询的限制性观点

咨询师的职业责任不是无限的,来访者自身状况的改进,不能离开来访者个人的努力。

(1)心理咨询师的职责,受心理咨询任务的限制。心理咨询的任务只是解决心理问题本身,而不包括引发心理问题的具体事件,也就是说,不介入、不帮助来访者解决任何生活中的具体问题。

(2)时间上的限制,心理咨询必须遵守一定的时间限制,咨询时间一般定为50~60分钟(初次咨询可以适当延长),两次咨询之间的时间间隔一般为7天,对每次咨询的时间予以限定,有助于将问题集中处理,当然每次咨询时间的限定并不是绝对刻板的,根据来访者的心理特点、年龄大小和问题的性质可以适当调整。增加或减少咨询次数或频率咨询关系,也是有限制的,咨询结束咨询关系也就终止了,而不能以"朋友"关系的名义继续进行往来。

(3)感情限制,是指咨询师的工作要以有助于来访者的成长为最终目的,不能借机满足自身的欲望或好奇心,不能与来访者建立除咨询关系之外的其他关系。

(4)咨询目标限制,心理咨询目标的确定,必须根据心理问题或障碍的性质、咨询的复杂程度,咨询师个人能力来决定他不是随意的,心理咨询目标只能锁定来访者的心理问题,在心理咨询的各个阶段以及最后结束咨询时,到底能将心理问题解决到什么程度,这也是有限制的。

(张　婷)

第十一章 医患关系

案例 11-1 美容师与患者的冲突

　　心理医生刚到心理咨询室。一位美容师拉着一位男青年向心理医生"评理"："你请心理医生看看,你的鼻子是否做歪了?!"

　　原来,这位男青年因自认为自己的鼻子长歪了而求助于美容师。美容师按照其要求做了矫正手术,但该青年感到又歪向了另一侧。如此,医生反复做了三次。结果,这位男青年还是觉得鼻子是歪的。双方发生了纠纷。

思考题

　　你知道美容师与患者的冲突是什么原因造成的吗? 我们如何才能防止呢?

专栏 11-1 触目惊心的数字

　　中国医师协会的调查(2004):平均每家医院 66 起医疗纠纷,5 起打砸医院的事件,5 名医生被打伤。北京 71 家二级以上医院统计,3 年共发生殴打医务人员事件 502 起,致伤残 90 人。

　　中华医院管理学会对 270 家医院进行了调查(2005):三级甲等医院医疗纠纷 30 起/年;赔偿费 100 万/年。另外,73% 的医院有打骂医务人员的现象,77% 的医院有患者拒交费的情况。

卫生部统计(2008):全国每年发生的医疗纠纷逾百万起;平均每年每家医疗机构医疗纠纷的数量在 40 起左右;医疗纠纷发生率明显上升,增长幅度超过 100%。

中国医师协会公布的 2017 年中国医师执业状况白皮书显示:2016 年全国医疗纠纷比 2015 年减少 6.7%,涉医违法犯罪 2016 年比 2015 年减少 14.1%,医师执业环境得到明显改善。但仍有 62% 的医师认为执业环境没有改善,50% 的医护员工认为工作没有得到社会认可。

世界顶级医学杂志《柳叶刀》(《The Lancet》)在 2010 年 8 月 28 日刊载了《威胁下生存的中国医生》(《Chinese Doctors are Under Threat》)一文,说道:"中国医生经常成为令人惊悚的暴力受害者","医院已经成为战场。因此,在中国当医生便是从事一种危险的职业"。

医患关系,已经成为我国当前医疗行业中的一个沉重话题。当然,也是古今中外医学临床的一个永恒的话题。

第一节　患者心理

一、患者和患者角色

患者(patient)是医疗工作的对象,是疾病现象的主体。因此在临床工作中,熟悉患者心理是非常重要的。古希腊的名医 Hippocrates 曾说过:"了解你的病人是什么样的人,比了解他们患了什么病更重要。"患者心理受疾病本身的影响,反过来又对疾病的发生、发展起作用。

(一) 患者角色概念

角色是社会学概念,是指人在社会结构或社会制度中占有的位置,与他人处于特定的关系中具有特定的社会行为规范或行为模式,并具有特定的权利与义务。

患者角色(patient role)是一种特殊的社会角色,违背患者角色的义务与权利会影响疾病的治疗。患者角色又称患者身份,是指被医生和社会确认的患病者应具有的心理活动和行为模式。患者患病后感到不适或出现了某些不适症状之后,会向医疗机构或医务人员寻求帮助,这种行为称为求医行为。患者从感知症状到寻求医疗救助,一般要经历三个过程:对症状的体验与认识、接受患者角色、做出求医决定与寻求医疗救助。

1951 年,美国社会学家帕森斯(T. Parsons)提出了患者的五种角色特征:

(1) 患者可以免除一般社会角色的职责(原有的社会角色,既免除原有的社会责任或义务,又失去原有的社会权利),其免除程度可视疾病的严重程度而定。医生的诊断可以证明患者角色的成立,并酌情免除一些原来所承担的社会责任。

（2）患者一般不需为自己患病承担责任，是需要得到照顾的，因为患者是不能靠自己主观努力就能康复的。医务人员损害患者权利最常见的表现是把疾病责任推到患者身上。按照患者角色的规定，患者对陷入疾病状态是没有责任的，因为疾病超出了患者控制的范围。即使是那些与不良生活习惯有关的疾病，也应认为患者不具有自我控制能力。医务人员的任务是为患者提供医疗帮助，而不是追究患者应负什么责任。如把责任向患者身上推，就可能缺乏同情心，如患者自己和周围的人也这样看，就会增加患者的精神压力，引起不良后果。

（3）患者应努力使自己痊愈，有接受治疗和努力康复的义务。

（4）患者应寻求可靠的治疗技术的帮助，必须与医护人员合作，共同战胜疾病。

> 谈谈患者角色的特征。

（5）患者康复后有义务承担病前的社会责任。

（二）患者角色适应问题

患者常有角色适应不良的情况：表现为不愿放弃其他社会角色；不遵守医嘱；不求助于科学的医疗帮助；固留于患者角色，不愿放弃患者角色，或对恢复正常角色不适应等。如果适应不良，往往导致心理障碍，而且可能进一步影响健康和生活，常见的有如下几种：

1. 缺如　表现为意识不到自己患病，或对疾病所持的一种否认态度。即患者未能进入角色，虽然医生诊断为有病，但患者否认，根本没有或不愿意意识到自己是患者，对充当患者角色有抵触情绪。那些通常身体健康的人们，如运动员、体育教师、军人等最难想象"患病"，职业使他们崇尚健康，因而不愿接受患病的事实。另外，如缺乏医疗知识的人因不能识别疾病而不认同患者角色，经济紧张的人怕花钱而不愿治病，认为不是患病不需要治疗而没有进入角色。其不良后果可能是拒绝治疗，耽误治疗时机，使病情进一步恶化。

2. 强化　表现出对自己所患疾病过度关心；过度依赖医院环境，不愿从患者角色转变常态角色。由于依赖性加强和自信心减弱，患者对自己的能力表示怀疑，对承担原来的社会角色恐慌不安，安心于已适应的患者角色，或自觉病情比实际情况严重，小病大养。这可能是原社会角色任务重，患病后可以从原来的各种生活、工作的压力中解脱，或患者期望从继续扮演的患者角色中得到利益，如各种补贴、赔偿或亲友和医护人员的关心和照顾等。还有患者康复后身体素质有所下降、家庭不睦、人际关系紧张等原因也会影响。

3. 减退　表现为疾病还未痊愈，患者却从患者角色过早地转为常态。患者由于（更强烈的情感需要）家庭、工作环境的变化对其提出新的角色的要求，使其从患者角色中退出。如家庭、工作中的突发事件向患者提出新的要求，患者不顾病情而从事力所不能及的活动，表现出对疾病或伤害的考虑不充分或不重视，而影响到疾病的治疗。

4. 恐惧　表现为对疾病的过度惧怕、担忧,缺乏对疾病的正确认识和态度。他们夸大疾病影响和可能的严重后果,对治疗缺乏信心,对自己的健康状况过度悲观。他们常常四处求医,甚至滥用药物,一旦疗效不好,还可能任由疾病发展,拒绝继续治疗。

5. 假冒　这类人并无疾病,但为了摆脱某种社会责任、义务或为获得某种利益而诈病。

6. 认同差异　患者往往较多强调自己的权利,而忽略自己的义务,这很容易与医务人员之间发生冲突。医务人员是从理性的角度看患者,强调患者应遵从患者角色权利和义务,他的行为应符合患者角色或身份。

(三)患者的权利和义务

当一个人取得了患者角色,与之相应地便享有特定的权利和必须承担的义务。

1. 权利

(1)享受医疗:患者最基本的权利就是有权利获得良好的医疗诊治。他们有权利得到医护人员为他诊断、治疗和护理。在诊治过程中,患者有权向医护人员了解病情、治疗措施、疗程和预后等情况。对于不尊重患者权利和不负责任的医疗行为,患者有权批评和拒绝。

(2)被尊重:人由于疾病,不得不求助和依赖医护人员,但患者毕竟是人,需要得到医护人员的尊重和理解,而绝不应该被变成一个"床号"或一个"病例"。

(3)要求保密:患者在医疗过程中,对由于医疗需要而提供的个人秘密或隐私,有要求保密的权利。患者有权对接受检查的环境要求具有合理的声、像方面的隐蔽性;由异性医务人员进行某些隐私部位的体检治疗时,有权要求第三者在场;在进行涉及其病案的讨论或会诊时,可要求不让与其医疗无关的人参加;有权要求其病案只能由直接涉及其治疗或监督病案质量的人员阅读。

(4)参与评估:患者在接受治疗的过程中,对施治单位或个人各个环节的工作有权做出客观、恰当的评价。无论由谁支付医疗费用,患者都有权审查他的账单,并有权要求解释各项支出的用途。

(5)监督维护自己医疗实现:患者在享有平等的医疗权的同时,也享有维护这种权利实现的权利。在患者的医疗权利受到侵犯,生命受到威胁而又被拒绝治疗时,患者有权直接提出疑问,寻求解释或通过社会舆论提出批评,要求有关医疗单位或人员改正错误,求得解决。

2. 义务

患者除了享有一定的权利外,社会也要求他们承担一定的义务。有尽可能及时就医的义务;有准确提供医疗资料的义务;有遵从医嘱的义务;有遵守医院各项规章制度与规定的义务;有尊重医务人员及其他患者的义务;有按时、按数支付医疗费用的义务;病愈后有及时出院的义务;有协助医院进行随访工作的义务等。

二、患者的心理需要

需要通过动机决定一个人的情绪和行为。在临床工作中,医护人员一般容易注意到患者情绪和行为的变化而忽视患者的需要。医护人员在关注患者的情绪和行为时,需要重视情绪行为背后起作用的需要。患者除具有健康状态时的各种需要外,还有特定的需要,需要的主导地位也可发生较大变化。医护人员应熟悉患者的心理需要及发生改变的规律,这是解决患者心理问题的根本途径。

1. 需要尊重和受到平等的对待　尊重的需要是人的基本需要之一。患者在医疗过程中被认识、被理解、被尊重。但是临床上不尊重患者的现象屡见不鲜。如有些医院里以“号”代人,不尊重患者起码的姓名权;一些医生使用昂贵的治疗手段而不事先告知患者,剥夺了患者的知情权等。患者因为暂时脱离了正常的社会角色,原来满足尊重需要的途径暂时缺乏,他们变得自尊心更强、更敏感,尊重的需要更强烈。一些原来社会地位较高的患者,常有意或无意地显示自己的身份、地位,希望医护人员重视,期望得到他们的特别照顾。而原来社会地位较低的患者则不希望自己原有身份影响医护人员对他们的态度,要求医护人员一视同仁。

2. 需要被接纳和被关心　患者存在某些生理心理方面的障碍,处于痛苦和困境之中,特别需要得到亲人、朋友以及医护人员的关心、帮助和照顾。患者对亲友是否探视、医务人员的态度如何等都比较在意。在新的医疗环境之中,患者希望与医护人员和病友形成较稳定的人际关系,希望被接纳,这是 Maslow 需要层次论在患者身上的体现,在关怀与被关怀、接纳与被接纳过程中实现感情交流。

3. 需要良好的医疗条件以确保安全　安全感是患者最普遍、最重要的心理需要,因为疾病本身就是对人安全的威胁。病情越严重或是患者认为病情严重,安全的需要就越强烈。如危重患者、急诊患者的安全需要十分强烈,儿童、老年患者和夸大病情倾向的患者常因认为病情严重而有较强安全需要。医疗中的一些因素也使患者产生较强的安全需要,如医务人员责任心不强,检查、治疗中的各种障碍与不顺利,病友的病情恶化或死亡,对某些医疗措施不熟悉等。由于安全的需要,患者会对医疗条件有一定的要求和期望。良好的医疗条件是满足患者安全需要的一个重要方面,包括舒适的治疗环境、先进的检查治疗设备、规范的医院管理制度、较高水平的专家、和蔼的服务态度等。

4. 需要知晓有关信息　患者入院在新环境中需要了解大量信息。如需要了解医院制度的有关信息;了解治疗安排的有关信息;了解自身疾病的进展与预防的信息;如何配合治疗的信息;有关习惯与治疗过程及疾病关系的信息。这些信息有助于增强患者战胜疾病的信心,从而为顺利治疗提供条件。另外,需要及时得知家人的生活、工作情况;还需要得到单位、领导和同事的工作及事业等方面的信息。

5. 需要人性化的活动安排　健康人的日常生活常常是丰富多彩的,而患病住院后则几乎被束缚或封闭在一个单调的世界里,白色的墙壁,医护人员白色的工作服,每天循环往复的病情诊断、服药等。患者始终处于一种被动状态,常觉得无所事事,度日如年,特别是平时事业心较强的人,更是如此。因此,患者需要生活在一个和谐的环境里,根据患者的具体情况和客观条件,安排适当的活动。

6. 需要得到安慰 无论意志多么坚强的人,患病后,其心理平衡都会被打破,再乐观豁达的人也希望获得安慰和鼓励,以增强战胜疾病的信心。因此,通过各种形式给患者以精神上的安慰,是有利于患者康复的。但必须注意,这种安慰应是适当的。

三、常见的心理变化

人在患病的情况下,不仅机体的生理功能发生改变,包括认知、情绪、意志等心理活动也会发生一系列变化,乃至对人格特征也会有严重影响。心理行为变化发展到一定程度,可能形成明显心理问题,影响疾病的诊断、护理和患者康复。

(一) 认知活动变化

疾病引起的患者心理、生理方面的应激,可直接或间接地影响患者的认知活动,甚至会造成认知功能障碍,出现感知、记忆和思维方面的特异性和非特异性表现。患者认知活动最常见的变化如下:

1. 主观感知觉异常 患者的躯体感受性提高,不仅对正常的声音、光线、温度等刺激十分敏感,甚至能感受到心跳、胃肠蠕动等正常的内脏活动,对各种症状的敏感度增强。大部分患者感觉过于敏感,有疼痛、肿胀等躯体不适感,其感受的程度常与躯体改变的程度不相符合。此外,患者还会出现时空知觉的异常。如住院患者总感到时间过得慢,特别是病情迁延、疗效不佳、疼痛的患者,常有度日如年之感,久病卧床的患者会感觉到床铺摇晃,甚至天旋地转等。

2. 猜疑和怀疑 患者对周围事物特别敏感,胡思乱想,不信任他人,总觉得医务人员和家属对自己隐瞒重要病情。患者身体稍有异常感觉,便疑心重重;担心误诊或吃错药、打错针,担心医疗事故或意外出现在自己身上;听到别人低声细语,就以为是议论自己的病情;对别人好言相劝也半信半疑,甚至曲解别人的意思。患者缺乏根据地猜测医疗护理过程,如病情进展、治疗、用药和检验等,影响其对事物的正确判断。有的患者凭自己一知半解的医学知识自我诊断和推断,若与医生的诊断发生冲突,便怀疑诊断的正确性,不遵医嘱。对此类患者,医护人员实施治疗时,需以严谨态度取得患者的信任;在患者面前交谈时,尽量大方自然,减少其猜疑,努力消除患者的各种疑虑;对那些医学知识一知半解的患者更要耐心讲解,并劝告亲友不要在患者面前妄作解释。

(二) 情绪活动的变化

患者的情绪活动常被负性反应所主导,其中以焦虑、忧郁、恐惧和愤怒等为主体。情绪反应的表现与强度取决于其对疾病的认识和评价。

1. 焦虑 患者可以表现为担心、害怕和紧张不安。焦虑是临床患者最常见的情绪反应,患者焦虑的原因多种多样。患者面对陌生的住院环境,疾病的诊断不明确、疗效不显著,牵挂家中亲人和担心经济负担,担心失去事业、失去生活能力、失去家庭等均可产生焦虑。有些过度焦虑的患者甚至对疾病诊治和护理的各个环节都有担忧。患者的焦虑可分为三类:

(1) 期待性焦虑:即常人面临即将发生但又未能确定的重大事件的不安反应。常见于未明确诊断、初次住院、等待手术、疗效不显著的患者等。

(2) 分离性焦虑:患者住院不得不与自己的配偶、子女、父母、同事以及熟悉的环境分离,暂时离开了维持心理平衡和生活需要的环境和条件,便会产生分离感,并伴随情绪反应,特别是依赖性较强的老年人和儿童表现更加明显。

(3) 阉割性焦虑:是一种面对自我完整性的破坏和威胁时所产生的心理反应。特别是需要手术的患者,最容易产生这类焦虑反应。有的患者即使对抽血、引流等诊疗检查也视为对躯体完整性的破坏。

2. 恐惧　恐惧是患者常见心理反应之一,表现为害怕、受惊的感觉,有回避、哭泣、颤抖、警惕、易激动等行为。恐惧与焦虑不同,有明确的对象,往往是由现实中的一种无力摆脱的危险事物引起的。患者恐惧的常见原因有:医院的特殊氛围,有一定危险性的特殊检查、手术,预后不良或威胁生命的疾病等。临床上儿童和手术患者出现恐惧最为常见。恐惧可导致患者心率加快、血压升高、呼吸急促、尿频、尿急、失眠、坐立不安等,并有恐怖、惧怕和不安的感受,伴发逃避行为。

3. 抑郁　抑郁是一种消极的情绪反应,常与患者的可能丧失和实际丧失有关,如丧失健康、家庭、工作、前途和经济收入等,多见于身患重病、长期受疼痛折磨或久病不愈的患者。主要表现为轻重不等的悲观失望、孤僻少语,严重时会悲观绝望,常有轻生意向和自杀行为。生理方面可能伴有食欲和性欲减低、睡眠减少和自主神经功能的紊乱。

4. 愤怒　愤怒是个体因追求目标愿望受阻出现的一种负性情绪反应,多见于患者患病的初始阶段、疾病迁延不愈、治疗和康复受阻时。患者认为患病是对自己的不公平,加上病痛折磨、生活不能自理,易焦虑烦恼,敌意仇恨,自制力下降,容易激惹、行为失控。尤其一些争强好胜的患者,看到事业及前途受到影响,更是容易出现不满。加之有些人对患者缺乏尊重、关心与适当的沟通,有些患者容易将疗效不佳归因于医护人员技术水平低、工作不负责任,医患、护患间的冲突便由此产生,医护人员成为患者愤怒的首要目标。

(三) 意志行为变化

治疗过程也是患者为达康复目的而进行的意志活动。首先在疾病的诊疗过程中会引起患者痛苦和不适,需要患者忍受。此外,许多疾病同不良行为或生活习惯有关,治疗疾病过程中,需要很大程度上改变其不良的生活方式。这些挑战需要患者的意志努力,也会引起患者意志的不良变化。有些患者表现为缺乏坚毅性,稍遇困难便妥协、失去治疗的信心;有些患者变得缺乏自制力、感情用事。

依赖是患者进入角色后产生的一种退化或幼稚化的心理和行为模式,多数患者都会产生依赖心理。一个人患病后,得到家人和周围人的关心照顾,即使以往家庭、社会地位不高的个体,也可突然成为被人关照的中心。患者希望有亲人的时刻陪伴,给予情感的抚慰,只要亲人在场,本可自己干的事也多让他人承担;一向意志独立的人变得没有主见;一向自信好强的人变得没有信心;长期处于主导或支配地位的人,也对医务人员的嘱咐百依百顺。

(四) 人格变化

一般认为,人格具有稳定性的特点,但稳定是相对的。疾病可改变人原有的反应和行为模式,甚至出现一些本不鲜明的人格特征;且个体患病前的人格特征也可影响其患病后的行为,特别是患慢性迁延性疾病、难治之症、毁容、截肢等,可能导致个体的基本观念发生变化,引起人格行为的改变。

第二节 医患关系的类型

一、概述

(一) 医患关系的概念

医患关系(doctor patient relationship)有狭义和广义之分。狭义的医患关系是指医生与患者关系的一个专门术语。广义的医患关系中,"医"不仅指医生、护士、医技人员,还包括管理后勤服务人员及医疗群体等;"患"不仅是患者,还包括与患者有关的亲属、监护人、单位组织等群体。尤其对失去或不具备行为判断能力的特殊患者(如昏迷休克的患者、精神病患者及婴幼儿等),这时与患者有关的人群直接代表患者,充当其监护人。因此,广义的医患关系是指以医生为主体的群体和以患者为中心的群体在临床诊疗过程中建立和形成的一种人际关系。

医患关系是临床工作中的基本问题。医患关系的重要性在临床诊疗活动中日益显著,具体表现在以下两个方面:

1. 良好的医患关系是医疗活动顺利开展的基础 从诊断方面看,医患之间没有充分的交往,医生往往难以采集到确切的病史资料。现代医学大量采用新技术、新设备对患者进行检查,这些检查往往要求患者充分合作。如果没有患者的密切配合,就难以发挥这些技术和设备的效用。从治疗方面看,患者遵从医嘱是治疗成功的关键,而患者的依从性往往与医患关系有着密切的联系。此外,疾病的防治往往需要改变患者的生活习惯,若没有患者的合作是很难实现的,而患者的合作则来自于对医务人员的信任,来自于良好的医患关系。

2. 良好的医患关系本身就具有治疗作用 对于患者来说,良好、融洽的医患关系会营造出良好的心理氛围和积极的情绪反应,具有积极的心理帮助和社会支持功效,可以帮助患者消除疾病所造成的心理应激,减轻病痛。对于医生来说,从这种充满生机的医疗活动中,使医务人员得到更多心理上的满足。因此,良好的医患关系本身就是一种治疗手段,它不仅可以促进患者的康复,而且也有利于医务人员的身心健康。有些国家的医学院校对刚进入临床实习的医学生,并不是让他们直接接触疾病,而是让他们首先要学会接触自己的患者,学会怎样与患者建立起良好的关系。

(二) 医患关系的演变

传统的医患关系具有直接性、稳定性和主动性等特点。这些特点是由当时的医学水平所决定的。首先,古代的医学基本上是一种经验医学,医生从诊断到治疗均以直接与患者交往为前提;其次,当时的医学分科不细,因而几乎任何一个医生都必须对任何患者的疾病做全面考虑和负责,这样就形成医患关系某种程度上的稳定性;第三,无论是中国和西方古代医学均具有朴素的整体观,即把人的生理、心理、社会及环境看作一个有联系的整体。在这种医学观的指导下,医生重视心理因素,主动地接近、关心和了解患者。随着生物医学的确立和医学科学的进步,这种建立在古代医学基础上的传统医患关系不可避免地要发生转变。这种转变表现在与传统医患关系特点相对应的以下三个方面:

1. 医患关系物化的趋势　医患关系的物化一般是指由于医务人员在诊断与治疗疾病时,过分依赖医疗设备,使得大批医疗设备成了"第三者",取代或部分取代了医务人员,导致医患双方的交流相对减少,感情较以前淡漠,医患关系在某种程度上物化了。

随着电子技术、纤维光学、超声、激光、核物理、电子计算机技术等在医学领域的广泛应用,人们对人体和疾病的认识,已从整体细胞水平深入到基因水平,不但能做到定性、定量,还能做到定位。这就使得医生对疾病的诊断治疗日益依赖于这些检查仪器测定的数据,从而大大降低了医生对患者主诉的重视程度,而且也使他们与患者直接接触的机会相对减少。医生离患者越来越远,他们只重视患者的"病",而忽视他们是一个完整的人;只注重人的生物性,而忽视了人的社会性,医患关系从而也就具有了物化的特征。

2. 医患关系分解的趋势　一方面,由于分科愈来愈细,医生日益专科化,这样就使得医生往往只注重患者某一部位(器官或系统)的病变,甚至只看某种疾病,而忽略患者整体状况;另一方面,由于医院的出现,患者集中于医院治疗,表面上医患双方生活于同一空间,交往似乎密切了,但实际上医患关系的稳定性,即一个医生对应一个患者的稳定联系却大大降低了。以往一个医生对应一个患者的稳定联系,分解为几十个甚至更多的医生与患者的联系,这样,医患双方的情感联系相对地淡薄了。

3. 患者与疾病分离的趋势　近代医学是以生物学为基础的,因而只以生物学的观点来分析问题,而且使用的又是还原论的方法。为了深入了解某种疾病及其发病因素,探求某种疾病的病原体,这就要求把某种疾病的致病因素从患者整体中分离出来,因而很少考虑患者的社会、心理因素。这样,在医生看来,他的试管里、显微镜下以及各种现代检测设备的影像里,就只有血液、尿液,就只有细胞和分子的形态了。如此,疾病和患者被分割开来,同时自然的人与社会的人也被分割开来。

（三）医患关系中常见的问题

1. 信息缺乏或不足 患者就医的动机主要是想了解自己患的是什么病? 程度如何? 怎样治疗? 预后怎样? 但往往不能获得确切的信息。即使危重患者要想取得与病情有关的信息也难以得到满足。有学者指出,濒死患者有 80% 希望了解病情,但 80% 的医生拒绝这样做。医务人员通常习惯对患者"报喜不报忧"。但也有些患者并不想对病情了解太多,而真实地提供信息可能会对他们产生压力。因此,为患者提供信息应根据其需要及个性,而不是一概全盘托出或拒绝回答。

2. 沟通障碍 这是指医患之间虽有信息往来,但是未被对方所理解或产生误解。如患者常不能了解或领会医务人员的"行话"。如"传单"(传染性单核细胞增多症)、"腔梗"(腔隙性脑梗死)等缩略语常令患者不知所云。又如,患者以"土话""方言"描述症状也常使医生难以领悟,以致无法在病史中用规范的文字记录,如"脑袋迷糊"(北方话,指头晕)等。另一种情况是医患双方对同一医学名词有不同的理解,因而造成认识上的分歧。

3. 回忆不良 据研究,患者离开医院后 5 分钟约有一半的信息记不起来,因为人类的短时记忆量有限,若要长期保存记忆则需要用对个体有意义的方式来编码。而在门诊给予的信息,大部分均不易被患者编码。因此,在给患者医嘱时就应考虑帮助其记忆的方法。

4. 同情心不够 同情心是患者对医生的角色期待内容之一,患者评价医生的服务态度主要由此引发。如果一名医生被认为没有同情心,那么就会影响他们的诊疗行为。在技术权威与富有同情心的医生之间,多数患者宁愿选择后者。

5. 主动性未能充分发挥 患者向医生诉说病情是发挥主动性的表现。在传统的医患关系中,医生往往忽视患者的作用。Korsch 及 Negrete 对医疗沟通的录音带进行分析后发现,尽管医生感到他们自己对待患者的方式是"民主的",但由于是他们在控制交流的进程与内容,使患者实际上仍处于被动的地位。因此,古老的医训告诫说:"倾听患者的诉说吧! 他将告诉你问题的所在。"

6. 顺从性差是交往不良的直接后果 患者的顺从性主要体现在遵医行为上,遵医行为(adherence behavior)是患者对医护人员医嘱的依从性,是患者诊治过程中遵从医护人员的医嘱进行相关医学检查、治疗和预防疾病的行为。患者的顺从性差往往导致不遵医行为,影响疗效(图 11-1)。

二、医患关系模式

医患关系模式主要反映医生与患者交往中的技术方面的关系,是医学模式在人际关系中的具体体现,主要指在实际医疗措施的决定与执行中,医生和患者的关

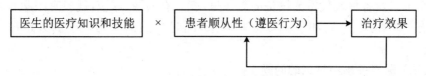

图 11-1 患者顺从性对疗效的影响

系、地位和主动性的程度。1976 年,美国学者萨斯(T. Sxas)和霍华德(M. Hohade)根据医生和患者的地位,主动性大小,将医患关系可归纳为以下三种基本模式(见表 11-1)。

表 11-1 医患关系三个基本模式及临床应用

模式	医护人员的作用	患者的作用	临床应用	模型的原型
主动-被动型	对患者做什么	接受(无反应或无作用)	昏迷、休克、严重创伤等	父母-婴儿
指导-合作型	告诉患者做什么	合作者(服从)	急性感染过程等	父母-儿童
共同参与型	帮助患者自助	合作关系的参加者(利用专家的帮助)	大多数慢性疾患	成人-成人

(一) 主动-被动型

主动-被动型(active passive mode)亦称支配-服从模式。是一种最常见的单向性的以生物医学模式及疾病的医疗为主导思想的医患关系模式,其特征为"医生为患者做什么"。医生在医患关系中占主导地位,医患双方属于显著的心理差位关系。医生的权威不会被患者所怀疑,患者一般也不会提出任何异议。

这种模式主要适用于昏迷、休克、全麻、有严重创伤及精神病患者的医疗过程。此类患者部分或完全地失去了正常的思维能力,需要医生有良好的职业道德、高度的工作责任心以及对患者的关心与同情。

(二) 指导-合作型

指导-合作型(guidance cooperation mode)是一种微弱单向的以生物心理社会模式及疾病治疗为指导思想的医患关系,其特征是"医生告诉患者做什么"。医生在医患关系中仍占主导地位,医患双方为微弱的心理差位关系。但医患双方在医疗活动中都是主动的,尽管患者的主动是以执行医生的意志为基础的,医生的权威在医患关系中仍然起主要作用,但患者可以向医生提供有关自己疾病的信息,同时也可以对医生及治疗提出意见。

这种模式主要适用于急性病患者的治疗过程。因为此类患者神志清楚,但病情重,病程短,对疾病的治疗及预后了解少,需要依靠医生的指导以更好地配合治疗。此模式的医患关系需要医生有良好的职业道德,高度的工作责任心,良好的医患沟通及健康教育技巧,使患者能够在医生的指导下早日康复。

(三) 共同参与型

共同参与型(mutual participation mode)这是一种双向性的以生物心理社会医学模式及健康为中心的医患关系模式,其特征为"医生帮助患者自我恢复"。医患双方的关系建立在平等地位上,双方为心理等位关系。在这种模式中医患双方是平等的,相互尊重,相互学习,相互协商,对医疗目标、方法及结果都较为满意。

这种模式主要适用于慢性疾病的治疗过程。患者处于清醒状态,且对疾病的治疗比较了解。此类疾病的治疗过程常会涉及帮助患者改变以往的生活习惯、生活方式和人际关系等。因此,需要医生不仅了解疾病的治疗,而且要了解疾病对患者的生理、心理和社会等方面的影响,设身处地为患者着想,以患者的整体健康为中心,尊重患者的自主权,给予患者充分的选择权,以恢复患者战胜疾病的信心及自理能力,使患者在功能受限的情况下依然有良好的生活质量。

医患关系模式从主动-被动型、指导-合作型到共同参与型关系,医生对患者的控制地位逐渐削减,而患者在自己康复过程中的作用逐渐加大,患者"人"的身份逐渐变得突出。然而,应当指出,医务人员的作用和责任并没有随之减少。恰恰相反,为了调动患者的积极性,医生不仅要充分发挥其技术特长,而且要引导患者配合或共同参与这一活动以促使其早日康复。由此可见,医生的工作不是少了,而是增添了新的内容。

在实际的医疗活动中,医务人员同特定的患者之间的医患关系类型不是固定不变的,而是取决于不同的医疗情境与疾病。随着患者病情的变化,可以由一种模式转变为另一种模式。例如,对一个因昏迷而入院治疗的患者,应按照主动-被动的模式加以处理;随着其病情的好转和意识的恢复,就可以逐渐转入指导 合作模式;最后,患者进入康复期,适宜的模式就变成共同参与模式了。

> 医患关系模式有哪些?
> 请你结合生活中曾发生的就医体验,举例说明医患关系模式的表现。

第三节 影响医患关系的因素

一、心理应激

心理应激作为一种心理上的紧张状态,是影响医患关系最常见的因素之一。在医疗活动中,医患双方都会经常处于心理应激状态。从医务人员角度看,医疗工作人命关天,技术难度大、劳动强度大、工作风险大,加上患者的期望值越来越高,所以很容易使医务人员处于心理应激状态。过强的心理应激又常常会干扰和降低医务人员的业务能力,使他们产生更强的心理应激,造成恶性循环。在这种情况下,很容易加剧医患关系的紧张局面。就患者而言,生病本身就是心理应激源。在就医过程中,患者接触陌生的医务人员,特别是态度生硬的医务人员;去做不得不做的检查与治疗;进入不熟悉的环境等都可能产生心理应激并时常伴随较为强烈的负面情绪反应,如焦虑、恐惧、失望、无助、愤怒和抑郁等。这些状态显然会影响医患关系。

二、医患冲突

从理论上说,患者的康复是医患双方共同的目标,不应当有冲突。但实际上,医患之间的冲突却十分常见。医患间的冲突是影响医患关系的主要因素之一。医患之间冲突的常见原因有以下两个:

1. 医患双方在医疗过程中的不同地位使得医患关系的不平衡　医务人员处于支配地位,拥有更多的权利。主要原因是医务人员具有医学专长,同时患者对他们容易形成依赖心理。在医疗活动中患者处于较为被动的地位。在这种情况下,当患者不接受支配时,就会造成医患冲突。

2. 医患双方对对方的期望所做出的不适当的反应　医务人员期望患者不折不扣地执行医嘱,并直截了当地向患者表达自己的期望。如果患者没有照自己的话去做,医务人员会流露出不快或生气甚至恼怒的情绪。可是在患者方面,他们不仅期望医务人员有高超的医疗技术,而且也期望医务人员能真诚地关心他们。有些患者的期望值比较高,当医务人员的表现与患者的期望有差距时,患者就会产生抵触和不满的情绪。

三、医务人员的心态

从现实来看,影响医患关系的主要因素之一是医务人员的心态。由于医务人员的医学观念、思想修养、文化背景不同而形成了不同的心态。医务人员存在不良的心态则引发不良的行为,导致不良的医患关系。常见的不良心态有以下四种:

1. 施恩心态　把诊治视为对患者的恩赐,以恩人自居,颠倒了服务与被服务的关系。

2. 权威心态　认为自己具有专业的知识和技能,患者应无条件按医生的要求办,不允许患者多提意见和要求。

3. 探索心态　在诊治中,只关心疾病,爱病不爱人,对患者缺乏同情和关心,把患者当作自己提高技术和积累经验的对象。

4. 谋生心态　作为谋生手段,得过且过,无心进取,只顾赚钱。

四、患者对医生的角色期望

日本的大道安次郎曾指出"优秀医生"的条件,从患者角度考虑有六个方面:

(1) 技术高明,诊断准确,处置得当。

(2) 不搞药物包围与检查大战,即不是赚钱主义的医生。

(3) 对患者亲切关怀,能耐心地帮助患者解除疑虑。

(4) 不问患者的年龄、性别和贫富,平等相待,有高尚的医德修养。

(5) 不仅治疗躯体的疾病,也注意心理的治疗。

(6) 能博得患者充分信赖。

国内有人曾调查各种职业人员近 500 人,在回答"您最不喜欢什么样的医生"时,答案依次为:检查不认真、态度傲慢、问病史不仔细、操作粗心、手术不细致、解释不耐心、态度不严肃、把不应该告诉患者的事告诉患者。不同的患者对医务人员的角色期望是有差别的,一旦患者感到医务人员不能满足其角色期望,就会给医患关系带来阴影。

专栏 11-2　美国"好医生"的指征

美国健康教育专家科纳奇亚(Cornacchia)教授,在《消费者的保健》一书中提出了好医生的 14 条指征:

(1) 详细而耐心地记录病史,并给患者提供充分机会来陈述有关症状。

(2) 对于患者的问题采取一种富于同情心的、善于观察的、颇有信心的、很为关切的态度。

(3) 机智而富有知识。

(4) 在有些时候出现知识不足或不能作出诊断的情况,能够坦率地说出来。

(5) 具有令人满意的人格、态度和仪表。

(6) 当需要会诊的时候愿意去寻求别的医生的帮助,或者当觉得诊断有问题时,或手术有问题时,能够提出建议再找别的医生咨询。

(7) 治疗开始之后不会弃患者于不顾。

(8) 在诊查之后,能给患者对于诊断和治疗以透彻而清晰的解说。

(9) 假如在城郊或在急诊的情况下,能够提供更有权威的医生作为后盾。

(10) 在品质良好的医院中工作。

(11) 在建议做手术时很谨慎小心。

(12) 假如有必要找他的话可以通过电话找到。

(13) 对于费用愿意商议,所要的费用是合乎惯例的、合理的,假如要转诊给别的医生,也要保护患者不致于付过多费用。

(14) 通过毕业后的进修教育、学术会议和讨论等各种方式,努力掌握新知识、新技术,以免落伍。

五、医患之间的信任度

信任是人际交往的重要基础,医患关系更是如此。医务人员与患者的相互信任是医疗工作顺利进行的前提。如果患者信任医生,在求医时,就不会讳疾忌医,也不会隐瞒与诊断有关的隐私。特别是心理治疗更是要以患者的信任为基础。患者对医务人员信任与否主要有以下几方面因素:

1. 医务人员方面　道德修养、服务态度、技术水平、生理差别（如年轻与年老的差别、男医生与女医生的差别）、知名度等。这里需要指出的是虽然医务人员的技术水平是患者信任的基础，但品德方面往往起着决定性作用。因为作为"外行"的患者常常无法评价医务人员的技术水平。患者对医务人员的第一印象的好坏常常是来自医务人员的服务态度和道德修养。医德与医风是非技术方面的医患关系，它是医患关系中最基本、最重要的方面。因为这是患者对医院、医务人员是否满意的根本，也就是医生的角色行为与患者对医生的角色期待的吻合程度。

2. 患者方面　主要有心理因素和认识偏差。患者疾病在身，总想找一个值得信任的医生。一般来说，患者对医生是持信任态度的，多数时候也会根据主观判断决定是否信任某一位医生。在医患关系中患者不信任医生的情况，主要表现在：怀疑医生的处置（包括诊断、服药、手术正确与否）；挑选医生（如点名要求某医生看病，看起来是对某医生的信任，也表现了对其他医生的不信任；患者回避医生，提出易诊，或要求更换主管医生，或要求转院等）；隐瞒真情或隐私（表现为叙述病史不完整，隐瞒真实病因，如有些有性病史的人常不愿意谈自己的不正常的性生活）。

总之，患者对医务人员的不信任情况是客观存在的，问题是医务人员如何对待患者的不信任。首先要肯定医务人员在信任问题上的主导作用，提高自身的品质修养和医疗水平，以取得患者的信任，对患者因认识偏差而带来的信任问题要予以谅解。

六、医务人员的自身素质

对患者内心世界的理解，对患者无条件的尊重，在照顾患者病情的同时还考虑到其长远利益，这些依赖于医务人员对人性的深刻领悟。要做到这一点，就必须注意学习人文科学知识与自然科学知识，特别是心理学知识，注意观察生活，积累生活经验，这样才能在与患者接触时，走进其内心世界。

医务人员应当有较强的自我控制能力，保持稳定的情绪，不把工作及个人生活中的不愉快发泄到患者身上，这不仅是一种职业的道德要求，也是医务人员保持身心健康的一个重要途径。医务工作的繁忙，会使他们自身经常感到焦虑、烦躁、情绪不佳。学会及时调整自己的情绪，使之始终保持较好的状态，是一个医生所必须具备的一种能力。向患者发泄不良情绪不仅会使医患关系恶性循环，也不利于医务人员自身的身心健康。

医务人员应注意培养良好的性格特征，特别是诚恳、正直、热情、开朗、友爱、认真负责、机智、果断、沉着冷静、严谨的特征，形成这些性格特征将有利于提高医疗工作的质量和保持自身的身心健康。

医务工作直接关系到患者的生命与健康。善于尊重患者，避免使用伤害性的言语，善于使用准确而富有善意的言语，

> 你认为还有哪些因素可以帮助改善医患关系？

这不仅是医德修养问题,而且是医务人员必备的技能。医务人员要善于使用安慰性、鼓励性和劝说性的言语,对病痛之中的患者的安慰,会使他们感到温暖,心情愉快;而医务人员对患者的鼓励,实际上是对患者的心理支持,它对调动患者与疾病做斗争的积极性十分重要。

专栏 11-3　梧桐树下的誓言

爱琴海的科斯岛上有一棵巨大的法国梧桐树,它有幸成为游人特别是医务工作者景仰的"活着的历史文物"。传说,在公元前5世纪末,希腊立志从医的年轻人都要在梧桐树下宣誓,那段誓词就是希波克拉底的誓言。

医神阿波罗、埃斯克雷彼斯及天地诸神作证,我——希波克拉底发誓:

我愿以自身判断力所及,遵守这一誓约。凡教给我医术的人,我应像尊敬自己的父母一样,尊敬他。作为终身尊重的对象及朋友,授给我医术的恩师一旦发生危急情况,我一定接济他。把恩师的儿女当成我希波克拉底的兄弟姐妹;如果恩师的儿女愿意从医,我一定无条件地传授,更不收取任何费用。对于我所拥有的医术,无论是能以口头表达的还是可书写的,都要传授给我的儿女,传授给恩师的儿女和发誓遵守本誓言的学生;除此三种情况外,不再传给别人。

我愿在我的判断力所及的范围内,尽我的能力,遵守为患者谋利益的道德原则,并杜绝一切堕落及害人的行为。我不得将有害的药品给予他人,也不指导他人服用有害药品,更不答应他人使用有害药物的请求……我志愿以纯洁与神圣的精神终身行医。因我没有治疗结石病的专长,不宜承担此项手术,有需要治疗的,我就将他(她)介绍给治疗结石的专家。

无论到了什么地方,也无论需诊治的患者是男是女、是自由民是奴婢,对他们我一视同仁,为他们谋幸福是我唯一的目的。我要检点自己的行为举止,不做各种害人的劣行,尤其不做诱奸女患者或患者眷属的缺德事。在治病过程中,凡我所见所闻,不论与行医业务有无直接关系,凡我认为要保密的事项坚决不予泄露。

我遵守以上誓言,目的在于让医神阿波罗、埃斯克雷彼斯及天地诸神赐给我生命与医术上的无上光荣;一旦我违背了自己的誓言,请求天地诸神给我最严厉的惩罚。

这段誓言最初是希波克拉底个人的道德自律准则;在希波克拉底领导科斯岛上一所医学学校之后,它成了该校的校训;随着希波克拉底影响的扩大,这段誓词成为数百年一直被医生们遵守的道德自律原则,而且它远远不限于科斯岛上,而超出了希腊,扩散到罗马,一直到今天的全世界。

资料来源:《希波克拉底誓言》,綦彦臣编译,世界图书出版公司出版。

第四节　医患沟通技巧

沟通(communication)一词由拉丁语"communis"演变而来,原意是分享和建立共同的看法,有"通信、传达、传授、交易、联系"等含义。医患沟通(doctor-patient communication)属于沟通的一种特殊类型。1964年在芬兰首都赫尔辛基召开的第18届世界医学大会上通过的《赫尔辛基宣言》中提出了知情同意权,成为目前医患沟通中的一个重要内容。生物心理社会医学模式的建立和发展,是医学人文精神的回归,新的医学模式下医患沟通比以往任何时候更显得重要。1989年3月,世界医学教育联合会(World Federal of Medical Education,WFME)在《福冈宣言》中指出:"所有的医生必须学会交流和人际关系的技能。缺少共鸣应该看作与技术不够一样,是无能的表现。"医患沟通既是患者的需要,也是医务人员和医学科学发展的需要,是现代医院管理的需要。

一、医患沟通的形式

一般认为,医患交往沟通主要以言语沟通和非言语沟通两种方式进行的。

(一) 言语沟通

言语沟通是信息交流的重要方式之一,主要指以口头语言的形式进行的沟通,即交谈或称晤谈(interview),而书面语言的形式则少用。交谈能准确地表达和传递信息,只要交往双方对语言及语境理解一致,交往中损失的信息就最少。交谈是医患之间最主要的交往方式,医务人员询问病情、了解病史、进行治疗及健康指导一般都是通过交谈来完成的。

1. 交谈原则

(1) 尊重患者:交谈要在平等和谐的医患关系中进行。在医患关系中,患者一方常处于弱势地位,因而在医疗过程中经常会出现医务人员居高临下,患者被动服从的情形,这时患者往往不能很好地表达信息,就会产生沟通障碍。

(2) 有针对性:医患沟通是医疗活动的一部分,交谈应该有目的、有计划地进行。在交谈之前,医务人员应做充分的准备,明确交谈的目的、步骤和方式。

(3) 及时反馈:在交谈过程中应及时反馈,采用插话、点头肯定、表情等对患者的谈话做出反应。及时反馈有利于交谈过程顺利进行,也有利于医患间的双向信息交流。另外,对交谈中获得的信息也应及时整理分析,并将有关内容反馈给患者,如对疾病的诊断、病情进展、治疗方案实施、疾病的预后等。

2. 交谈过程

(1) 在询问病史的方式上,应该采用开放式晤谈(open-end interview),促使患者用自己的语汇表达问题,从而建立起一种鼓励交往的氛围和有效的继续交谈的条件。

（2）在交谈过程中，有时患者对某一问题感到不知如何叙述，或者涉及自己的隐私而出现缄默，此时医生应采取启发式言语进行启发和诱导，使话题继续下去。交谈中医生要避免单方面扮演交谈主角，使交谈变成一言堂，而应当采取"半结构式"讨论方式，使交谈继续深入又不脱离主题。

（3）在交谈结束时，医生应以安慰体贴的话语为患者提供一定的心理支持。

3. 交谈技巧

（1）注意倾听：有人认为交谈应该以"说"为主，因而忽视了"听"的过程。实际上，在医患沟通中，"听"往往比说更重要。听的过程，既是获得患者有关信息的过程，又是对信息进行归纳、总结的过程。倾听也有一定的技巧和需求。比如应与患者有一定的目光接触，不可一边做其他事一边听。倾听的过程还是让患者表达自己思想感情的过程，患者向医务人员"倾诉"还可以起到消除心理紧张的作用。

（2）体会患者的感受：患者谈到的许多感受，都是医务人员没有亲身经历过的，如不能很好体会，易导致理解的偏差。因此，医务人员应学会"心理换位"，设身处地理解患者感受。这样会促进医患双方的认识、情感交流，加强交谈的效果。

（3）善用提问，引导话题：交谈过程必须围绕交谈目的，既要充分交流，又要简单明了。运用提问引导话题有利于抓住核心问题。但在提问时切忌生硬地打断患者，而应在恰当的时机，比如患者谈话的间隙，礼貌地提出问题，转移话题。

（4）及时和恰当的反应：根据谈话的内容和情景，医务人员可用点头、微笑、沉默、重复患者谈话，使用"是""好""是吗"等语言来回应。比如患者谈到生病后出现家庭矛盾，此时医生可以注视患者，说"家庭矛盾"暗示患者谈出家庭矛盾的内容。交谈中的反应可以起到鼓励患者交谈的作用，使交谈顺利进行下去。

（5）抓住主要问题：交谈中应广泛思索，思考患者讲了什么内容，这些内容说明什么问题，并理解其感情色彩、心理倾向等弦外之音。结合交谈目的和提纲，抓住主要问题做进一步深入的了解，以节省时间，提高交谈效率。

（二）非言语沟通

非言语沟通在人际交往中亦占有重要地位。人们相互沟通在许多情况下不可能全部以言语的方式来表达，但可以通过表情动作、目光接触、周围环境信息等手段表达自己的情感，从而达到沟通的目的。非言语沟通可分为动态与静态两种：动态主要包括面部表情、身段表情和人际距离等；静态包括衣着打扮、环境信息等。

1. 面部表情　面部表情动作包括眼、嘴、颜面肌肉的变化。据研究，喜悦与颧肌、痛苦与皱眉肌、忧伤与口三角肌都有一定的关系。面部表情的变化是医生观察患者，获得患者变化的一个重要信息来源，同时也是患者了解医生心灵的窗口。医生既要有善于表达情感的面部表情，也要细心体察患者的面部表情。

2. 身段表情　身段表情是身体各部分的姿势动作，例如沉痛时肃立低头，惧怕时手足无措，此外，挥手、耸肩、点头等方式都表达一定的意思。临床活动中，医生诚恳友善地点头，患者就会感到温暖和安全。

3. 目光接触 "眼睛是心灵的窗口",它既可以表达和传递情感,也可以揭示某些个性特征,是非言语交往中的主要信息渠道。医务人员与患者交谈时,要善于用短促的目光接触,检验信息是否被患者接受。

4. 人际距离与朝向 两人交往的距离与朝向取决于彼此间的亲密程度,它在交往初期就显得十分重要,直接影响到双方继续交往的程度。有人将人际距离分为四种:亲密距离,0.5 m以内;个人距离,0.5～1.2 m;社交距离,1.2～3.5 m;公众距离,3.5～7 m。医生对孤独自怜的患者、儿童和老年患者,可以适当地缩短人际距离,促进情感间的沟通。

5. 语调表情 语调能传递言语以外的深刻含义,也是很重要的非言语交往手段。

此外,非言语沟通的技术还有沉默、注意、观察、聆听等。

二、医患沟通的途径

1. 情感沟通 医生以真诚的态度和良好的职业素养及从医行为对待患者,尊重、同情、关心患者,就会得到患者的信任,达到情感沟通的目的,这是建立交往的前提。

2. 诊疗沟通 医生用高超的医疗技术,通过认真诊断及治疗,可以促进良好的医患关系的建立,形成顺畅的沟通交往渠道。

3. 效果沟通 患者求医的最终目的是获得理想的疗效,通过医治使病情迅速好转或痊愈,是医患沟通交往的关键。

4. 随访沟通 医生对部分特殊病例,保持持久的联系及访问,不仅能获得对医学有价值的资料,还可以增进社会效应,密切医患关系。

> 谈谈你的人际交往状况?
> 你觉得如何才能有效地提高医患沟通的技巧?

三、沟通的临床实践

(一) 与不同年龄阶段患者的沟通技巧

1. 与儿童患者沟通的技巧 主要有以下几点:

(1) 言语沟通:在与患儿交谈时医生需面带微笑,声音柔和亲切,为患儿检查前应该不厌其烦地向他们讲解,如为他们做些什么检查,可能有些不舒服,但不会有什么疼痛。有针对性消除他们的疑虑、恐惧,使患儿积极配合诊疗工作。与患儿谈话,应尽量使他们感到轻松、舒适。

(2) 非言语沟通:了解该患儿的肢体语言,并通过自身的肢体语言给患儿以亲切感,如抚摸、拥抱、轻拍等动作给患儿以信任感和安全感。

2. 与青少年患者沟通的技巧 主要有以下几点:

(1) 沟通交流的原则:沟通双方应建立一种平等和谐的医患关系;交谈不仅局

限于"谈",除交流外,医生应采取某些措施,主动帮助患者做一些事情或者专心倾听患者的苦楚;交谈要注意体态语言的运用;注意保密的原则。

(2) 沟通的技巧:话题要积极,适应青少年的特点;关心体贴,语言委婉;从严要求,态度温和;消除焦虑,讲清预后。

(3) 与青少年沟通交流存在的问题:① 医生或患者家属与患者交谈时,空洞乏味,流于说教或者像小型报告会,不考虑患者诉求,对其缺少理解,易导致沟通障碍。② 医生或家长易摆出居高临下的姿态,造成不平等感。③ 医务人员总是站在父母一边合伙对待或不支持青少年。④ 父母和医生表现大惊小怪或婆婆妈妈、唠唠叨叨等过多。⑤ 忽略了他们的理解能力,说话时用词太复杂、过多的专业术语和双重否定使他们不知所云,深感困惑。⑥ 医生缺乏幽默感,交流时过于正统、呆板,不能与患者轻松地谈论那些沉重伤感或难以启齿的话题。

3. 与老年患者沟通的技巧　充分重视;热情、耐心、认真负责;尊重、关心;谈话要恰当控制和引导;善于用体态语言。

(二) 与特殊患者沟通的技巧

1. 预后不良患者沟通的技巧　与预后不良的患者(如重度残疾、恶性肿瘤、危急重症、慢性病等)沟通时,应充分表达同情心及正向的态度,以中性的立场为患者谋求最佳的处置。

2. 有疑病症倾向患者沟通的技巧　患者有疑病心理倾向,即过分地关心自己的身体状况,总担心自己的身体某部分有病。对这类患者,除认真地排除是否真正患有身体疾病外,应给予患者适度的支持与关心,发掘患者成长及日常生活情况,帮助患者分析原因,正视困难,帮助患者转变注意力,指导和教会调适的方法。

3. 多重抱怨患者沟通的技巧　在与之沟通时须了解其真正问题不在于所抱怨的问题上,而是对生活事件调适不良的结果。故应从解决这些方面的问题入手,通过分析原因,采取有效的沟通策略。

4. 充满愤怒患者沟通的技巧　应以坦诚的态度表达积极的协助意向,并设法找出患者挫折及压力的来源并加以疏导,医生应避免反转移的行为发生,让患者体会和认识到自己的愤怒,并在情绪稳定时向其说明愤怒情绪行为会加重病情,延长病程。医生应采取措施去感化患者,使其对自己不良行为有所认识,多予关心、疏导,平息愤怒的情绪。

5. 依赖性强患者沟通的技巧　了解患者的人格特点,帮助其树立战胜困难的勇气,鼓励他们主动地解决问题,并帮助他人解决困难,使之产生成就感;同时有效地、适度地利用各种资源条件提供协助,使其获得成功的体验,建立信心、减少依赖。

6. 自大患者沟通的技巧　在沟通时,医生应避免正面冲突和争吵,应巧妙地将这种狂妄自大的态度导向积极的方面。

阅读 《中国医师道德准则》(摘选)

2014 年 6 月 25 日,中国医师协会正式公布了《中国医师道德准则》,包括基本准则、医师与患者、医师与同行、医师与社会以及医师与企业五个部分,共 40 条准则要求,这里主要介绍医师与患者部分的内容。

一、基本准则

1. 坚持患者至上,给予患者充分尊重。

2. 敬畏生命,以悲悯之心给予患者恰当的关怀与照顾。

3. 不因任何因素影响自己的职业行为,拒绝参与或支持违背人道主义的行为。

4. 在临床实践、教学、研究、管理或宣传倡导中,承担符合公众利益的社会责任。

5. 终身学习,不断提高专业知识和技能。

6. 以公平、公正的原则分配医疗资源,使其发挥最大效益。

7. 维护职业荣耀与尊严,保持良好执业状态。

二、医师与患者

8. 不因患者年龄、性别、婚姻状况、政治关系、种族、宗教信仰、国籍、出身、身体或精神状况、性取向或经济地位等原因拒绝收治或歧视患者。

9. 耐心倾听患者陈述,建立相互尊重的合作式医患关系。

10. 以患者可以理解的语言或方式与之进行交流,并尽可能回答患者提出的问题。不以不实的宣传或不正当的手段误导、吸引患者。

11. 不以所学的医学知识和专业技术危害患者或置患者于不必要的风险处境。

12. 医师不应将手术、特殊检查和治疗前的知情同意视为免责或自我保护的举措,更不应流于形式或视为负担,而应重视与患者的沟通和宣教。

13. 医师享有对患者处方、治疗或转诊等技术决策的自主权,当患者利益可能受到损害而医师本人无力解决时,应主动通过相关途径寻求解决。

14. 选择适宜的医疗措施,对于经济困难的患者尽量给予医疗帮助或协助其寻找救助途径。

15. 追随医学进步,不断更新知识,通过自我提升,更好帮助患者。

16. 在医疗实践中,严格区分治疗行为与实验行为,恪守职业道德。

17. 正确评价自己的医疗能力,在个人技术有局限性时,应与同事商讨或寻求帮助,以求得到合理诊疗方案。

18. 在临床实践中应时刻关注可能威胁患者安全的危险因素,并积极向管理者提出危险预警和改进建议。

19. 在指导医学生临床诊疗活动中应避免给患者带来身心损害。

20. 慎重对待患者对于维持生命治疗的选择。尊重丧失能力患者在其丧失能力之前所表达的意愿,可通过生前遗嘱、替代同意等方式,最大限度地保护患者的权益。

21. 为患者保守秘密,避免在公共场合讨论或评论涉及患者隐私或有身份识别的信息。

22. 除信息公开可能对患者造成伤害而需要隐瞒信息的情况外,患者有权知道病历上与其相关的信息及健康状况,但病历上如涉及第三者的保密信息,医师则应征得第三者同意才可以告知患者。

23. 尊重患者的合理要求和选择,尊重其接受或拒绝任何医疗建议的权利。

24. 面对失去意识的急危患者,应寻求法定代理人的同意,在无法联系患者法定代理人时,医师可默认为患者同意,报经医疗机构管理者或授权负责人同意后施救。对自杀患者,也应挽救其生命。

25. 对行为能力受限的患者,应尽量让其在诊疗过程中参与决策。

26. 如果患者法定代理人或授权人禁止为患者提供必要的治疗,医师有义务提出异议,如在危急时则以患者利益至上而从事医疗行为。

27. 发现患者涉嫌伤害事件或者非正常死亡时,应向有关部门报告,并应特别关注对未成年人、妇女和精神障碍者的人身保护。

28. 在宣告患者死亡时,要严格按照临床死亡标准和相关医疗程序施行。在患者死亡后,应当安慰家属,告知其善后事宜。

资料来源:《中国医师道德准则》。

(吴金庭 奚 敏)

第十二章　行为医学与行为干预

案例 12-1　"小胖墩"为何越来越多?

曾经,"胖"是生活富裕的象征,夸孩子"长得胖",家长听了会很开心。而如今,"胖"却成了许多家长、学校乃至整个社会的一块心病。肥胖问题,不仅影响了孩子生理和心理的健康,是威胁青少年体质的一大"杀手",更是众多慢性疾病的基础病因。根据新华社消息,2017 年 5 月 11 日北京大学公共卫生学院和联合国儿童基金会联合发布了由北京大学公共卫生学院、首都儿科研究所、农业部食物与营养发展研究所、中国营养学会等多个单位专家联合编写的《中国儿童肥胖报告》。该《报告》指出,我国儿童的超重和肥胖率不断攀升,儿童肥胖控制刻不容缓。据统计,1985 年到 2005 年我国主要大城市 0~7 岁儿童肥胖检出率由 0.9% 增长至 3.2%,肥胖人数也由 141 万人增至 404 万人;估测该群体目前肥胖儿童数约 476 万人,肥胖率约为 4.3%。1985 年到 2014 年,我国 7 岁以上学龄儿童超重率也由 2.1% 增至 12.2%,肥胖率则由 0.5% 增至 7.3%,相应超重、肥胖人数也由 615 万人增至 3496 万人。如果不采取有效的干预措施,估计到 2030 年,0~7 岁儿童肥胖检出率将达到 6.0%,肥胖儿童数将增至 664 万人;7 岁及以上学龄儿童超重及肥胖检出率将达到 28.0%,超重肥胖的儿童数将增至 4948 万人。

思考题

为何"小胖墩"越来越多？其主要原因是什么？我们能采取哪些方法控制和干预呢？父母、学校和社会又能做些什么呢？

第一节　概　　述

一、行为医学的概念

行为医学(behavioral medicine)是研究和发展行为科学中与人类健康、疾病有关的知识技术，并把这些知识技术应用于疾病的预防、诊断、治疗、保健、康复等多学科领域的新兴学科。

行为医学是行为科学与生物医学结合的一门综合学科，它把与健康、疾病有关的行为科学技术和生物医学科学技术整合起来，运用于疾病的防治和康复之中，更好地满足人类对健康的需要。行为医学研究"生物-行为"的发生机制，探索其对临床诊断和干预的方法，提供与人类健康需求相关的社会心理与行为科学和生物医学有关学科服务，改变和优化人类行为与生活方式，以达到预防疾病和促进健康的目的。行为医学试图解决传统医学的缺陷，进一步丰富医学理念、理论和技术，促进医学模式向生物心理社会医学模式的转变。甚至可以认为，行为医学是与生物医学、社会医学并列的现代医学体系的三大支柱之一。

二、行为医学的产生和发展

行为医学是在行为科学和医学取得重大发展的基础上，在科学体系发生激烈变化、学科出现高度分化和高度综合的历史背景下逐渐形成和发展的。1973 年，美国生物学家 Lee Birk 在《生物反馈：行为医学》一书中首先使用行为医学(behavioral medicine)这一术语，但书名容易使人误解为行为医学就是生物反馈。在这本书中，他讨论了生物反馈技术对哮喘、癫痫、紧张性头痛、雷诺病等疾病的治疗。随后，关于行为医学学科发展的讨论逐渐地活跃起来，许多心理学家、行为科学家、医学家纷纷进入其中开展研究。

1974 年，行为医学有了两项临床和研究项目：一是宾夕法尼亚大学成立了行为医学研究中心；二是斯坦福大学建立了行为医学研究的实验室。这两个项目都是各自的临床侧重点，并很快都有了追随者，一些心理学机构和医学院校相继开展了类似的研究。

1977 年 2 月，美国一批行为主义者，包括人类学、流行病学、医学、精神病学、心理学和社会学不同领域的学者聚集在耶鲁大学，召开了第一届国际行为医学大会,正式宣布创立行为医学,这成为行为医学诞生的标志。会议认为是时候建立一个行为医学的专业团队,强调有必要总结各种杂志发表的相关论文,促进多学科的交流和融合。会议规定了行为医学的内容和所包含的领域,给行为医学做出了明确的定义:"行为医学是关于发展行为科学知识和技术的一门学科,它将有助于对身体健康和疾病的进一步理解,并且把这些知识和技能应用到疾病的预防、诊断、治疗和康复中。精神病、神经症和物质滥用只有在它成为引起生理障碍的原因时,才被包括在此领域内。"

1978 年,第二次行为医学会议召开。会议总结了行为医学的研究成果,讨论行为医学的发展,交流相关的研究成果。会议认为,心身医学是由生物医学与心理学结合发展而来的,主要研究关于疾病的病因学、病理学等基础医学方面的问题;而行为医学则是以行为科学为主体,结合具体医学问题发展起来的。心身医学与行为医学两者相互补充,相互协作,共同完成健康与疾病对医学提出的要求。会议重新修正了行为医学的定义:"行为医学是一门关于把与健康、疾病有关的行为科学技术和生物医学科学技术整合起来,并将它用于疾病的诊断、预防、治疗和康复的边缘学科。"

1978~1979 年,行为医学获得较快发展并收获颇丰:行为医学学会(Society of Behavioral Medicine)成立;行为医学研究院(Academy of Behavioral Medicine Research)建立;《行为医学杂志》(《Journal of Behavioral Medicine》)、《行为医学最新进展》(《Behavioral Medicine Update》)和《行为医学文摘》(《Behavioral Medicine Abstracts》)相继问世。美国心肺血液学会(National Heart, Lung, and Blood Institute)和美国国立卫生研究院(National Institutes of Health)、美国癌症研究所(National Cancer Institute)等都设立了行为医学分部或分支。在美国,行为医学不仅有了更多的学术交流平台,还获得联邦政府的大量基金开展研究和培训工作。

从 20 世纪 80 年代起,有关行为医学的著作不断出版,如 R. J. Daitzman 的《行为医学诊断与干预》(《Diagnosis and Intervention in Behavioral Medicine》),P. O. Davidson 和 S. M. Davidson 的《行为医学》(《Behavioral Medicine》),B. G. Melamed 等的《行为医学:在卫生服务中的实际应用》(《Behavioral Medicine: Practical Applications in Health Care》),J. R. McNamara 的《行为医学实用技术》(《Behavioral Approaches to Medicine》)等。

专栏 12-1　弗兰明汉(Framingham)研究

　　1948 年,美国的一批医学研究人员来到有 68000 居民的新英格兰城,开始了规模最大的医学史研究。这项闻名遐迩的研究简称为"弗兰明汉(Framingham)研究",它试图确定中风和心力衰竭的病因。在研究的起始阶段,先对弗兰明汉地区所有 30~60 岁的无任何心脏疾病的 5127 名居民进行调查(以后每年都有新增的调查对象)。对他们进行体检并详细了解其生活方式,每隔两年再重新检查一次。在随后的几十年跟踪里,发现许多被试出现了中风和心脏病发作,于是一幅个人的"心脏病倾向"的图景呈现了出来,某些心脏病的致病因素作为非个人所能控制的因素被确认下来,诸如年龄(老年人具有更大的倾向性),性别(男性的倾向性更大),某些疾病(如糖尿病)以及种族(黑人更倾向于发病)。但是,研究的主要发现表明,预测心脏疾病和早期死亡的最突出的致病因素是人们自身行为的直接后果。心脏病的最突出的致病因素是吸烟、肥胖、高胆固醇(与高动物脂肪饮食有关)、缺少体育运动以及过分的紧张与压力。因此,作为美国最主要的死亡原因的心脏病也就有了预防的对策——关键在于矫正人们的生活方式。1982 年,美国国家科学院医学研究所提出了报告,指出"在美国导致死亡的十大因素中,50%的致病因素可以追溯到生活方式"。这一由全世界最有权威的科学家团体所提出来的报告自然是十分可靠而又重要的结论。

　　要改变生活方式,就需要一系列行为科学的指导原则,以心理学家为主的专业人员有能力对此做出重要的贡献。他们认为,预防心脏病如同预防其他由行为导致或由行为使之复杂化的疾病一样,需要依据新的有针对性的行为医学原则。行为医学这样一个富有魅力的崭新的领域逐步地呈现了出来。

　　资料来源:Saccuzzo D P, Kaplan R M. 临床心理学[M]. 黄薷玉,等译. 北京:科学文献技术出版社,1991.

三、行为医学的主要任务

　　近年来,行为医学研究迅速发展,研究领域已涉及健康行为学、行为心理学、行为病理学、行为药理学(毒理学)、行为遗传学、行为解剖学、行为流行病学、行为诊断学、行为评估学、行为治疗学、行为护理学、行为康复学、行为预防学、行为保健学等许多分支学科。行为医学还与很多学科交叉与渗透,如心身医学、医学心理学、精神医学、临床医学、护理医学、社会医学、家庭医学、医学伦理学、环境医学、旅游医学、康复医学、全科医学、保健医学、健康教育与健康促进学等。

　　行为医学认为,不仅疾病有各种各样的行为表现,而且更重要的是,人的行为对健康状况有着巨大的影响。只要掌握了有关行为改变的原因,就可能实现对行为的控制,进而起到改变人的健康状况的作用。行为医学撇开直接干预人的躯体,从人的外在行为入手,力图通过改变行为而达到防病治病、强身健体的目的。人类的健康不仅仅是身体没病,而且还要求身体、心理和社会适应三个方面状态良好。行为医学强调人类疾病也不仅仅是细胞、组织、器官的病理过程,是人与自然、心理和社会环境相互作用的一种表现。在病因方面,重视社会心理应激因素的作用;病理方面,重视分析与健康和疾病有关的病理心理过程;治疗方面,既要重视药物和手术等躯体治疗手段,也应重视心理治疗和社会干预;既要强调改善患者的躯体功能,也重视社会功能和心理功能的恢复,关心患者的社会适应与生活质量问题。在预防方面,既致力于避免和消除遗传因素、致病微生物、环境污染等对人类的危害,也大力倡导发展心理咨询、行为指导及危机干预工作,以减轻心理应激过程中所造成的不良影响。全面体现了"生物-心理-社会医学模式"综合防治的观点。

行为医学关注的重点是与人类健康和疾病有关的、外显的行为,其研究的对象首先是人。重点研究的是那些出现各种行为问题的人,也包括健康的人。研究问题行为,主要是临床医疗过程中的各种行为问题,确定这些行为问题的原因、性质、程度等,研究改变问题行为的方法、措施,通过治疗手段来消除患者的行为障碍,帮助患者培养健康行为、矫正问题行为,促进疾病的痊愈和身体康复。行为医学研究健康人的行为,主要探讨正常人群各年龄段行为发展的特点和规律,并通过行为咨询、行为指导等方式,预防各种行为问题的发生。行为医学借助动物实验研究,探讨行为的生物学机制,观察病理改变和药物对行为的影响等,如行为生理学、行为病理学、行为生化学、行为药理学、行为解剖学、神经行为学等的基础研究可为行为医学的临床研究提供理论依据。

第二节　行为健康教育

健康教育是一门研究传播保健知识和技术,影响个体或群体行为,以期通过改变不健康行为和建立健康行为来达到消除危险因素、预防疾病、促进健康目的的科学。行为健康教育着重改变影响健康的行为因素,以期达到促进健康、预防疾病、提高生活质量的目的。健康教育的核心是教育人们树立健康意识,养成良好的行为习惯。行为生活方式与习惯的转变是个艰巨的、复杂的过程,常常受到社会习俗、文化背景、经济条件、卫生服务等因素的影响,改变行为必须从增进有利于健康的相关因素、提供必要医疗卫生条件与社会的支持、提升认知健康的能力以及自我帮助的技能等入手,只有通过有计划、有组织、有系统的教育过程,才能达到促进健康的目的。

一、健康教育的概念

健康教育(health education)是在调查研究的基础上,采用健康信息传播、健康观的认知教育及保健技能培训、行为干预等措施,促使人群或个体自觉地采纳有益于健康的行为和生活方式,消除或减轻影响健康的危险因素,从而达到疾病的预防、治疗、康复,增进身心健康,提高生活质量和健康水平的目的。健康教育的活动是有计划、有组织、有系统、有评价的社会教育活动,它的核心是通过教育使人们树立健康意识,并能自觉地选择有益于健康的行为生活方式,其实质就是一种行为干预,以改变人的行为方式为终极目的。

二、健康教育的目的

（1）帮助人们树立正确的健康观,普及卫生保健知识。

（2）通过改变人的行为方式来改善、促进、维护人们的健康状况,培养并建立健康的生活方式。

（3）以教育传播为媒介,通过控制可变因素（主要是生活行为和保健行为）预防非正常死亡、疾病和残疾的发生,合理利用医疗卫生资源。

（4）改善教育干预,增强人们的自我保健能力,使其破除迷信,摒弃陋习,养成良好的卫生习惯,倡导文明、健康、科学的生活方式。

（5）提高全民的健康素养。健康素养是指个人通过各种渠道获取健康信息,以及对这些信息的正确理解,并运用这些信息维护和促进自身健康的能力与基本素质。

三、行为改变是健康教育的核心

健康教育的目的就是帮助人们改变不健康的行为方式和生活习惯,建立有益于健康的生活行为,进而通过人们行为生活方式的改善来预防疾病、增进健康,提高生活质量。评价健康教育项目和工作的效果,主要是看其是否使人们的行为切实发生了改变。自 20 世纪 50 年代以来,研究健康教育和相关行为改变的理论不断被创立和发展,并在人群的预防保健行为,如戒烟、运动、乳房自检、婴儿喂养方式、控制体重、低脂食物选择、遵从医嘱行为、口腔保健等中得到广泛应用,有效地评估健康相关行为,可为制订相应的健康教育方案提供理论依据,使行为改善取得良好效果。目前在国外健康教育与健康相关行为研究中运用较多也比较成熟的行为理论包括认知理论、健康信念模式、合理行动理论与计划行为理论等。

四、健康教育的主要内容

按照"健康中国 2030"规划纲要,普及健康生活的健康教育主要有以下内容:

1. 提高全民健康素养　推进全民健康生活方式行动,强化家庭和高危个体健康生活方式指导及干预,开展健康体重、健康口腔、健康骨骼等专项行动,到 2030 年基本实现以县(市、区)为单位的全覆盖。

2. 加大学校健康教育力度　将健康教育纳入国民教育体系,把健康教育作为所有教育阶段素质教育的重要内容。以中小学为重点,建立学校健康教育推进机制。构建相关学科教学与教育活动相结合、课堂教育与课外实践相结合、经常性宣传教育与集中式宣传教育相结合的健康教育模式。培养健康教育师资,将健康教育纳入体育教师职前教育和职后培训内容。

3. 引导合理膳食　制定实施国民营养计划,深入开展食物(农产品、食品)营养功能评价研究,全面普及膳食营养知识,发布适合不同人群特点的膳食指南,引导居民形成科学的膳食习惯,推进健康饮食文化建设。

4. 开展控烟限酒　全面推进控烟履约,加大控烟力度,运用价格、税收、法律等手段提高控烟成效。深入开展控烟宣传教育。积极推进无烟环境建设,强化公共场所控烟监督执法。推进公共场所禁烟工作,逐步实现室内公共场所全面禁烟。

5. 促进心理健康　加强心理健康服务体系建设和规范化管理。加大全民心理健康科普宣传力度,提升心理健康素养。加强对抑郁症、焦虑症等常见精神障碍和心理行为问题的干预,加大对重点人群心理问题早期发现和及时干预力度。加强严重精神障碍患者报告登记和救治救助管理,全面推进精神障碍社区康复服务,提高突发事件心理危机的干预能力和水平。

6. 减少不安全性行为和毒品危害　强化社会综合治理,以青少年、育龄妇女及流动人群为重点,开展性道德、性健康和性安全宣传教育和干预,加强对性传播高危行为人群的综合干预,减少意外妊娠和性相关疾病传播。大力普及有关毒品危害、应对措施和治疗途径等知识。加强全国戒毒医疗服务体系建设,早发现、早治疗成瘾者。加强戒毒药物维持治疗与社区戒毒、强制隔离戒毒和社区康复的衔接。建立集生理脱毒、心理康复、就业扶持、回归社会于一体的戒毒康复模式,最大限度减少毒品社会危害。

7. 完善全民健身公共服务体系　统筹建设全民健身公共设施,加强健身步道、骑行道、全民健身中心、体育公园、社区多功能运动场等场地设施建设。

8. 广泛开展全民健身运动　继续制定实施全民健身计划,普及科学健身知识和健身方法,推动全民健身生活化。

9. 加强体医融合和非医疗健康干预　发布体育健身活动指南,建立完善针对不同人群、不同环境、不同身体状况的运动处方库,推动形成体医结合的疾病管理与健康服务模式,发挥全民科学健身在健康促进、慢性病预防和康复等方面的积极作用。加强全民健身科技创新平台和科学健身指导服务站点建设。开展国民体质测试,完善体质健康监测体系,开发应用国民体质健康监测大数据,开展运动风险评估。

10. 促进重点人群体育活动　制订实施青少年、妇女、老年人、职业群体及残疾人等特殊群体的体质健康干预计划。

五、健康教育的干预措施

健康教育干预是指健康教育项目中对目标人群已有的行为和生活方式施加一

定的影响,结果是改变其已有的行为和生活方式中不利于健康的部分,建立有利于健康的部分,使之向有益于健康的方向转变。在健康教育干预过程中,行为改变的首要策略是信息传播,特别是人际交流和大众传播的相关方法是最常用的行为改变方法。其中人际交流是健康教育最基本和最重要的途径之一,大众传播同样发挥着重要的作用,各健康教育和行为改变方法具有不同的特点和规律。

(一) 人际交流干预

1. 人际交流干预的技巧

(1) 谈话技巧:就是指要使用对方能够理解的语言和能够接受的方式,向对话者提供适合个人需要的信息。为达到信息传播的目的,要求健康教育者做到:尊重对方;语气和蔼;抑扬顿挫;用对方能听懂和熟悉的语言;语速适当,语言生动且通俗易懂,避免使用专业术语;适当重复重要的和不易理解的内容;围绕一个中心主题进行谈话,避免泛泛而谈;谈话过程中注意对方的情绪和行为反应,及时取得反馈;恰当使用示范、举例与演示的技巧。

(2) 聆听技巧:交流时目光要注视对方,注意力集中;用语言或非语言的方式表明自己乐于倾听的态度,比如做出简单应答或微笑、点头等;让对方充分表达自己的看法,不轻易打断对方的说话;倾听时要学会理解对方的真实意图,领会对方的言外之意。

(3) 提问技巧:为全面了解情况,维持交流的顺利进行,同时为了认识和澄清问题,以便有针对性地向对方提供服务和帮助,需要善于运用提问的技巧。提问一般有四种形式:① 封闭式问题。② 开放式问题。③ 探索式或追问性问题。④ 诱导式问题。

(4) 观察和非语言交流技巧:非语言交流是用表情、动作、目光、语调、手势和身体姿势等形式传递信息的过程。非语言交流和语言交流同样重要,一般它们是同时发生的。

(5) 反馈技巧:恰当运用语言、非语言的反馈,合理运用积极性反馈、消极性反馈、模糊性反馈、情感性反馈等几种反馈技巧。如支持对方的观点时态度鲜明、微笑鼓励(积极性反馈);纠正对方的错误要婉转、有耐心(消极性反馈)。

2. 人际交流干预的基本策略

(1) 动员:为了说服人们相信或接受传播者所传递的信息或行为,鼓励人们去了解更多的相关信息。动员一般采用广播、电视等大众传播媒介或集会、街头宣传等形式进行,有时也发生在个人之间。

(2) 提供信息:针对一般性或共性问题向个人或一组人群提供信息,信息必须是客观全面的,不掺杂主观意愿。

(3) 咨询:一般是一对一或对一个家庭开展咨询活动,目的是向服务对象提供专业的信息与技术指导等健康服务,分析和澄清其所遇到的具体困难或问题,使其树立克服困难或解决问题的信心,最终在咨询人员的帮助下做出自己改变行为的选择或决定。

(二) 群体传播干预

1. 同伴教育干预 同伴指的是年龄相近(如同学),或具有相同背景、共同经验、相似生活状况(如同事、邻居),或由于某种原因而具备共同语言的人(如参加特定的活动、到特定场所的人们),也可以是具有同样生理特征、行为特征的人(如吸毒人员、性商业工作者、某疾病的患者等)。在健康教育中的"同伴"一般指的是具有同一健康需求的人们,如同为青少年,他们都需要学习有关预防艾滋病、控制体重、控烟、营养饮食卫生等方面的知识和技能。同伴教育,就是以同伴关系为基础展开的信息交流与分享,包括非正式的同伴教育及正式的同伴教育。

2. 自我导向学习法干预 自我导向学习法是一种自我教育干预方法,是指个体无论有无他人的帮助,以个人责任为出发点,主动开发自己的健康需求,形成学习目标,并利用各种资源,选择、安排、执行适合自己的学习计划,评估自己的学习成果,以达到实现自我健康目标的学习方式。

(三) 大众传播干预

1. 基本概念 运用大众传播媒介传播健康信息,已成为重要的健康教育干预方法。当代大众媒介分为两大形态:一是印刷品媒介,如报纸、杂志、宣传栏等,对信息的准确性要求很高;二是电子媒介,如广播、电视、互联网络等。大众传播媒介的优越性在于覆盖面大,传播信息快捷,可以突破时空障碍。大众传播媒介也有其局限性,那就是单向传播,反馈不及时,针对性不强。

2. 卫生类报纸与杂志 报纸读者选择余地大,可自由选择阅读的内容;信息可以重复查看,便于保存与检索。但其对阅读者的文化水平要求较高;信息传递速度不如广播、电视迅速及时;与电视、电影等媒介相比,不够生动形象,感染力较差。

3. 与健康、医药卫生有关的广告 一般健康信息简洁明了,生动形象,感染力好,但需注意重复刺激容易导致受众出现视觉、听觉疲劳。

4. 卫生广播与电视 广播覆盖面广、传播速度快、超越空间障碍,能最广泛地接触听众;广播的传播对象不受文化程度限制,口语化表达,容易引起听众的共鸣。但广播传播信息不易保存信息,不如电视生动形象,属于单向传播,不能反馈信息。

5. 其他传播媒介 展览、宣传小册子、录音、童话故事、谚语和示范。

(四) 健康管理干预

1. 概念 健康管理是指对个体及群体健康进行全面监测、分析、评估,提供健康咨询和指导,以及对健康危险因素进行干预的全过程。目前相对狭义的健康管理,是指基于健康体检结果,建立健康档案,给出健康状况评估,并有针对性地提出个性化健康管理方案(处方),同时,由专业人士提供一对一咨询指导和跟踪辅导服务,使客户从行为方式、生活习惯、社会、心理、环境、营养、运动等多个角度得到全面的健康维护和保障服务。

2. 适用范围 健康管理干预充分运用了健康管理学、预防医学及行为医学的理论和方法,通过多种健康干预策略,纠正人们不良的生活方式和习惯,控制健康危险因素,因此一般多用于中老年人的健康指导、慢性病的预防控制、高危人群和重点人群的疾病预防、企业职工的健康状况评价和健康管理及健康保险等。

3.　健康管理干预的基本策略

(1) 健康监测:是对特定人群或人群样本的健康状况的定期观察或不定期调查及普查。健康管理过程中的健康监测是对健康危险因素进行观察,以掌握其健康及疾病状况。健康监测的基本内容包括:建立健康档案、动态健康监测、干预效果评价、专项健康管理和疾病管理服务等。

(2) 健康风险评估(health risk appraisal,HRA):是指评估某一特定个体未来发生某种特定疾病或因某种特定疾病导致健康损害甚至死亡的可能性。健康风险评估是建立在健康风险识别、健康风险聚类和健康风险量化的基础上的。按照评估的功能可以将健康风险评估分为一般健康风险评估和疾病风险评估。一般健康风险评估是指针对健康危险因素对个体做出的健康风险评估。疾病风险评估是指针对特定疾病及疾病相关危险因素对个体的疾病风险、疾病进程和预后所做的评估。

(3) 健康相关行为干预:因为从健康向疾病的转化过程是多种复杂健康危险因素协同作用的结果,而在众多的健康危险因素中的大部分因素,尤其行为因素是可以干预的,这种可干预性是健康相关行为干预的基础。健康相关行为干预的形式主要分为个体干预、群体干预、临床干预、药物干预、一般行为干预、生活行为方式干预、心理干预及综合性干预等。

(五) 教育培训干预

健康教育人员运用教育的手段针对干预对象的需求进行保健知识和技能的培训,同时也逐步达到行为干预的目的。

1.　培训常用的教育干预方法

(1) 讲座与演讲:讲座属公众传播范畴,其目的明确、准备充分、系统性强、论证严密、条理清楚,具有较强的说服力,而且还有受众面积大、信息传递直接迅速的优点。缺点是受者处于被动状态,传播过程中缺乏充分交流与反馈,传播内容不易留存。讲座的效果与主讲者的素质有关,一是其知识的积累程度,二是其演讲技巧。

(2) 小组讨论法:这种形式学员可以就特定的问题展开讨论,达到相互受益的目的,能使所有学员都有机会参与讨论,教师和学员、学员和学员之间可以相互交流意见和经验,可以用来发现和解决问题,并有利于提高认识能力和帮助转变观念与态度;缺点是教师需具有很强的引导和控制讨论的能力,而且相对费时。

(3) 头脑风暴法:培训对象在没有预先准备的情况下即刻回答教师提出的问题,可促使其快速联想,通过头脑风暴能够很快得出解决问题的各种方法、建议或意见。

(4) 案例分析法:其实质与病案分析相同。虽然案例分析可以个人独立完成,但最好还是分成小组进行,这样参与者之间可以取长补短,从案例中学习成功经验,剖析不足与失败的教训。

(5) 角色扮演法:角色扮演是一种模拟或演示的方法,通常由 2~3 个志愿者为大家再现现实生活中的一个真实场面,表演结束后引发讨论。该形式生动活泼,能充分调动培训对象的积极性,有助于他们的观念与态度的转变,与小组讨论法的作用基本一致。

2. 教育干预方法的选择 选择什么教学方法进行培训是根据培训目标、培训方法和内容决定的。一般来说,讲座常用于学习系统知识,但在学习操作技巧、决策能力及交流技巧或培养态度等方面的效果有限。学习操作技巧最有效的方法是示范或现场实践;培养态度最好的方法是小组讨论、实习和角色扮演;沟通技巧可以通过示范、角色扮演、小组讨论等进行培训;学习决策技巧的最好方法是案例分析、小组讨论和现场实习。

(六) 个体化行为干预

指健康教育工作者针对受教育者的某一不健康行为和具体情况,通过向其传播健康知识并教授保健技能,说服其改变不健康的行为与生活方式的过程。在个别指导中,教育者和被教育者往往构成说服与被说服和干预与被干预的关系,教育者在指导的过程中要依据反馈信息及时调整自己的传播方式与内容,促进相互理解与信任,从而有效地改变对方的"知""信""行",这是健康教育工作中常采取的行为干预手段。

1. 主要方法 有论证法、诱导法、样板法和活动体验法。

2. 应用

(1) 社区教育:"一对一"的指导干预方法针对性强,干预效果好,但覆盖范围比较小,可普遍应用于社区健康教育的家访中。

(2) 学校教育:教育计划个别化,可按学生的健康需求进行指导教育。

(3) 医院健康咨询:由医生、护士和其他卫生工作者开展的个别咨询。

(4) 电话咨询:电话咨询具有便捷、个体化、保密性强的优点。

第三节 成瘾行为矫正

成瘾行为(addictive behaviors)是一种额外的、超乎寻常的嗜好和习惯性,这种嗜好和习惯性是通过刺激中枢神经而造成兴奋或愉快感而形成的。成瘾的概念来自于药物成瘾,是指个体不可自制地反复渴求从事某种活动或滥用某种药物,虽然这样做会给自己或已经给自己带来各种大量后果,但仍然无法控制。

成瘾行为是与人类文明共生的一种现象,它至少有 5000 年的历史,现已发展成为影响人类心身健康的全球性灾难。成瘾行为分为物质成瘾和精神行为成瘾,主要包括处方药滥用成瘾、阿片类药物成瘾、新型毒品成瘾、传统毒品成瘾、安眠药成瘾、酒瘾、烟瘾、性成瘾、电子游戏成瘾和网络成瘾等。本节主要介绍药物滥用、酒精成瘾、烟草成瘾和网络成瘾等成瘾行为。

一、药物滥用

1. 概念　成瘾行为是指个体出现强烈的、被迫的连续或周期的求得某种有害物质的行为，它不是出于医疗需要，其目的是取得或维持某种特殊的心理快感或避免停用时的痛苦，且用量有逐渐增加的趋势。1964 年，WHO 推荐用"药物依赖"一词来取代过去的"成瘾性"和"习惯性"术语，其定义是指由药物与机体相互作用造成的一种精神状态，有时也包括身体状态，表现出一种强迫性或定期用药的行为和其他反应，为的是要体验它的精神效应，有时也是为了避免由于停药所引起的不适感。

导致成瘾的物质有毒品、烟酒和某些药物等，它们作用于人的中枢神经系统，影响精神活动，所以又称为精神活性物质。

与药物依赖相关的概念还有"物质滥用"，是指非医疗用途的使用某种精神活性物质，明知它会引起身心损害，仍不能停用或少用；症状至少持续一个月，往往采用自身给药的形式；使用该物质会造成人的社会和职业功能损害。可见物质滥用和药物依赖有所区别，常常是药物滥用后引起药物依赖。

2. 机制　药物滥用的病理心理机制一直是人们关心的话题，多数观点认为，药物滥用与药物本身性质和作用有关，任何人都可以习得这一行为，并导致对药物的依赖性，人的不良心理状态和人格因素与药物滥用相互影响，造成互为因果的恶性循环。生物学原因的研究不断深入，20 世纪 50 年代的动物实验证明，动物脑内存在愉快中枢或强化区，弱电流刺激该区域可以产生一种"奖赏"效应，如使小鼠疯狂地踏压开关杠杆连续自行施行刺激；60 年代后的实验表明，控制情绪反应的边缘系统和丘脑下部可能是奖赏系统的中枢所在；药物是通过两种不同机制使人产生药物滥用：苯丙胺、可卡因等兴奋性药物可激活脑的"奖赏系统"，而镇静催眠药物可抑制脑的"惩罚系统"，两者产生同一效应，使药物滥用行为得以保持。有研究表明，某些药物能够提高脑内多巴胺和去甲肾上腺素的水平，从而引发欣快感。药物滥用还和个体的生理状态以及遗传等因素相关，如血缘亲子之间的嗜酒行为密切相关。

3. 危害　药物造成的身心依赖和断药后的戒断反应不仅说明药物本身性质和作用对人的影响，也反应心理社会因素的作用。有人调查初始吸毒者的心理动因，发现患者易接受暗示、顺从、模仿和具有很强的逆反心理，从好奇开始，并以此行为来反抗家庭和社会；不良的社会文化、传统习俗和观念也会成为青少年吸毒的动因，如烟和酒这些"合法毒品"，在青少年中一直很有市场，人数不断增多。有人认为，初始吸毒是一种"心理-社会传播"过程，是成瘾生涯中的"蜜月期"，吸毒的根本动因是社会传播问题。人存在心理冲突后会"借酒浇愁",或发现毒品这个"新大陆",一吸而不可收。

4. 矫正　对于药物滥用的现状,我们必须采取综合措施加以干预,才能杜绝药物滥用现象的蔓延。要做好:① 要了解药物滥用的真相,减少好奇心。② 不受蛊惑,坚决拒绝同伴吸毒的邀请。③ 不能听之任之,一旦发现周围同伴滥用药物,尽快远离。④ 严格遵照医嘱,合理用药,避免过度使用镇痛、镇静、减肥和止咳等类药物。⑤ 积极主动寻求健康的爱好、兴趣活动,如参加体育锻炼、旅游和阅读等。⑥ 建立有规律的生活,合理安排工作、娱乐时间,积极乐观应对压力、保持良好情绪、建立和谐的家庭和社会关系等。

二、酒精成瘾

1. 概念　酒精成瘾也称酒精依赖,是指反复饮酒所致的对酒渴求的特殊心理状态,表现为对酒的渴求和经常需要饮酒的强迫性体验。戒酒后复饮率高,往往给家庭、社会带来极大危害,受到了全社会的关注。酗酒也称酒精滥用或过度饮酒。酒精滥用多由社交饮酒发展而来。

2. 机制　成瘾的原因主要包括生物学原因,一般认为主要是遗传因素的作用。其次是心理学原因,认为酗酒与人的情绪、性格特征有关。再次是行为学原因,认为酗酒是后天获得的行为。

3. 危害　酗酒会造成机体各系统的功能失调,发生急性和慢性酒精中毒,对人类健康的危害显而易见。我国精神疾病分类方案中已将酒精中毒列入"精神活性物质所致精神障碍"一类。酒精中毒是指由于过量饮酒造成的一种神经、精神障碍。慢性酒精中毒称为酒依赖或酒瘾,是一种非要饮酒不可的强迫心理状态,可以连续或周期性出现。1977 年,WHO 建议用"酒精依赖综合征"代替"酒依赖",认为酒精中毒者的主要表现是对饮酒的失控,对酒精渴求,存在戒断症状,对社会和家庭不负责任,生理、心理和行为发生改变。

酒精中毒患者以酒精依赖为特征,以神经、精神障碍为主,伴有机体其他脏器损害。Edwards 描述了酒精依赖综合征的六项特征:一是饮酒的强迫感,一经开始,便不能停饮;二是有固定的饮酒模式,间隔一定时间后必须饮酒;三是饮酒的重要性高于事业、健康和家庭;四是对酒精的耐受性增加,误以为自己酒量大;五是戒断症状反复出现,一经饮酒,症状立即消失;六是晨饮,这对诊断酒依赖有重要意义。长期慢性酒精中毒者在突然中断饮酒或急骤减少酒量后,会出现酒精戒断综合征,轻微的反应在饮酒后 4 小时出现,如震颤、兴奋、失眠、出汗、厌食等,有的在停酒后的 12 小时内出现癫痫样发作,严重的戒断反应是在断酒 48～72 小时出现震颤性谵妄,持续数天出现幻觉、精神错乱、惊厥和定向力障碍。

酒精中毒的临床表现可分为单纯醉酒、病理性醉酒、复杂性醉酒等,还会导致精神障碍,重者出现幻觉和妄想、震颤谵妄、人格衰退和痴呆等。

4. 矫正　对酗酒者要采取下列措施进行干预,主要包括:① 提高零售价格。即通过税收方式使酒保持较高的价格,以达到减少饮酒者人数和减低人均饮酒量,进而预防与饮酒相关问题的目的。很多国家的实践证明,采用此法非常有效。② 控制供应。即通过对酒的可供性进行控制,以减少重度和中度饮酒者的饮酒量,进而减少饮酒相关问题的产生。③ 法律约束。比如实行酒类专卖制度,在购买酒和饮酒方面规定有年龄限制,禁止媒体上播放酒的广告宣传等。④ 健康教育。着重宣传饮酒所造成的不良后果,以提高人们对饮酒的认识,提醒有酗酒行为者要及时改变这种不良行为。⑤ 心理行为治疗。研究证明,酗酒和酒依赖如能早期发现,治疗和康复的机会很大。

三、烟草成瘾

1. 现状　吸烟是一类重要的成瘾行为。人类吸烟已有 400 多年的历史,烟草原产于南美洲,当地印第安人把吸烟作为一种宗教仪式和治病的良药。1492 年,哥伦布探险队把烟草种子从美洲带到西班牙,后传入欧洲和世界各地。据记载,烟草约在 16 世纪末从福建、广东沿海地带传入我国。根据 WHO 提供的数据表明,全世界有逾 10 亿的吸烟者,烟草每年使 700 多万人失去生命,其中有 600 多万人缘于直接使用烟草,有大约 89 万人属于接触二手烟雾的非吸烟者。我国约有 3.16 亿烟民,这一数字还在不断上升,每年有超过 100 万烟民死于与吸烟有关的疾病。另据 WHO 和联合国开发计划署 2017 年 4 月联合发布的一份报告指出,目前中国消费的卷烟占全球的 44%,2014 年中国由于吸烟而导致的经济总损失约为 3500 亿元人民币,是 2000 年的 10 倍。在烟草烟雾中约有 7000 多种化学物质,其中至少有 250 种已知有害物质,有 50 多种已知可致癌物质。

烟草中的有害物质有一氧化碳、烟焦油和尼古丁等,其中,尼古丁是主要的成瘾物质。空气中的大量尼古丁能迅速进入脑内,并在脑内蓄积,对中枢神经系统有先兴奋后抑制的作用,兴奋时出现震颤和痉挛,呼吸加快,血压升高,心率加快,胃肠蠕动增加,最后很快转为抑制。一般认为,尼古丁还不能形成躯体依赖,主要是精神依赖,自觉效果与可卡因相似,依赖强度比酒精弱。戒烟时出现焦虑、兴奋、打哈欠或全身不适症状。

2. 机制　吸烟成瘾的原因之一是生物因素,除了尼古丁引起欣快感外,遗传因素也影响着人的吸烟行为,如单卵双生者同吸烟率为 74%,异卵双生者同吸烟率只有 50%。性格对成瘾也有影响,研究发现外向性格成为吸烟者的可能性为内向性格的 2.5 倍。我国儿童青少年吸烟的人数不断增加,主要是心理社会因素的作用,一方面是对吸烟的认知不良,另一方面是社会环境文化的影响。吸烟者常常错误地认为,香烟是"社会润滑剂,可使社交更易成功、社会生活更为方便",吸烟"有派头、潇洒,为别人点烟是友好的举动,女性吸烟更有魅力";吸烟可"调节情绪,改善思维,提高学习效率"。

3. **危害** 吸烟与疾病关系密切,如肺癌、冠心病、高血压、骨质疏松、维生素缺乏等。随着人们对吸烟社会价值观的改变,吸烟还会成为人际交往的障碍而不是"社会润滑剂"。吸烟与儿童青少年的品行问题直接相关。研究表明,被动吸烟的危害比主动吸烟更大,因被动吸烟者往往对香烟中的有害成分更为敏感,导致儿童的呼吸系统疾病增加,视觉和嗅觉器官发育障碍。据预测,如不加强控制吸烟,全国现有 4 亿儿童青少年中约有 2 亿可能会染上吸烟恶习,其中将有 5000 万人最终死于吸烟引起的各种疾病。

4. **矫正** 对于烟草成瘾,一般要采取下列措施进行:① 健康教育。通过持续、有效的健康教育提高人们的素质,增强拒绝烟草的自觉意识。健康教育的目标是使人们了解和认识吸烟对健康的危害,引导未吸烟者永不吸烟,已吸烟者主动戒烟。特别是要重视对青少年的教育,学校参与吸烟的教育预防活动是非常必要的。研究证明,大众媒体是一种成本低、效果好的健康教育途径。② 政府的经济、法律手段干预。政府通过经济和法律等手段来对人们的吸烟行为加以干预和控制,通过立法强制手段规范人们的行为,避免或纠正吸烟陋习等。政府通过法律、法规来限制吸烟者的吸烟行为,保护不吸烟者。③ 治疗矫正。治疗矫正即在医疗保健人员的帮助指导下实现戒烟。

吸烟行为治疗矫正分为五步进行:第一步,增强戒烟动机,即采取措施让吸烟者对吸烟的危害有一个深刻的认识;第二步,了解自己的吸烟情况,如通过记录的方法,使吸烟者对自己每天吸烟的数量、场所、时间、什么心境下吸烟等吸烟规律有一个清楚的了解;第三步,制订计划,明确目标,如多长时间内实现戒烟,在这个时间内的每天、每周减少吸烟的数量,为达到戒烟目标的具体治疗措施以及家人支持和监督办法等,这些都应做出明确规定;第四步,实施行动,改变吸烟行为;第五步,保持戒烟效果,使不吸烟行为得以巩固。吸烟行为治疗矫正(即戒烟)的手段包括使用戒断剂(戒烟药物的统称),也可采用催眠术、系统脱敏和厌恶性条件反射等方法。

四、网络成瘾

1. **概念** 自 20 世纪 90 年代末开始,网络过度使用(internet overuse, IOU)现象越来越受到人们的关注,并成为近年来心理学、临床医学和社会学研究的热点问题。网络过度使用也称为病理性网络使用或网络成瘾,是指由于过度使用网络而导致明显的社会、心理损害的一种现象。其主要特征是:无节制地花费大量时间上网,必须增加上网时间才能获得满足感,不能上网时出现异常情绪体验,学业失败、工作绩效变差或现实人际关系恶化,向他人说谎以隐瞒自己对网络的迷恋程度、症状反复发作等。

2. **机制及表现** 网络过度使用作为行为成瘾的一种,虽然不具有明确的生物学基础,但与传统的药物成瘾具有类似的构成成分和表现,具有相似的特点。在症状表现上,网络过度使用者主要表现为一种不自主的长期强迫性使用网络的行为。网络过度使用者往往无节制地花费大量时间和精力在互联网上持续聊天、浏览、游戏,以致损害身体健康,并出现各种行为异常、心理障碍、人格障碍、交感神经功能失调。该病的典型表现包括:情绪低落,无愉快感或兴趣丧失,睡眠障碍,生物钟紊乱,饮食下降和体质量(体重)减轻,精力不足,运动迟缓,自我评价降低,能力下降,思维迟缓,有自杀意念和行为,社会活动减少,大量吸烟、饮酒和滥用药物等。

国外学者 Grohol 认为,使用互联网的行为具有阶段性:第一阶段是成瘾阶段,新用户往往采用完全沉溺于其中的方式,来使自己适应新环境;第二阶段是觉醒阶段,用户开始减少互联网的使用;第三阶段是平衡阶段,此时用户进入了正常的互联网使用状态。他认为,那些被互联网"俘获"的人主要是不能顺利度过第一阶段,需要他人帮助进入第三阶段。而对于一个已经度过第一阶段并进入第三阶段的网络"老手",也仍然有可能出现滥用,例如他想寻找更有吸引力的聊天室、社区论坛或 Web 站点等。

按照《网络成瘾诊断标准》,网络成瘾分为网络游戏成瘾、网络色情成瘾、网络关系成瘾、网络信息成瘾、网络交易成瘾五大类。其具体的标准见专栏 12-2。

专栏 12-2　网络成瘾的诊断标准

1. 对网络的使用有强烈的渴求或冲动感。

2. 减少或停止上网时会出现周身不适、烦躁、易激惹、注意力不集中、睡眠障碍等戒断反应;上述戒断反应可通过使用其他类似的电子媒介,如电视、掌上游戏机等来缓解。

3. 下述 5 条内至少符合 1 条:① 为达到满足感而不断增加使用网络的时间和投入的程度。② 使用网络的开始、结束及持续时间难以控制,经多次努力后均未成功。③ 固执使用网络而不顾其明显的危害性后果,即使知道网络使用的危害仍难以停止。④ 因使用网络而减少或放弃了其他的兴趣、娱乐或社交活动。⑤ 将使用网络作为一种逃避问题或缓解不良情绪的途径。

网络成瘾的病程标准为平均每日连续上网达到或超过 6 个小时,且符合症状标准已达到或超过 3 个月。

3. 矫正　对于网络成瘾者的干预,主要从心理治疗、加强网络管理、药物治疗以及个人行为的控制等方面来实施。认知行为治疗、家庭治疗、行为治疗和团体心理治疗等都是可以采取的心理治疗方法。国家、学校和教育部门应该加强网络管理,禁止发布有害内容。抗焦虑药、抗抑郁药可以与心理治疗结合使用,控制有关情绪症状。成瘾者本人需要加强对自己上网行为的管控,减少上网行为。

第四节 健康行为促进

一、基本概况

随着人类社会的发展,医疗卫生条件的改善和人们生活水平的提高,人们对疾病的认识不断深入,行为因素对健康的影响越来越重要,现代医学不能不考虑和处理服务对象与健康和疾病相关联的行为。关于行为、生活方式与健康的关系,已在20世纪六七十年代得以证实(见专栏12-3)。1967年,美国加州大学公共卫生学院院长 Breslow 及加州公共卫生局人口实验室的 Belloc 对6828名成年美国人进行了为期5年的随访观察,发现7项基本的行为与人们的期望寿命及良好的健康有显著的相关性。研究表明,一个45岁的成年男性,如果有3项以下的基本健康行为,期望寿命还有22岁;有6~7项的基本健康行为者,期望寿命还有33岁,两者相差有11年之多。研究还表明,在相同年龄情况下,基本健康行为越多,健康状况越好。20世纪70年代,美国医学家 Alan Dever 通过对美国人死亡原因的调查分类,发现有一半左右的死亡是由不良的行为或生活方式引起的。同样的研究结果在我们国家也得到验证(见表12-2)。

专栏 12-3　基本的健康行为或生活方式

> (1) 每日正常规律的三餐而不吃零食。
>
> (2) 每日肯定吃早餐。
>
> (3) 每周2~3次的适量运动。
>
> (4) 适当的睡眠(每晚7~8小时)。
>
> (5) 不吸烟。
>
> (6) 保持适当的体重。
>
> (7) 不饮酒或少饮酒。

表 12-2　我国几种主要死因与影响健康的四类因素的关系

死　因	行为生活方式	环境因素	卫生保健因素	生物学因素
心脏病	47.6%	18.1%	5.7%	28.6%
脑血管病	43.2%	14.8%	6.0%	36.1%
恶性肿瘤	45.2%	7.0%	2.6%	5.2%
意外死亡	18.8%	67.6%	10.3%	3.4%
呼吸系病	39.1%	17.2%	13.3%	30.5%
传染病	15.9%	18.9%	50.5%	8.8%
合计	37.3%	19.7%	10.9%	32.1%

行为或生活方式引起的健康问题目前尚无满意的临床治疗手段,唯一有效的措施就是预防,就是要改变引起疾病、造成早死的不良行为或生活方式。因此,有必要在医学领域应用行为科学的方法和成就,研究人类行为和健康之间的相互联系及其规律,探索有效、可行、经济的干预策略及措施,以及对干预效果和效益进行评价的方法,从而服务于疾病的预防、治疗、康复,提高人类的生活质量。

健康相关行为是指个体或团体的与健康或疾病有关联的行为。可分为促进健康的行为和危害健康的行为。

增进健康行为(health-promoted behavior)是指个体或群体(不论其健康状况的现况)所表现出的在客观上有利于自身和他人健康的行为。判断标准是:① 有利性(有益于自身、他人和社会的健康)。② 规律性(有一定的重复性和持久性)。③ 同一性(外向行为和内在动机协调一致,且与环境条件并无冲突)。④ 适宜性(行为强度适中)。⑤ 整体性与和谐性(个体行为能反映自己固有特性和个性)。

损害健康行为(health-compromising behavior)是指偏离个人、他人及社会健康所期望的方向的行为。通常可分为:① 不良生活方式和生活习惯(饮食过度、高脂高糖低纤维素饮食、偏食挑食和过多吃零食、嗜好高温加热和烧烤食物,进食过快过硬过酸等)。② 不良病感行为(表现为疑病、恐惧、忌医、不及时就诊、不遵从医嘱、迷信、自暴自弃等)。③ 日常危害健康行为(吸烟、酗酒、吸毒、不良性行为等)。

二、促进健康的行为

(一) 健康行为

健康行为(health behavior) 是指人们从事的人和保持和促进健康的活动(不论他们目前感到的健康状况如何和这种行为是否达到了目标),是健康的核心。

按生物学原理,哺乳动物的寿命是其生长期的 5～6 倍,按此规律,人类的寿命应该为 100～150 岁。但在现实生活中,人类绝大多数达不到这一目标,其原因是他们在生活中有太多违背生命规律的现象发生,从而缩短寿命。

人类健康的四大基石是"合理膳食、适量运动、戒烟限酒、心理平衡"(《维多利亚宣言》,WHO)。目前的死亡原因中不良生活方式占到 44.7%(环境因素占 27.8%,卫生状况占 9.2%);疾病发生原因中,有 80% 与不良的生活方式和行为有关(吸烟、酗酒、缺乏运动、营养不平衡、生活不规律、肥胖、吸毒、家庭和工作压力等导致的健康问题和心理问题)。

1. 合理膳食　合理的膳食是健康的第一基石。它是机体保持营养均衡的前提,过少的或不平衡的营养素摄入,可使人患上营养不良症,造成人体抵抗力低下,导致各种疾病的发生。反之,摄取过多或失衡的营养素会使人体能量代谢失去平衡,导致肥胖、高脂血症、动脉粥样硬化、高血压、冠心病、糖尿病等多种疾病。研究表明,地中海地区国家,尽管经济、政治、宗教信仰不同,但该地区的心血管疾病与癌症的患病率普遍低于其他地区，可能这与该地区的饮食结构有关。地中海式饮食是世界上公认的最健康的饮食结构，其中水果、蔬菜、鱼等占了相当大的比例。美国医学家研究表明，适当控制卡路里的摄入，可减少或延缓大部分与老化有关的疾病。他们发出了一个著名的警语"人类是因多食而早死的"。美国农业部1992年颁布了"食物指南金字塔"，希望借此指导美国人科学健康的饮食。我国学者也提出了平衡膳食的目标。

平衡膳食（balanced diet）又称健康膳食，是指膳食中所含营养素的数量充足、种类齐全、比例适当，并且与机体的需求保持平衡关系。其基本要求是：三大热能营养素（蛋白质、脂肪、糖）平衡；蛋白质中氨基酸平衡；不饱和脂肪酸和饱和脂肪酸的平衡；矿物质（无机盐）之间的平衡；维生素和其他营养素之间的平衡。为达到平衡膳食的要求，中国营养学会在《中国居民膳食营养指南（2016）》中将日常食物的摄取量形象地比喻为宝塔状结构（图12-1），需要量从多到少分别应是谷类、果蔬类、肉蛋水产品类、乳豆坚果类、油盐类。同时还推荐每天饮水量：男性成年人每天应在1700 mL以上，女性成年人应在1500 mL以上。

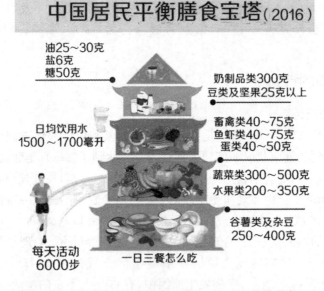

图12-1　中国居民平衡膳食宝塔（2016，中国营养学会）

2. 适量运动　医学之父波克希拉底有句名言："阳光、空气、水和运动，是生命和健康的源泉。"人要想获得生命和健康，离不开阳光、空气、水和运动，这说明对于健康，运动和阳光一样重要。古希腊谚语："你想变得健康吗？你就跑步吧；你想变得聪明吗？你就跑步吧；你想变得美丽吗？你就跑步吧。"说明跑步能使人健康、聪明和美丽。科学运动的核心是适量，适量的关键在于"度"，其精髓是有氧运动。有氧运动又称为代谢运动，是指运动所需的能量主要通过氧化体内的脂肪或糖等物质提供,全身 2/3 的肌肉群都参与,通常运动强度为中等,持续时间半小时左右。一般人群每周进行 3~5 次中等强度的运动,每次约 30 分钟。如果体脂较高,一般要坚持 40 分钟以上的有氧运动,才能有效燃烧脂肪。有氧运动的最大心率的计算公式:(220 —年龄)×(60%~80%),运动后心率在这个范围内的是比较合适的。心肺功能下降的老年人要预防运动意外的发生。

3. 戒烟限酒　吸烟已成为世界各国最严重的公害之一,是除核战争、饥荒和瘟疫之外最大的危害人类健康的因素,吸烟导致的死亡人数已经超过艾滋病、肺结核、车祸、自杀等导致死亡人数的总和。2013 年,WHO 统计数据显示,每年因吸烟导致死亡的人数已超过 600 万人。烟草燃烧的烟雾中含有 7000 多种已知的化学物质,它们是造成吸烟者成瘾和健康损害的罪魁祸首。另外,需要引起注意的是被动吸烟的危害,被动吸烟又称吸二手烟,是指不吸烟者吸入吸烟者呼出的烟雾。二手烟中含有多种有害物质,能使非吸烟者的冠心病风险增加 25%~30%,肺癌风险提高 20%~30%,可以导致新生儿猝死综合征、中耳炎、低出生体重等。

有关酒精对人类的健康的影响,据 WHO 发布的《2014 年酒精与健康全球状况报告》显示,2012 年全球因有害使用酒精造成 330 万人死亡,超过艾滋病、肺结核、暴力事件死亡人数的总和,占全球死亡总数的 5.9%。据估算,平均每 10 秒钟就有一人因饮酒死亡。另外,女性使用酒精的持续上升问题亦值得关注。酒中的有害成分主要是酒中含有的醇类、醛类、酶类和有机酸类物质等。乙醇是酒的主要成分,对神经有麻醉作用,古人曾将酒作为手术麻醉药。饮酒过量,使人的大脑抑制功能减弱,让人丧失自制力,同时辨别力、记忆力、注意力及理解力也受到影响或消失,甚至视力也出现障碍。传统观念认为适度饮酒有一定益处,适量饮酒能舒筋活血、消除疲劳、解除烦恼、帮助睡眠,但若过度饮酒,酒就是"毒"和"祸"了。"酒多伤身"这句俗语,就是对过度饮酒危害的概括。

因此,必须立即戒掉烟草;饮酒,越少越好,最好不喝。

4. 心理平衡　心理平衡是心理健康的重要组成部分,是人体健康的基础和重要保证。有研究表明,人类 65%~90% 的疾病与心理上的压抑感有关。紧张、愤怒和敌意等不良情绪不仅有损人体健康,还可导致早衰和死亡。现代医学研究表明,使人心情愉悦的活动可提高人的免疫力。美国南加州大学的研究人员对教堂唱诗班的成员进行研究,测定他们血液内免疫球蛋白(IgA)的含量。研究发现,一次排练后,该人群的这种球蛋白的含量提高了 150%,一次正式演出后提高了240%。生活中要保持心理健康途径很多,比如要学会排解不良心情,正确对待已经发生的种种心理冲突,并采取有效方法,从忧郁的低迷状态中走出来,如听音乐、看书、运动等;培养"三乐"精神,要树立"知足常乐""助人为乐""自得其乐"的心态。一个人具有"知足常乐""助人为乐"的人生观,才能"自得其乐",充满勃勃生机。

(二) 健康行为的分类

1. 基本健康行为 是指日常生活中有益于健康的基本行为,如合理营养、平衡膳食、适当锻炼、积极的休息与适度睡眠等。

2. 预警行为 是指预防事故发生和事故发生后的正确处置,包括自救和他救等。

3. 保健行为 是指正确合理的利用卫生保健服务,如定期进行体格检查、预防接种、发病后及时就诊或咨询、遵从医嘱、配合治疗和积极康复锻炼等。

4. 避开环境危害 包括生活、工作的自然环境和心理社会环境中对健康有害的各种因素。

5. 戒除不良嗜好 是指日常生活中对健康有害的个人偏好,如吸烟、酗酒和滥用药物等。

6. 积极的内在健康行为调适 包括保持情绪愉快、人际关系和谐、人格统一、有自知力、适应环境和重视健康投资等。

三、危害健康的行为

危害健康的行为一般可以分为四大类:

(一) 不良生活方式

不良生活方式(unhealthy life style)是指对人类健康存在显性或潜在损害的生活方式。是一组习以为常的、对健康有害的行为习惯,如吸烟、酗酒,饮食过度、高脂高糖低纤维素饮食、偏食、挑食、爱吃零食、嗜好长时间高温加热或烟熏火烤食品、进食太快、过热、过硬、过酸等不良饮食习惯,缺乏体育锻炼等。由不良生活方式引起的疾病被形象地称为"生活方式病"。随着社会的发展,"生活方式病"已成为一个突出的社会问题,并且有逐步加重的趋势。目前,生活方式致病占到慢性病的 37.3%。许多所谓的"现代病""文明病",如艾滋病、肥胖、心脑血管疾病、癌症等都有生活方式关系密切。WHO 于 2019 年初公布了 2019 年全球健康面临的十大威胁,其中非传染性疾病,如糖尿病、癌症和心脏病等,共同导致 70% 以上人类的死亡,全世界约有 4100 万人,包括 1500 万 30~69 岁的过早死亡者。

(二) 致病性行为模式

致病性行为模式即导致特异性疾病发生的行为模式,目前提出的行为模式主要有 A 型行为、B 型行为、C 型行为、D 型行为和 E 型行为等模式。研究较多的是 A 型行为模式和 C 型行为模式。

1. A 型行为模式 是一种与冠心病的发生密切相关的行为模式。A 型行为模式(type-A behavior pattern, TABP)又称为 A 型行为,又叫"冠心病易发性行为",其行为表现为做事动作快,想在尽可能短的时间内完成尽可能多的工作(具有时间紧迫感),大声和爆发性的讲话,喜欢竞争,对人怀有潜在的敌意和戒心。其核心行为表现为不耐烦和敌意。A 型行为者的冠心病发病率、复发率均比非 A 型行为高出 2～4 倍。A 型行为者的特征是：① 为取得成就而努力奋斗。② 过高的工作要求，常对工作成就不满足。③ 情绪易波动。④ 有闯劲，表现好斗、敏捷、有进取性。⑤ 过分竞争性与好胜心。⑥ 常见时间紧迫感与匆忙感。⑦ 变动不定的敌意。⑧ 习惯做艰苦紧张的工作，即便休息时也难以松弛下来。⑨ 不耐烦。⑩ 经常同时进行多种思维与动作；⑪ 语言与动作的节奏快。具有 A 型性格的人一般有快节奏、高效率以及竞争意识强等适应现代社会发展的不少优点，但 A 型性格的人要在少而又少的时间内，完成多而又多的事，面对剧烈的竞争，A 型性格的人不断挣扎，容易发生恼火（aggravation）、激动（irritation）、发怒（anger）和不耐烦（impatience），Friedman 把这些特征称为 AIAI 反应，A 型性格对人体的危害主要就是 AIAI 反应。

2. C 型行为模式　是一种与肿瘤的发生有关的行为模式。C 型行为又称"肿瘤易发性行为"。C 是癌症（cancer）的第一个字母。其核心行为表现是情绪好压抑，性格好自我克制，表面上处处依顺、谦和善忍、回避矛盾，内心却是强压怒火，爱生闷气。研究表明 C 型行为可促进癌前病变恶化。C 型行为者宫颈癌、胃癌、食道癌、结肠癌和恶性黑色素瘤的发生率比非 C 型行为者高 3 倍左右，并易发生癌的转移。

C 型行为诱发癌症主要通过三条途径：① 降低机体免疫力。压抑愤怒可导致体内体液免疫和细胞免疫功能下降，IgA 和 T 细胞减少，吞噬细胞功能降低，自然杀伤细胞数目减少。② 减少内脏器官的血液量导致脏器代谢障碍。愤怒、焦虑等负性情绪可使交感-肾上腺髓质系统、肾素-血管紧张素-醛固酮系统、下丘脑-腺垂体-肾上腺皮质系统激活，使肾上腺素、血管紧张素、醛固酮、氢化可的松等分泌增多，导致内脏器官的血管收缩，血液供应减少，从而影响其正常代谢。③ 压抑情绪可使细胞内调控正常细胞增殖、分化的原癌基因转化为癌基因。此外，压抑、紧张都会破坏 DNA 的自然修复过程，愤怒使血中氢化考的松的含量增加，抑制细胞内 DNA 合成，抑制肝细胞等正常细胞的再生，为癌症的发生创造条件。

（三）不良疾病行为

不良疾病行为指在个人从感知到自身患病到疾病康复过程中所表现出来的不利于健康的行为。不良疾病行为的常见表现：疑病、瞒病、恐病、讳疾忌医、不及时就诊、不遵从医嘱、盲目迷信求神拜佛和自暴自弃等。如疑病，它是指很多人都将轻微的不适现象看成严重疾病、反复多次检查的一种现象。主要表现为对自己的身体特别关注，患者常将一般人并不注意的活动，如心跳、肠管蠕动等，或对身体某处的一点不舒适的感觉，如轻微疼痛、酸胀等都有很高的觉察力，并对鼻腔分泌物、粪便带黏液、淋巴结肿大、咳嗽等特别关注，并由此推断自己有病。其主要与心理因素有关，并不是躯体（生理）上确实有什么严重的损害。

（四）违规行为

违规行为指违反法律法规、道德规范并危害健康的行为，如药物滥用、性乱等。

违规行为既直接为害行为者个人健康,又严重影响社会健康。药物滥用是指反复、大量地使用具有依赖性特性或依赖性潜力的药物,这种用药与公认的医疗需要无关,属于非医疗目的用药。滥用的药物有非医药制剂和医药制剂,其中包括禁止医疗使用的违禁物质和列入管制的药品。药物滥用可导致药物成瘾,以及其他行为障碍,引发严重的公共卫生和社会问题。

第五节　行为评估与干预方法

一、行为评估

行为评估是心理评估的一种方法,是对行为问题客观、全面的观察和测量,旨在对个体行为的发生发展形成假说,为选择行为的干预策略、制定干预计划提供必要的依据。它主要用于行为问题的研究和临床治疗实践工作中。

1. 评估对象　行为评估的对象包括正常人、患者和研究中的被试。所做的评估包括行为观察,自我报告,父母、同事、兄弟姐妹、专家和教师的评价,以及治疗者、护士的评价,体质、生化指标和生物学的评估,结构式访谈、半结构式访谈和类别测验等。评价的来源有自评和他评;所使用的心理学的研究方法包括观察法、调查法、测验法和实验研究法;评估的焦点可以是外显的行为、身体上的生化指标和行为赖以产生的动机、价值观、信念等。

行为评估尽管也使用自我报告的方法,但是自我报告的呈现形式却不是描述性的,有报告的项目和科学的分级,并且自我报告的结果往往辅以其他指标验证;行为评估不同于实验法的关键之处是设计的思想有着本质的区别,实验法设计的基本思想是变量之间存在着或假设存在着因果关系,另外,实验法的设计非常严密,要严格控制无关变量。

2. 评估方法　主要是根据评估的对象、评估的目标决定的。可供选择的评估方法有:① 直接的观察。即在自然条件下,有计划、有目的地观察某种行为的方法。② 多方法/多信息提供者评估。即采用多种方法,直接观察或通过一定的仪器设备进行观察;多人观察,从不同的角度提供评价,如对儿童行为问题的评估,可由同伴、父母、教师、兄弟姐妹等提出评价,整合这些评价,做出评估。③ 动态评估。即多次评估,随着时间的推移或地点的变化、情境的变化进行评估。如对饮酒状况的评估,就可以采用时间序列评估法:要求回答者重新按日历的时间回答自己喝酒的情形(包括饮酒的数量、酒的种类、酒的品牌等细节),还包括对个人来说很重要的节日、生日、被监禁和住院的日子里饮酒的情形。④ 关键性事件或情境取样。即选择关键性的事件作为观察对象,或在特定的情境下进行观察。如患者进入诊室、被试进入实验场所等的行为表现。⑤ 也可采用测验法。包括纸笔测验、操作测验和计算机辅助测验。无论采用何种方法,一定要做到评估方法和评估目标的匹配。

3. 评估过程中要制定具体目标　主要有：① 以某些行为问题为研究目标，如以儿童的攻击性行为问题为研究目标，就要确定攻击行为的概念、种类、发生频率、发生的时间等。② 以某个来访者为研究目标，就要搞清楚来访者所要求达到的目标、来访者的行为问题及其核心，行为的动机、改变行为问题的力量以及对其行为问题的强化因素有哪些等。③ 对个别来访者设计干预计划提供数据。④ 确定行为问题和目标的原因变量，即目标是寻找行为产生的原因，并确定原因和问题之间的关系以及各个原因之间的关系。⑤ 评价干预项目的多变量效应和调节因素。由于行为的发生常常是多原因的，干预项目常常也是多方面共同参与的，因此要对各个干预项目各变量、各因素进行必要的整合。

4. 评估指标　确定评估指标很重要，因为它决定着评估结果的有效性和干预措施制订的合理性。目前行为评估的方法决定了有以下指标可供选择：① 可观察的行为。行为本身一定是可观察的、可量化的、可以进行科学评估的。② 同期的（而不是历史的）其他行为、情境和环境因素。③ 作为原因变量的背景因素，也就是行为产生的主要来源。④ 行为治疗结果的多目标评估。行为治疗包括治疗效果的评价、治疗的副作用、治疗的背景因素等。⑤ 多信息提供者提供的信息。要从各个方面获得评估的信息，包括从行为报告者自己、行为者的同事（儿童的伙伴）、父母、教师、家庭以及配偶等评价者处获得的尽量全面的信息。⑥ 多模型的评估。如行为的动力的特点、语言的特点、身体的和认知的特点等。⑦ 行为问题和功能变量的多参数。如行为的发生时间（或疾病行为的首次出现）、行为进行的过程（是一次性的、一过性的还是屡次的、常发生的）、行为严重程度的大小（如暴力行为是哪一种、造成了什么样的损伤）和行为发生的频率（如饮酒是多长时间出现一次）。

以上指标可以用于研究和临床上，大多数行为评估都不是单一的，但要根据实际需要使用不同指标的结合。

二、干预方法

所谓干预（intervene），在汉语中有干涉、预先干涉和参与其事之意，在医学领域中意味着治疗、矫正或健康促进行动与过程。广义上讲，所有的教育、指导、预防、治疗、矫正等手段都是一种干预。

行为干预（behavioral intervention）是介入、干涉并人为中断某种行为发生、发展的过程，是以行为主义的基本原则为指导思想，对个体行为施加影响，力图消除或改变和重塑某种行为的干预或矫正方式。

慢病行为干预是通过采用行为科学和预防医学以及健康教育、健康促进等理论方法，消除或增加疾病相关行为的影响因素，去除或减少危害健康、导致疾病的行为，培养有益于健康和疾病康复的行为习惯、生活方式的活动与过程。行为干预是一种非常有效的促进健康和预防控制疾病的方法。多数慢性病不可治愈，但完全可以通过调整生活行为方式来预防；大部分亚健康状态没有针对性的药物，但健康相关行为干预和行为改变可以有效地逆转这一状态。慢病行为干预涵盖了健康管理、健康指导、预防保健、行为干预及健康促进等多方面功能，可以包括健康教育干预、认知行为干预、就医和遵医行为干预、健康促进干预、疾病危险行为干预、生活方式干预、膳食营养干预、运动干预、心理行为干预、应激与职业压力干预、中医"治未病"干预、养生与保健干预等内容，对慢病实施行为干预则意味着变被动的单一的疾病治疗为主动的综合性的疾病预防、健康管理和医学照顾，可达到节约医疗费用、更有效地维护健康和促进健康的目的。

（一）慢病行为干预

慢病又称慢性非传染性疾病，它有别于一般的传染性疾病，受多种因素长期影响所致，具有多病因、多基因、多阶段、潜伏期长等特点，其致病因素除了生物学因素外，还包括社会环境因素、个人行为、生活方式等。传统的生物医学模式已经不能很好地解释这些疾病的发生和发展，需要用生物-心理-社会医学模式来解释慢病的危险因素。因此，其危险因素包括生活方式和行为习惯、生物遗传因素、生态环境因素、卫生保健等许多方面。

大量研究表明，很多慢性非传染性疾病具有共同的危险因素，有时相互伴发，如高血压与心脑血管疾病和糖尿病、肥胖和胰岛素抵抗等。通常认为导致慢性非传染性疾病的主要危险因素包括不合理膳食，脂肪摄入过多，蔬菜水果摄入不足；长期吸烟、酗酒；久坐不动，体力活动不足；超重和肥胖；高血压、高血脂；家族遗传史；精神紧张，心理适应不良；环境污染与职业危害等。

慢病行为干预的操作程序是根据循证医学和流行病学的研究结果，通过对慢病患者及其高危人群疾病的行为危险因素进行干预控制、对慢病进行检查监测、风险评估、随访督导、自我管理教育与综合性干预管理，达到以最小的投入获取最大的防治效果。目前慢病行为干预及管理的重点是针对一些常见多发的慢性疾病，如糖尿病、高血压、冠心病、脑卒中等，增强体质提高免疫机能，控制或减少疾病危险因素，阻止或延缓疾病的发生与发展。

1. 高血压、糖尿病、肥胖的危险因素

（1）原发性高血压：原发性高血压是遗传因素与环境因素长期相互作用的结果，其中可改变的危险因素是高血压干预中可以有所作为的部分。不可改变的危险因素包括：年龄、性别、遗传因素。可改变的危险因素主要包括：高盐饮食、超重和肥胖、过量饮酒、体力活动不足、长期精神紧张等，其中高盐饮食是比较特殊的危险因素，食盐中的钠离子是促使血压升高的因素。人群的人均食盐摄入量越多，高血压的发病危险性也越高。中国人群膳食中食盐摄入量远高于西方国家，北方人群为每天 12～18 克，南方人群为每天 7～8 克，均超出 WHO 建议的每天 6 克以内的标准。

（2）糖尿病：糖尿病是遗传和环境因素共同作用所致的一种常见的全身性代

谢性疾病,由于体内胰岛素分泌相对或绝对不足而引起的糖、脂肪、蛋白质以及水和电解质的代谢紊乱,主要特点是高血糖及尿糖。糖尿病所造成的高葡萄糖血症可危及体内诸多系统,对血管系统和神经系统影响最大,易并发心脏、血管、肾脏、视网膜及神经等慢性疾病。糖尿病主要分为1型糖尿病和2型糖尿病,1型糖尿病主要与遗传、病毒感染和自身免疫有关。2型糖尿病占糖尿病总数的95%左右,是影响我国人民健康的主要疾病。2型糖尿病的危险因素主要与遗传、年龄、过度摄入热能、营养过剩、超重和肥胖、缺少运动有关。2型糖尿病有家族聚集性,糖尿病亲属的患病率比非糖尿病亲属高4～8倍。遗传因素对个体患病的相对危险性较大,但由于具有遗传的个体在人群中的比例不高,遗传因素对人群发病率影响的人群归因危险度不高,影响大多数人患糖尿病的主要原因是生活方式。

(3)超重和肥胖:肥胖是一个独立的疾病,超重和肥胖又是很多疾病相关的危险因素,是能量摄入超过能量消耗以致体内脂肪过多蓄积的结果。科学研究发现,不同个体对能量摄入、食物的生热作用和体重调节反应不同,受遗传特点(如生理、代谢)和生活方式(如社会、行为、文化、膳食、活动量和心理因素)影响。即使存在遗传因素影响,肥胖的发生发展也是环境因素及生活方式等多种因素间相互作用的结果。遗传因素对肥胖形成的作用占20%～40%。

影响肥胖的行为、环境和社会因素主要包括:① 进食过量。高蛋白质、高脂肪食物的过量摄入,使能量的总摄入远远超过能量消耗。此外,进食行为不良,如经常性地暴饮暴食、夜间加餐、喜欢零食等,都是引起肥胖的重要原因。② 体力活动过少。随着现代交通工具的日渐完善,职业性体力劳动和家务劳动量减轻,人们处于静态生活的时间增加。大多数肥胖者相对不爱活动;坐着看电视是许多人在业余时间的主要休闲消遣方式,成为发生肥胖的主要原因之一。③ 社会因素。全球肥胖症患病率的普遍上升与社会环境因素的改变有关。经济发展和现代化生活方式对进食模式有很大影响。在我国,随着家庭成员减少,经济收入增加和购买力提高,食品生产、加工、运输及贮藏技术有改善,可选择的食物品种越来越丰富,其中不少食品的脂肪含量过多。经常性地吃肉过多(尤其是猪肉含较多脂肪和蛋白质)容易导致消化器官(肠道、肝脏)和肾脏负担过重和脂肪在体内蓄积,也不利于健康。政策、新闻媒体、文化传统以及科教宣传等,对膳食选择和体力活动都会产生很大影响。新闻媒体(包括电视、广播和印刷的宣传材料)对现代消费群体有举足轻重的作用,电视广告对儿童饮食模式的影响甚至起着第一位作用。

2. 危险因素的干预策略和措施　为了进行有效的干预,干预策略和措施要有针对性,对于不同的危险因素要采取不同的干预策略和措施,要充分应用健康促进理论和方法,从健康教育、政策开发和创造支持性环境等方面入手,开展干预活动,以促使人们知识、态度、技能的提高和技能的应用,减少危险因素,促进健康。

(1)健康教育:健康教育可采用交流互动的培训方法,以提高一般人群了解慢性非传染性疾病防治的知识和技能,树立慢性非传染性疾病可以预防的信念。交流方法包括媒体支持,小组专题讨论会,印刷材料、视听教材和项目学习等;培训方法包括技能培训、竞赛、调研式学习、小组讨论和示范等。

(2)促进政策的开发:包括政策、法规、政府和当地组织(学校、服务组织、商业组织)制定的非正式的规定。例如限制或禁止非健康行为的政策:公共场所禁止吸烟,禁止向未成年人售烟,加大对酒后开车的惩罚力度,增加酒税。鼓励健康活动的政策:在公共场所,给工作人员提供锻炼机会,鼓励他们参加锻炼,不吸烟可以少交保证金;为满足上班族需求,延长医院门诊时间,延长社区娱乐设施使用时间等。

(3)创造健康的支持性环境:改变物质、社会环境带来的变化,努力使环境得到改善。健康行为的行为:在公共场所设置更多的体育锻炼设施,商店提供低糖、低脂肪食品。抵制非健康活动行为:公共场所不得出售香烟,不得向未成年人售烟;支持态度行为的改变:乘车时使用安全带,青少年不吸烟、不饮酒等。

在制定干预措施时,要考虑以下原则:强调综合防治;强调以社区为基础的干预;应用健康促进手段,强调社区参与;改变不良行为危险因素。

(二)冠心病患者的行为干预

1. 概括　冠心病是老年人较为常见的一种心脏疾病,发病时可令患者痛不欲生,因此,冠心病的预防显得尤为重要,其中冠心病二级预防的重点是全面降低患者的危险性,减少复发性心脏事件和降低心因性死亡的危险性。其主要内容包括心脏康复运动训练、合理膳食、行为干预和药物治疗等。

2. 行为干预　在冠心病的预防与治疗上,冠心病患者要建立良好科学的生活方式,纠正不良的生活习惯和行为。提倡戒烟和少饮酒或不饮酒,戒烟可显著降低冠状动脉事件的发生率,在发生心肌梗死的患者中,戒烟1年后的死亡率和再梗死率可降低50%。住院患者由于医护人员的干预,住院时不能吸烟,但是最重要的是防止患者出院后再吸烟;酒对冠状动脉有扩张作用,冠心病患者可饮少量红葡萄酒,但冠心病合并有高血压者就不宜饮酒。行为干预还包括冠心病患者应学会对付高危情况的行为技能,当发生一些引起心血管紧急情况时能正确处理。

(三)肿瘤患者心理行为干预

1. 肿瘤患者心理行为干预　是一项通过教育性和心理治疗性的途径,影响患者应对疾病行为的系统工程。其目标是提高患者战胜疾病的斗志,增强自尊心,提高应对能力,减少疾病带来的困惑,以及增加患者与疾病作斗争的信念和帮助患者更好地解决实际碰到的问题。

2. 肿瘤患者心理行为干预的方式　恶性肿瘤本身及其治疗和因此而带来的身体功能、身体形象、社会地位、经济地位、家庭关系等的变化,会使患者产生多种的不良心身反应。因此,对肿瘤患者而言进行心理行为干预是十分必要的。通过心理行为干预,如矫正错误认知、康复病人的示范作用、一定程序的行为训练、负性情绪的表达等可以帮助患者改善心身紧张状态,减轻各种化学药物治疗带来的副作用,提高自身免疫功能等。从干预的内容上可将干预分为教育性干预和治疗性干预。

（1）教育性干预：教育性干预是指通过向患者提供有关化验、诊断、治疗、治疗副作用、预后、医疗费用等信息，向患者解释疾病可能引起的强烈负性情绪反应，介绍不同应对方式、不同的社会支持利用状况等知识，澄清患者的一些错误认知，并给予一定的保证、支持，使患者减轻因癌症及其治疗而出现的适应不良。

（2）治疗性干预：治疗性干预是以身心相互作用理论为指导，使用一定的心理治疗技术对癌症患者进行的干预，主要有三类：药物治疗、认知-行为干预和支持-表达式干预。

阅读一　"最合算"的慢病干预措施

WHO 于 2017 年 5 月，针对四种主要慢病风险因素和四种主要慢性病，对慢病干预措施清单进行了更新，在最新的 88 种慢病干预措施中，根据平均成本效益比值≤100 美元的标准，推荐了 16 种最符合成本效益和适合于实施的干预措施：

一、控烟

1. 提高烟草税和烟草价格。

2. 烟盒平包装/标准化包装，加贴明显的图形健康警示标签。

3. 全面禁止烟草广告、促销和赞助。

4. 减少室内工作场所、公共场所和公共交通内二手烟暴露的危害。

5. 实施有效的大众媒体宣传，就吸烟/烟草使用以及二手烟的危害进行公众教育，减少有害使用。

二、限制酒精

6. 提高酒精饮料税。

7. 禁止或者全面限制酒精广告（包括各种媒体形式）。

8. 限制酒精零售（通过减少销售时间等手段）。

三、减少盐的摄入

9. 通过生产低盐食品以及设定食物、餐饮中含盐量标准来减少盐的摄入量。

10. 通过在医院、学校、工作场所、养老院等公共机构为低盐选择营造支持性环境，来减少盐的摄入量。

11. 通过行为改变沟通和大众媒体活动来减少盐的摄入量。

12. 通过食品包装标签来减少盐的摄入量。

四、增加身体活动

13. 实施社区层面的健康教育，提高大众对身体活动的认识，包括与其他社区教育活动相结合，开展大众媒体宣传活动。

五、防治心脑血管病和糖尿病

14. 为曾发生过心脏病发作或脑卒中的个人以及在今后 10 年内有致命和非致命心血管事件高度风险(≥30%)的人提供药物治疗(包括使用总风险的做法进行糖尿病血糖控制和高血压控制)和咨询;为曾发生过心脏病或脑卒中的个人以及在今后 10 年内有致命和非致命心血管事件中度至高度风险(≥20%)的人提供药物治疗(包括使用总风险的做法进行糖尿病血糖控制和高血压控制)和咨询。

六、预防癌症

15. 对 9～13 岁女孩接种人乳头瘤病毒疫苗(2 剂)。

16. 对 30～49 岁妇女进行筛查以预防宫颈癌,包括:① VIA(醋酸染色肉眼观察法)并结合及时治疗癌前损伤。② 每 3～5 年进行宫颈涂片检查(宫颈细胞学)并结合及时治疗癌前损伤。③ 每 5 年进行人乳头状瘤病毒检测并结合及时治疗癌前损伤。

资料来源:世界卫生组织官网、慢病管理网,贺菁的《世卫组织推荐:"最合算"的 16 种慢病干预措施》。

阅读二　判断肥胖的几种方法

肥胖是脂肪组织体积异常扩展的病理状态。肥胖已成为世界范围内导致人类死亡的第五大因素,至少 280 万的成年人由于肥胖相关疾病死亡。据统计,44%的糖尿病,23%的缺血性心脏病,以及 7%～41%的特定癌症是由肥胖引起的。那么判断肥胖的方法的有哪些呢?

1. 标准体重　标准体重(kg)=身高(cm)-105,只要你的实际体重在标准体重的±10%之内都是正常的。大于标准体重的 10%就是超重,大于标准体重的 20%就是肥胖;大于标准体重的 100%是病态肥胖。

2. 体质指数(BMI)　体质指数是 WHO 推荐使用的肥胖判断方法,其计算公式:BMI=体重(kg)÷身高$(m)^2$。在我国,BMI 在 18.5～23.9 是正常的,BMI 在 24.0～27.9 即为超重,28 以上即为肥胖。

3. 腰围(WC)　肥胖导致疾病的危险性不仅和身体的脂肪含量有关,且与其在体内的分布有关,因此通过测量腰围来评估腹部脂肪从而预防疾病风险的做法近年来也受到追捧。腰围是可以独立判断肥胖的一个精标准。男性的腰围只要大于 90 cm,女性腰围大于 80 cm,不管其他的指标是否正常,只要腰围超过正常范围就可以判断为肥胖。

4. 腰臀比(WHR)　腰臀比主要是可以诊断一个人是否是中心性肥胖,也就是腹型肥胖。在我国男性的腰臀比大于 0.9,女性的腰臀比大于 0.8 就可以诊断为中心性肥胖。

5. 体脂率(BFR)　体脂率是指我们体内的脂肪所占我们体重的百分比。

成年女性：

身体脂肪总重量＝[腰围(cm)×0.74]－[体重(kg)×0.082＋34.89]

成年男性：

身体脂肪总重量＝[腰围(cm)×0.74]－[体重(kg)×0.082＋44.74]

体脂率＝(身体脂肪总重量÷体重)×100%

或者

体脂率 ＝1.2×BMI＋0.23×年龄－5.4－10.8×性别(男为 1,女为 0)

通常,女性的正常体脂率为 20%～25%,男性的正常体脂率为 15%～20%。女性体脂率超过 25%,男性体脂率超过 20%,就需要进行减脂干预了。

(凤林谱)

第十三章　心 理 护 理

案例 13-1　怎么才能顺利的分娩？

晓丽到预产期了，她在家人的陪伴下入住妇产科。由于她和她的爱人都是学医的，所以经过商讨决定通过剖宫产娩出婴儿。产前心电图检查显示"阵发性室上性心动过速、二联律"，晓丽得知后哭着说："为什么别人没有，我在这个时候会有？"医生认为手术有风险，但还是可以手术，可是晓丽还是很害怕。

妇产科的一个护理人员来探望她，经过耐心的心理护理后，认为必须要找一个有经验的、水平高的医生来说服她，告知她手术风险很小，这样才可以顺利手术。到哪找这个人成为解决所有问题的关键。这个护理人员知道晓丽的丈夫也是学医的，就问晓丽丈夫有没有办法？此时晓丽说她丈夫的一个同学是 ICU 主任，在北京阜外医院进修过一年，学习心脏手术的麻醉，并且相信他的水平。

所有的医护人员都认为这个人可以来解决这个问题。于是晓丽的丈夫找到了同学，这位同学认为手术可以进行，并把术中的可能出现的情况和解决办法一一告知了晓丽，并答应可以参与麻醉，晓丽心中的疑云终于散去了。手术顺利完成了，尽管术中出现两次血压急性下降，但都很快解决了。

漂亮的宝宝出生了！皆大欢喜！

晓丽的问题主要是什么？是医疗水平的问题还是心理的问题？在产妇分娩中都运用了哪些心理护理技术和方法？我们将带着这些问题学习一个新的章节——心理护理，它会帮助我们解决一些看似很难却很好解决的问题。

第一节　概　　述

一、概念

护理心理学(nursing psychology)是护理学与心理学相结合而形成的一门交叉学科,是研究如何运用心理学理论、方法和技术,来解决护理实践中的心理问题,是心理学的一个分支,也是护理学的重要组成部分。

心理护理(psychological nursing),是指在护理全过程中,护理人员通过各种方式和途径(包括主动运用心理学的理论和技能),积极地影响病人的心理活动,帮助患者在其自身条件下获得最适宜身心状态。心理护理的概念有广义和狭义之分。广义的心理护理是指不拘泥于具体形式、给患者心理活动以积极影响的护理人员的一切言谈举止。狭义的心理护理,是指护理人员主动运用心理学的理论和技术,按照一定程序、运用一些技巧,把患者的不良心理状态调控至最适宜身心状态的过程。

上述心理护理概念中"帮助患者获得最适宜身心状态",与既往同类概念中强调"促进患者身心康复"的最大不同,是"患者的最适宜身心状态"可以涵盖所有的患者,而"患者的身心康复"却无法涵盖那些最需要临终关怀的临终患者。因为,患者的身心状态主要取决于其主观体验,而不一定与其疾病严重程度成正比。如有人身患绝症却始终笑对病魔,有人偶染微恙便终日愁眉苦脸。所以,临终患者同样可以因其自身主观体验不同而呈现身心状态的显著差异。当一位临终患者充分感受到家人与医护人员的关爱,能够平静地面对死亡时,就可以认为他获得了自身的最适宜的身心状态;反之,他就未能获得自身的较适宜身心状态。

虽然患者能否获得身心康复,并不仅仅取决于护理方式,但护理人员却可以运用各种护理手段,控制一切不利于患者身心状态的消极干扰因素,支持各种状态下的患者,帮助其获得最适宜身心状态。

专栏 13-1　心理护理层次划分

英国人 Keith Nichols 在 2003 年编纂了《临床心理护理指南》一书,该书阐述了有关心理护理的层次划分:

第一水平是察觉,包括察觉患者的心理问题,以患者为中心的倾听,以患者为中心的交流,对患者心理状态的感知。

第二水平是干预,包括对患者心理状态的评估,信息和教育护理,情感护理,咨询护理,维持、支持及转诊。

第三水平是治疗,包括运用各种心理学理论、方法和技术对患者进行相关心理治疗。

二、对象、任务及目标

(一) 心理护理的对象

心理护理的对象是护理工作中需要解决心理问题的人。需要指出的是：心理护理的对象是人，而不仅仅是医院里的患者，还应包括那些需要帮助、受到潜在因素威胁的健康人。

(二) 心理护理的任务

心理护理的任务是医护人员把心理学的基本理论、技术和方法运用于临床护理，根据患者的心理活动规律做好疾病护理和心理护理，用最佳的心理护理措施影响患者的心理活动、心理状态和行为，以利于患者获得最适宜的身心状态，从而提高整个护理工作的水平和质量。其主要研究内容包括以下五个方面：

1. 研究疾病对人的心理活动的影响和心理因素对健康的作用 一方面，无论患者得了什么病，都会对患者的心理活动产生负面影响。另一方面，一些心理因素是某些疾病如高血压、冠心病、溃疡病等的致病和促发因素。此外，心理因素对疾病的进程、治疗效果和预后也会产生不同程度的影响。因此，护理人员应了解心理因素和生理因素对疾病的影响及其相互作用规律，以便在临床实践中更好地对患者进行系统护理，促进患者全面康复。

2. 研究患者的心理特点和心理护理的理论、方法和技术 不同性别、不同年龄、不同类型患者的心理活动差异很大，应掌握不同患者在不同时期的心理特征，采取相应的心理护理措施，才能使系统化整体护理取得良好的效果。心理护理中最重要的步骤是对患者存在的心理问题采取适当的护理措施，所以护理人员必须掌握正确有效的心理护理理论、方法和技术，如心理咨询、心理治疗等方法。

3. 研究护理过程中的人际关系 护理人员在接触、观察患者的过程中应运用适当的语言和行为与患者建立良好的护患关系，及时发现患者存在的心理问题，采取相应的干预措施。因此，掌握有效的交往技术，培养良好的心理品质，对于护理人员及时、准确的估计和诊断护理问题十分重要。

4. 研究心理护理与整体护理的关系 现代护理模式要求实施以人为中心的整体护理，心理护理已成为现代护理模式和护理程序中的一项重要内容。研究心理护理与整体护理的关系，从护理程序的角度去研究心理护理的实施过程和方法，是护理心理学的一个重要内容。

(三) 心理护理的目标

心理护理的主要目标是通过护理过程，缓解、消除影响疾病的心理社会因素，从而促使疾病或适应不良得以改善。具体目标有四个：① 满足患者的合理需要。② 提供良好的心理环境。③ 消除不良情绪反应。④ 提高患者的适应能力。

三、与其他护理方法的联系及区别

心理护理是整体护理的核心内容，它强调运用心理学的理论和方法，紧密结合临床护理实践,倡导护理人员充分发挥与患者接触最密切的优势,致力于患者心理问题的研究和解决,为其营造良好的身心健康氛围等。

目前我国广大临床护理人员对心理护理的理解尚存在一些误区,有人将心理护理等同于心理治疗,认为护理人员均需接受心理咨询与治疗等系统培训;有人将其混同于思想工作,用"树立共产主义人生观"为癌症患者做"宣教";有人强调工作忙、时间紧,无暇顾及心理护理。上述三种片面理解在临床护理人员中颇有代表性,是阻碍我国心理护理深入发展的最主要症结之一,是提升临床心理护理质量和效用的瓶颈。

"心理护理"是运用于护理领域的独特概念,不宜模仿或照搬心理治疗的技术,需有自成体系的先进科学理论和规范操作模式。心理护理贯穿于护理过程的各个环节,逐步发展成为具专业特色的系统理论和应用技术。心理护理作为一种特别方法,与其他护理方法相比尚属新方法和技术,因此对其有个从了解到掌握的过程。以下主要从心理护理狭义的概念探讨其与其他护理方法的关系。

从联系上考虑,心理护理与其他护理方法有相同的实施对象——患者和(或)健康人群,都是围绕着相同的职业宗旨——促进患者康复和增进全人类健康。心理护理作为一种具体护理方法,首先是"护理方法"这个大概念的一个基本组成部分,心理护理与其他护理方法共存于整体护理模式。临床实践证明,心理护理只有与其他护理方法紧密地联系在一起,才能更充分地体现其增进人类身心健康的独特功能;只有更深入地依存、渗透、融会贯通于护理全过程,才能凸显其积极影响患者心态的良好效用。总之,心理护理只有在护理全过程的各个环节中与其他护理方法进行有机结合,既可与其他护理操作同步进行,也可作为一种专门方法而独立展开,才能更充分地发挥起特殊效用,更突出地体现其自身优势。

从区别上考察,心理护理与其他护理方法相比,两者依据的原理不同,使用工具不同、行使职能不同进行区别。如表 13-1 所示。

表 13-1　心护理与其他护理方法的比较

心理护理方法	其他护理方法
更关注与"增进和保持健康"紧密关联的心理学问题	围绕着"增进和保持健康"的中心
更强调社会环境与个体健康的交互作用	重视物理环境对个体健康的影响
较多地通过激发个体的内在潜力、充分调动其主观能动性,以心理调节等方式去帮助个体实现较理想的健康目标	较多地借助外界条件或客观途径,以生物、化学、机械、物理等方式,去帮助个体实现较理想的健康目标
想方设法地用准确评估、规范应用模式优化护理人员素质等举措,去提高患者的健康质量	千方百计地用美化环境、提供舒适、保障安全等对策,去满足患者的健康需求
要求实施者既具备相应的专业基础知识,还需对心理学理论和技术有较系统、较深入的掌握	要求实施者对相关疾病与健康的临床专业知识有较扎实的理论功底和较丰富的实践经验,基本掌握普及的心理学知识

区别心理护理与其他护理的方法学,可以确保心理护理在实施中不步入误区,有原理可依据、有规律可遵循。弄清两者的区别,需将心理护理方法与其他护理方法进行比较和说明。例如测量患者的生命体征(血压、体温、心率等),需依据物理学原理,并按物理学原理设计的测量仪器(血压计水银柱随压力而波动,体温计的热胀冷缩等);测量患者的心理状态及情绪特征,所实施的护理方法则必须遵循心理学原理,使用依据心理学原理研制的心理测评工具;两者有本质区别,彼此无法相互替代。再以"肠壁造口肠癌患者的整体护理"为例,教会患者熟练掌握自行处置造口的操作,是专科护理的特点;而其心理护理要点,则宜强调护理人员始终对患者保持接近及热忱的态度。此类患者最常见的心理压力莫过于"担心造口有气味被人嫌弃",他们唯恐失去以往曾经拥有的"自尊、友谊、亲情等",极易陷入一种对孤独的恐惧或悲哀之中。此时,逐步消除患者顾虑的关键及满足患者需求的最有效方法,应是护理人员能够经常主动接近他们,而这些绝非仅靠"传授造口技巧"等常规护理方法可以替代的。

此外,心理护理也不同于人生观、价值观等思想教育工作;心理护理的效用随时、随处体现在护理人员与患者交往的举手投足之间。

四、实施形式

开展临床心理护理时,可借鉴成熟的临床护理分级模式,根据患者身心状态的优、中、差,区分轻重缓急实施心理干预,对有严重心理危机的患者,实施狭义概念的心理护理,相当于基础护理中的特别护理和一级护理;对心理状态比较稳定的患者,实施广义概念的心理护理,相当于基础护理中的二级护理和三级护理。只有这样,才能可减少心理护理的盲目性,把有限的护理资源优先用于内心冲突激烈、随时可能发生意外的患者,显著增强心理护理的针对性、有效性。

现以癌症患者的临床心理护理为例,诠释上述观点。虽然癌症患者因恐惧、抑郁、绝望而导致自杀的事件屡有发生,但选择自杀的癌症患者数量相对于选择生存的癌症患者群体依然是极少数。虽多数癌症患者均有不同程度的恐惧、抑郁及绝望,但并不影响他们与癌症顽强抗争的信念和行动,甚至拼搏到生命的最后时刻。这就提示临床医护人员为癌症患者实施心理护理,决不能采取"蜻蜓点水"方式,把精力和时间平均分配至有急需和无急需的癌症患者那里,应把干预重点锁定在有严重心理危机的癌症患者身上,方可有效地避免癌症患者的意外死亡。

心理护理的实施形式可依据不同的方法分类,具体有以下几种:

(一) 个性化和共性化心理护理——依据患者的心理问题特性分类

1. 个性化心理护理 是指目标较明确、针对性较强、用以解决患者特异性、个性化心理问题的心理护理。他要求护理人员准确地把握患者在疾病过程中表现出来的、对患者身心健康有明显危害的不良心理状态,及时采取因人而异的有效对策,迅速缓解患者所承受的强大心理压力。

2. 共性化心理护理　　是指目标不太明确,针对性不太强、仅从满足患者需要的一般规律出发,用以解决患者中同类性质或共同性质或共同特征的心理问题的心理护理。它要求护理人员善于归纳和掌握同类患者心理问题的内在规律,在实践中运用各种规律对某类患者尚不明确、随时可能发生的潜在心理问题及其严重异常心理。如,临床心理护理中广大护理人员探讨最多的"门诊患者的心理护理""住院患者的心理护理""手术患者的心理护理"等,均属于此类心理护理。

患者心理问题的共性化和个性化又是相对的,共性化的问题中可含有个性化的特征,个性化的问题中又具有共性化的规律。判断患者心理问题的特性,最关键环节是掌握患者的人格特征,体察其主观体验。

(二) 有意识与无意识心理护理——依据护理人员心理护理意识的差异分类

1. 有意识心理护理　　也可称为"狭义的心理护理",是指护理人员自觉地运用心理学的理论和技术,通过精心设计的语言和行为(合理的解释、善意的劝导、真诚的安慰、有益的暗示、确切的保证等),实现对患者的心理调控、心理支持或心理健康教育的过程。如根据患者的特别需要,运用心理学原理设计一些规范化的指导语,可以收到很好的效果。以胸外科重症监护室护理人员与心脏瓣膜置换患者的术前访谈为例,针对此类即将接受高风险手术患者心理上的安全危机,护理人员可以善解人意地运用设计的语言:"你好,我是××护士,我代表监护室的全体医护人员欢迎您术后到监护室渡过康复阶段!"短短几句话语,此时此刻却能给患者的康复信心注入强有力的鼓励和支持,无疑可以给患者很大的慰藉,显著降低患者对此类高风险手术的恐惧和担忧。

有意识心理护理需要相应的科学理论体系和规范化操作模式作为支撑条件,要求实施者必须接受过专业化培训的具体心理护理的主动意识。这是当前临床开展心理护理中迫切需要解决的重点和难点。

2. 无意识心理护理　　也可称为"广义的心理护理",是指客观存在于护理过程每一个环节中的、随时可能对患者心理状态产生积极影响的护理人员的一切言行举止,包括建立良好的护患关系等。无论护理人员自己能否主动意识到,都可以发挥心理护理的效应。护理人员良好的言谈举止,可以向患者传递慰藉,使患者产生轻松愉快的情感体验,有助于患者保持较适宜的身心状态。正如有患者感受的那样:"护理人员的微笑,胜过一剂良药。"无意识心理护理要求护理人员经常主动地自省并随时调控在患者面前的一切言谈举止,并使之尽可能多地成为患者身心康复的催化剂。如某护理人员在一次护理实践是无意中发现,当她把自己当时的好心情用微笑传递给患者时,所有患者无一例外地感叹:"××护士,今天您打针打得特别好! 一点都不痛!"之后这位护理人员反思,为什么以往自己没有得到过患者的如此认同? 最终她悟出了"职业微笑对患者普遍具有积极暗示作用"的结论,并要求自己在今后的临床工作中,将此无意识行为转化为有意识心理护理,把职业微笑贯穿于护患沟通的每个环节和整个过程中。

　　无论哪种形式的心理护理,在具体实施中的效应绝非以护理人员自身的主观意志或自觉意识为转移,护理人员对患者心理状态的影响,随时随地出自护理人员的角色行为模式,源于护理人员有意识或无意识的举手投足,若护理人员言行不能给患者心理以积极影响,就可能对患者心境造成消极影响。

五、基本程序

　　系统化整体护理于 1994 年从西方发达国家引入我国,其以整体医学为指导,以患者为中心,以护理程序为框架,将护理临床业务于护理管理的各个环节系统化,突出了护理工作的科学性、系统性及整体性。心理护理应融入系统化整体护理过程中,需要以护理程序为框架开展系统的心理护理,兼顾患者身心各个方面,按照心理学的规律制订心理护理程序。一般可分为五个步骤来进行。

　　1. 评估　评估是护理程序的第一步,同时又贯穿于护理程序过程中。评估是指收集患者的各种心理信息以及与疾病有关的心理背景材料,然后通过分析,提出护理诊断,并按轻重缓急提出心理护理的先后目标顺序,同时不断修正评估。所收集资料的范围包括患者的身体、心理健康状况,社会交往,家庭情况等。

　　2. 诊断　护理诊断不是医疗诊断,是评估的结果,它需要对病人现存的潜在的健康问题做出说明,这些问题属于护理人员的职责范围,并且能够应用护理手段去解决。

　　3. 计划　制订心理护理计划指依据护理诊断制订相关的干预措施,这是心理护理程序中解决心理护理问题的关键性阶段。计划中应明确护理目标,并规定采取哪些方法来实施护理计划。必要时,制订护理计划过程中要有患者的参与。

　　4. 实施　护理人员按护理计划对患者进行心理护理,对患者存在的心理问题逐一解决,使者感到身心愉悦。实施护理措施时应把疾病护理和心理护理密切结合起来,只强调其中之一,不会收到理想效果。

　　5. 评价　即检查心理护理效果和护理计划执行情况。评价的目标是要解决患者存在的心理问题和帮助护理人员了解心理护理的效果。评价有两种结果:一是问题得到解决,达到了心理护理目标;二是问题未得到解决或未完全解决,则要经过重新评估、重新提出护理诊断、重新制订计划、做出相应的护理措施,解决存在的问题。

談談心理护理的重要性。

第二节　各类患者的心理护理

一、不同年龄阶段患者的心理护理

(一) 儿童患者

儿童年龄阶段一般指从出生至 14 岁,包括学龄前儿童和学龄期儿童。只有对儿童的心理特征和生病后的心理反应有充分的认识,采取相应的心理护理措施,减轻或消除儿童患者的心理问题,才有可能使儿童患者迅速康复。

1. 心理特点　主要有以下几个方面:

(1) 焦虑:患病儿童住院治疗,离开了父母和亲人,首先表现为分离性焦虑。患病儿童可出现哭闹不止、拒食、不服药、睡眠不安等现象。离开父母的年龄越小,心理上的紊乱越突出。

(2) 恐惧:患病儿童可能将住院与父母分离认为是对自己的一种惩罚,从而产生被父母抛弃的恐惧感。另外,生疏的医院环境,疾病本身的疼痛和不适,各种检查和治疗带来的痛苦,以往不良经历产生的条件反射等,更加重了恐惧心理。患病儿童的恐惧不安有时表现为沉默、违拗、不合作,有时表现为哭吵不休、逃跑等。此时,若医生和护理人员对患病儿童态度不好,呵斥恐吓患病儿童,则更不易建立相互信任的关系,加重患病儿童的心理反应。

(3) 反抗:患病儿童一旦生病,父母过于紧张、焦虑,因而对患病儿童过分照看,在孩子面前夸大病情或对医护人员要求过高,家长这种心态对患病儿童有一定影响,家长对护理人员的不满倾向可以转变为患病儿童对护理人员愤怒或抗拒,如拒绝喂养、打针,甚至逃跑。

(4) 行为退化:住院对患病儿童来说是巨大的生活事件,会引起心理上的应激,可能产生对立行为,如发怒、吵闹、哭泣、拒绝父母离开或拒绝执行医护人员的要求。主要见于年龄较大患病儿童。

2. 心理护理　内容包括:

(1) 婴儿的心理护理:护理人员应尽力满足患病婴儿的生理和心理需要。婴儿在家庭中,可以从父母的搂抱、抚摸、亲吻中得到满足,在医院里,护理人员应采取多种方式给予患儿情感上的满足,应经常抱一抱、拍一拍,或抚摸头部、后背,与他们讲话、微笑。这些都能使患病婴儿产生如同在母亲身边一样的安全感、依恋感。这样有助于患病婴儿尽快适应环境,消除不良情绪。同时,对身体的迅速恢复也有积极作用。儿科护理人员要有高度的责任心、机智敏感,善于从孩子细微的变化中发现问题,从而采取积极的措施,防止意外事故发生。

(2) 幼儿的心理护理:幼儿有一定的判断分析能力,但往往接受直观印象。护理人员要主动去接近他们,向他们讲清护理措施的必要性,帮助他们熟悉环境,为他们介绍小伙伴,解除紧张、不安的情绪。游戏是幼儿的基本活动,也是最适合他们身心发育的活动形式。在病情允许下,组织患儿参与适合的游戏及活动,以此来分散他们焦虑、恐惧的心理。对有退化行为的患儿要倍加关怀、照顾,不要责备和讥笑,以免引起紧张和自卑。

(3) 学龄儿童的心理护理:这一年龄段的儿童已懂得了一些事理,入院时可以告诉他们生病、治疗和护理的概况,让患病儿童了解治疗疾病和服从医护人员的重要性,并动员其父母一起做好这一工作,为患儿顺利入院和安心治疗做好心理上的准备。为了不使患病儿童感到医院生活的枯燥,应组织讲故事、下棋等有趣的娱乐活动来调节他们的精神生活。在护理中,鼓励他们坚强、勇敢,对他们的优点要及时表扬、肯定,强化他们自尊、自爱心理。

(二) 青年患者

青年人正是人生朝气蓬勃的时期,心理发展水平处于迅速走向成熟而又尚未成熟的状态,具有明显的两极性。青年患者对于自己患病这一事实会感到非常震惊,护理人员要多给予心理支持,耐心疏导。

1. 心理特点 主要有以下几个方面:

(1) 震惊与否认:青年患者得知自己患病时,往往感到震惊,难以接受患病的事实。他们不相信医生的诊断,否认自己得病,直到真正感到不舒服和体力减弱时才逐渐默认。

(2) 焦虑:青年患者常在毫无心理准备下患病,常表现为焦虑、紧张等。倘若病情稍有好转,他们就盲目乐观;如果不能如期好转,就会加重焦虑、紧张等症状。

(3) 抑郁:青年患者患有慢性或可致残残的伤病时,普遍会有抑郁症状。严重时,在思想上和行为方式上走向极端,产生自暴自弃的心理,拒绝一切治疗和照顾,甚至产生轻生念头。

2. 心理护理 护理人员对青年患者,一定要温和、耐心、同情与关怀,注重培养"既来之,则安之"心理,鼓励他们与医护人员积极配合,耐心接受治疗。

(三) 中年患者

中年是人一生中责任最重大的阶段。他们既是家庭的支柱,又是单位的中坚力量,患病后对家庭和工作都会产生巨大的冲击。护理人员应针对患者的疾病种类、家庭情况、个性特征进行细致的评估,给予积极的帮助。

1. 心理特点 主要有以下几个方面:

(1) 焦虑:中年人的社会角色比较突出,患病后被迫停止工作,常会感到事业挫折,强烈的工作责任感使患者焦虑、紧张,迫切需求早诊断、早治愈,有时甚至将自身健康放在从属地位,中断治疗而提前出院。

(2) 抑郁:中年人家庭负担重,他们担心家庭经济生活,牵挂着老人的赡养和子女的教育等,导致患者忧心忡忡。若身患重症或绝症,抑郁心理更加严重,悲观失望,感到前途渺茫,对一切失去兴趣,甚至可能有轻生意念。

2. 心理护理 对中年患者的心理护理,一是要劝导他们真正接纳疾病并认真对待疾病。使他们认识到身体恢复是家庭和事业的根本。在日常交谈中,也可有意识地给他们介绍一些不耐心治病而使疾病迁延的实例。要动员其家庭和工作单位妥善安排患者所牵挂的人和事,尽量减少他们的后顾之忧。二是利用中年人世界观已成熟稳定,对现实具有评价和判断的能力,对挫折的承受力比较强等特点,鼓励他们充分发挥主观能动性,配合医护人员尽快治好病。

(四) 老年患者

一般把年龄大于65岁者称为老年人。老年期是人生发展过程中一个特殊的阶段,具有特殊的生理和心理特点。随着年龄的增长,机体功能的进一步衰退,加上生活、工作、经济条件和社会地位的变化,老年人的心理状态发生明显的变化。由于人体衰老等诸多原因,这一年龄段的人大都患有较多疾病,因此老年患者的心理护理显得非常重要。

1. 心理特点　主要有以下几个方面:

(1) 否认:有些老年人由于害怕别人讲自己年老多病,或者害怕遭到家人的嫌弃而拒绝治疗,不愿就医,故尽管患病,仍勉强操劳,以示自己无病。

(2) 自尊:老年人一般自我中心意识较强,喜欢他人顺从,固执己见,不愿听从别人安排,尤其是不重视年轻医护人员的意见。有时争强好胜,做一些力所能及的事情,如独自上厕所,走路不要扶,坚持原有饮食习惯等,这样可能引起一些意外事故的发生。

(3) 恐惧:老年人因体能衰退而表现出对健康的自信心下降,当病情较重时,常意识到死亡的来临,故而出现怕死、恐惧、激惹等情绪反应。有时则害怕发生严重并发症,担心无人照顾,出现焦虑、不安情绪。

(4) 孤独:离开工作岗位,生活学习从紧张有序转向自由松散,子女离家,信息不灵等均使老年人感到孤独无阻,一旦生病,感到自己在世日子不会太长,许多想做的事情又力所不及,故往往更加悲观、自卑、产生无价值感。还有部分患者由于再也忍受不了疾病的折磨,自责给家庭、单位、社会增添了麻烦,甚至产生轻生厌世的念头。

2. 心理护理　内容包括:

(1) 尊重:护理人员对老年患者要有尊重的称呼、礼貌的言行、庄重的举止、耐心的交谈。老年人喜欢回忆往事,常常能从往事中得到满足和自尊、减轻失落感。护理人员要能够体察老年人的心理,切忌回答问题生硬,甚至打断患者的话,奚落、挖苦,损伤他们的自尊心。

(2) 关心:对老年患者的关心应做到精神支持和生活上无微不至的照顾。护理要迅速、细心、耐心、周到、不怕麻烦,要能准确地估计他们的心理需求。对他们提建议时,要注意方式方法,尽可能做到通情。同时,还要在病房设备和布置方面考虑方便老年人,从点滴小事入手,密切医患关系。

(3) 指导:鼓励老年患者回忆美好的往事,使老人获得心理上的愉悦感和满足感,有助于他们情绪的稳定。对于那些情绪低落,悲观失望的老人,要多做耐心细致的说明,对所提的问题给予解释和引导。

(4) 社会支持:调动老人各种社会关系,在精神上给予关怀。建议家人多来探视,要鼓励患者的亲友、老同事及单位组织派人看望,也安排一些老人与患者交谈。但要提醒探视者不要议论过于刺激的话题,以免患者过于激动而发生意外。

二、常见疾病患者的心理护理

(一) 手术患者

手术是外科疾病的主要治疗手段,是一种创伤性治疗,常对患者造成较严重的心理刺激,会产生一定的心理反应,严重的消极心理反应可直接影响手术效果和导致并发症的发生。因此,护理人员应及时了解手术患者的心理特点,采取相应的心理护理措施,减轻患者的消极心理反应的程度,使患者顺利渡过手术难关,取得最佳手术效果。

1. 心理特点　主要有以下几个方面:

(1) 手术前患者:不论手术大小,对患者来说都是较强的刺激,会产生一定应激反应,最常见的术前反应有焦虑、恐惧和睡眠障碍。

(2) 手术后患者:术前焦虑水平较高的患者,一般术后仍维持较高的心身反应。患者术后由于伤口疼痛,身体虚弱,疲惫不堪等都会引起情绪烦躁,心境不佳。手术效果是影响术后患者心理的主要因素。

2. 心理护理　内容包括:

(1) 手术前患者:① 提供有关手术治疗的必要信息。② 应用行为控制技术,及时减轻术前患者的焦虑。③ 增强社会支持。

> 手术心理护理需要注意哪些要点?
> 结合实际谈谈不同手术心理护理有哪些区别?

(2) 手术后患者:① 及时反馈患者手术情况及效果。② 正确处理术后疼痛。③ 帮助患者克服术后消极情绪。④ 加强对术后常见并发症的阐释。

(二) 恶性肿瘤患者

1. 心理特点　主要有以下几个方面:

(1) 确诊前心理变化:当患者怀疑罹患恶性肿瘤时,会出现紧张焦虑等心理反应,并伴有侥幸心理,是否恶性肿瘤的矛盾心理一直持续到获知疾病真相。

(2) 确诊期心理变化:一旦被确诊为恶性肿瘤,患者的主要心理反应可大致分为四期。① 恐惧期。恐惧是患者得知患病初期最典型表现。发生于突然听到诊断消息的即刻,患者感到心慌、眩晕、昏厥、甚至木僵状态等。女性患者常因惧怕而哭泣。有的患者表现出敌视态度,以此发泄其内心的恐惧。② 怀疑-否认期。被确诊为恶性肿瘤,患者一方面恐惧,另一方面又怀疑医院误诊。许多患者不愿也不敢相信其患肿瘤的事实,便借助"否认"心理应对恐惧。即使患了"绝症"或处于生命垂危期,明知预后不好,但仍存在一种侥幸心理。为此,患者可能怀着希望到各大医院重复检查,八方寻医求证等。③ 愤怒-沮丧期。一旦患恶性肿瘤被确诊,患者可有愤怒、攻击性行为等表现。有的患者会变得沮丧、悲观,感叹命运对自己不公,甚至绝望,出现轻生念头或自杀行为。④ 接受-适应期。随着时间推移,患者最终不得不接受自己罹患癌症的事实时,其情绪会逐渐趋于平静。此时,患者表现既不痛苦也不害怕,显得十分平静。但大多数患者不能恢复到病前心境,而进入一种长期的忧郁和悲哀之中。这种心态可一直延续至治疗过程中。

(3) 治疗期心理变化:进入治疗后,患者的心理活动常随着治疗疾病的变化而变化。当病情因治疗好转时,患者的焦虑、恐惧与抑郁情绪可暂时缓解,希望之光开始在心头升起;如果治疗未见效,则希望破灭,焦虑、悲哀再次占据患者心头。如手术治疗的患者,会表现出手术前后的心理特点;放疗和化疗的患者可由于治疗的毒副作用,出现痛不欲生等严重的心理反应。

2. 心理护理　内容包括:

(1) 慎重告知诊断:诊断明确无误后,困扰许多医护人员和家属的第一个问题是要不要将诊断告诉患者,什么时候告诉患者。在实际工作中,护理人员需因人而异,根据患者的人格特征、适应能力、病情轻重、病程及对恶性肿瘤的认识等,慎重决定如何告知患者真相及告知的时间和方法。

(2) 科学认识恶性肿瘤:患者的许多消极心理反应均来自认为恶性肿瘤是"绝症""恶性肿瘤等于死亡"等片面认识。因此,护理人员应加强对恶性肿瘤科普知识的宣教,使其认识到恶性肿瘤虽然是一种严重威胁人类健康的疾病,但是只要早发现,及时治疗,积极配合,保持良好的心态,树立信心,癌症是可以治愈的。同时病友的榜样示范作用,对增强患者抗击癌症的决心具有非常重要的作用。

(3) 适当应用心理防御机制:恶性肿瘤对患者是极大的应激,带给患者极度的恐惧和焦虑,使其不敢正视疾病,甚至出现恶性循环。摆脱这种情况可引导患者适当使用心理防御机制,如压抑、否认、合理化等。从而通过时间的延续使患者平静地接受事实,还可用转移机制使患者疏泄紧张、恐惧等情绪,提高生存质量,延长生命。需要特别注意,不可使患者过多地依赖防御机制而贻误治疗。

(4) 营造良好环境:目前有些恶性肿瘤的治疗效果还不是很令人满意。家庭成员的支持和照顾对提高患者的生活质量举足轻重。护理人员应尽力做好患者家属的开导和劝慰工作,使之克服悲观失望情绪,协同医护人员做好患者的心理支持,使其患者积极配合治疗和护理。

三、临终患者的心理护理

1. 心理特点　临终患者的心理反应因人而异,与个体的人格特征、病情发展快慢、家庭与社会的支持以及宗教信仰等均有关系。一般而言,临终患者由于受到疾病的折磨,表现为焦虑、抑郁、孤独、消极、绝望、恐惧等心理特征。概括起来临终者的共同心理特点为恐惧感、失落感、自卑感、孤独感。临终前的患者,特别是年轻的患者,求生欲很强,不惜用任何手段,只希望出现医学奇迹,能够延续生命。他们的临终阶段是在痛苦与希望的矛盾中度过的,患者的家属也会从内心里不舍得患者离去,不惜用任何代价延续患者的生命。

2. 分期与心理护理 美国著名心理学家库布勒-罗斯(K. Kuble-Ross)将临终患者的心理活动分为五个阶段。

(1) 否认期:不承认自己病情恶化的事实,希望有奇迹出现以挽救生命,有的患者不但否认自己病情恶化,而且还谈论愈后的设想和打算,也有的患者怕别人悲痛,故意佯装不在乎,以掩饰内心的极度痛苦。在否认期护理人员说话要谨慎,对其病情不可直言,不随意迎合患者,也不随意反驳或争论,必要时采取保护性医疗措施。既不表现忧伤,也不显现过分乐观,与家属彼此心照不宣地使患者获得各种心理满足。

(2) 愤怒期:当病情严重,强烈的求生欲望无法达到,各种痛苦还会使患者焦躁不安,他们或者怨天尤人,以此来发泄自己对疾病的反抗情绪。在愤怒期,要谅解宽容患者,真诚相待,热情相助,与家属密切配合,共同帮助患者度过。

(3) 妥协期:心理状态显得平静、安详、友善,多沉默不语,不再怨天尤人,要求尽一切方法延长他的生命,能积极配合治疗。在妥协期,要尽量安慰患者,使其不要懊恼,采用最佳治疗和护理,缓解症状,解除疼痛。

(4) 抑郁期:此时已明白自己面临死亡,表现出极度伤感,因此安排后事,希望亲人好友陪伴,想获得更多人的同情和关怀等。在抑郁期,尽量满足患者各种要求,爱护和同情患者,叮嘱家属要控制情绪。

(5) 接受期:对死亡已有充分的准备,平静地等待与亲人最终的告别。在接受期,要安抚患者及家属,在患者面前不要讲使他们难过的话,要多守在患者身旁,可分散他的注意力,协助患者安详地离开人世。

第三节 护理人员的职业心理素质

一、概念

护理人员职业心理素质,又称为"护理人员角色人格",是指从事护理职业的群体,共同具备并能形成相似的角色适应性行为的心理特征总和。它表现出一个人对人、对事和对自己的态度、情感及行为体系,是衡量人格优劣的重要标志。定义中的"适应性"是区别于"心理素质"的关键词,隐含护理人员的个体人格与心理素质的匹配要求,也是该定义的特定内涵。护理人员职业心理素质所隐含的适应性行为特征,则要求从事护理职业的个体必须具有其"角色适应性行为"。

角色适应性行为表现为个体在生理条件基础上,受护理职业角色环境影响(教育、实践和环境适应),逐渐内化成的适应护理职业的比较稳定的、衍生的、效能的综合心理特征。这里"适应护理职业"指护理人员心理素质应具有职业特色;"比较稳定"指护理人员心理素质在一段时间内保持相对不变;"衍生"指个体不断受护理人员职业化环境潜移默化的影响,护理人员职业心理素质是一个逐渐发展的过程;"效能"指护理人员职业心理素质对自身护理行为产生的实际影响,有增力和减力作用。

二、职业心理素质内容

护理职业心理素质内容主要包括以下几个方面:

1. 高尚的道德　护理人员职业道德的核心是"利他"和"助人"。只有具有高尚道德的护理人员,才会忠于职守,自觉遵守各项职业守则,竭尽全力地去为患者解除痛苦,救死扶伤。

2. 爱心和同情心　爱心是由内而外的,不会使人的尊严受损,同情心是一种凌驾于弱者的情感,属于自上而下的,对待患者的情感应同时具备爱心和同情心。

3. 稳定的情绪　护理人员的情绪变化,尤其是面部表情对患者及其家属都有直接的感染作用,这是每个护理人员都应当意识到的。护理人员积极乐观的情绪、和善可亲的表情和举止,不仅能够调节病房或治疗环境的气氛,而且能唤起患者治病的信心,增强安全感。即使工作上出现挫折,也应对自己的情绪和情感有所调节和控制。做到遇事不慌、纠缠不怒、悲喜有节、激情含而不露,以保持病房或治疗环境轻松愉快。

4. 良好的个性　对患者诚恳、正直、热情、有礼貌、乐于助人等;对工作应当满脸热情、认真负责、机智、果断、沉着勇敢、作风严谨、干净利落;为人应当开朗稳重、自尊大方、自爱自强等。

5. 美好的语言　语言是一个人思想的外化,要想做到语言美,首先要心灵美。语言表达又是一种技巧、一门艺术,必须认真学习、加强锻炼才能逐步养成。具体工作中,语言交流应注意谈话要态度自然,有礼貌,不高声叫喊,不以命令方式直呼姓名和床号,与患者交谈时,一般少用患者不太懂的医学专门术语。

6. 娴熟的技术　对娴熟的护理操作技术的要求:一要稳,即动作轻柔、协调、灵巧、稳妥、有条理,使人获得安全感;二要准,即动作严格按照常规办事,操作起来准确无误,恰到好处;三要快,即动作熟练、手疾眼快、干净利落,用较少的时间高质量地完成操作任务;四要好,即质量高,效果好,患者满意,自己也满意。

7. 良好的人际关系　在社会上,人与人之间的交往可能是相互给予,而医务人员和患者交往,只有无私的给予。对护理人员来说,在整个医疗工作中处于人际交往的中心地位,扮演着举足轻重的特殊角色。护理人员与患者及其家属的接触比医生多,护理人员与医生在工作上又必须密切合作,这些复杂的多角联系实际显示了护理人员人际关系的重要性。

三、职业心理素质的培养

职业教育与义务教育、终身教育的显著区别在于其阶段性、目的性、限定性更强,一般几年内即需完成某领域专门人才的培养和输送。因而职业教育更强调学有专长、学以致用,其核心包括人才职业心理素质的塑造和养成。开展护理职业心理素质的教育,既是职业教育、管理者的职责,也是每个护理人员进行自我培养和提高的主要内容和义务。

1. 职业态度和价值观的培养　职业态度和价值观是现代护理人员整体素质的首要成分,是护理人员职业素质的核心部分,可以从"形成专业知识""丰富教育形式""多种优势教育过程"等方面培养。

2. 分层教育　护理人员的职业心理素质的优化,应遵循护理人员的年龄特点规律,执业培养目标,采取分层教育的方式。在教育中注重正面宣教、目标激励、因势利导等方法的运用。

3. 自身修养　加强自身修养,不断完善自己。要通过心理分析、心理测验等手段认识自我,了解自己的个性心理特点,客观地评价优点和不足之处,进行有针对性的培养和改造。

4. 实践锻炼　这是培养优良的心理品质最关键的一环。首先,要在实践中有意识地培养优良的心理品质。其次,要在实践中不断进行评价和自我评价。再次,自觉而又严格地遵守各项规章制度,力争把这些变成自己习惯化了的行为。

阅读一　心理护理研究方向

2016 年赵娇的硕士学位论文《临床心理护理研究的文献计量学分析》指出:

就 Pubmed 数据库的国际临床心理护理研究文献计量分析结果来看,2007～2015 年心理护理文献在当年所有临床护理相关文献中所占比例保持在 35％左右。从万方数据库分析的我国临床心理护理研究文献计量分析结果来看,2007～2015 年的相关文献总发文量为 27890 篇,历年文献量有明显的增长态势,在 2010 年左右趋于平稳。

在研究热点方向上,2007～2009 年聚类较好的方向为有关护士的方面,包括继续教育、护士心理以及在心理护理中的能力,这部分比例占高频词的 6.8536％,排第一位,有关社会和家庭在心理护理中的作用和重要性占到高频词的 5.5899％,有关护患关系的比例占到高频词的 4.7956％;2010～2012 年聚类较好的分组中,有关社会和家庭在心理护理中的作用和重要性占到 7.4208％,排第一位;2013～2015 年聚类较好的分组中,有关社会和家庭在心理护理中的作用和重要性占到 8.7414％,排第一位。

阅读二 非语言交流在心理护理中的作用

　　肢体语言,又称身体语言,是通过观察面部表情,头部、手部、身体等部位的人体姿态动作来传达信息,并从外表、表情、行为、精神、情感、气质等表情达意的一种沟通方式。诸如鼓掌表示兴奋,顿足代表生气,搓手表示焦虑,垂头代表沮丧,摊手表示无奈,捶胸代表痛苦。

　　护理人员真诚的微笑,冷静的态度,整洁的外表,优雅的姿态,适当的接触等可以表现出对患者关心、鼓励、尊重、信任等,帮助患者增强安全感、提升治病的信心,是患者的良药,帮助患者早日康复,提高护理质量。

（许亚军）

参 考 文 献

[1] 刘新民,程灶火. 医学心理学[M]. 2 版. 合肥:中国科学技术大学出版社,2017.

[2] 刘新民. 医学心理学[M]. 合肥:中国科学技术大学出版社,2012.

[3] 刘新民 杨甫德. 变态心理学[M]. 3 版. 北京:人民卫生出版社,2018.

[4] 刘新民,凤林谱. 行为医学与健康[M]. 合肥:中国科学技术大学出版社,2019.

[5] 姚树桥,杨艳杰. 医学心理学[M]. 7 版. 北京:人民卫生出版社,2019.

[6] 胡佩诚,赵旭东. 心理治疗[M]. 3 版. 北京:人民卫生出版社,2018.

[7] 杨凤池. 咨询心理学[M]. 3 版. 北京:人民卫生出版社,2018.

[8] 潘芳,吉峰. 心身医学[M]. 3 版. 北京:人民卫生出版社,2018.

[9] 白波. 行为医学[M]. 北京:人民卫生出版社,2018.

[10] 钱明. 健康心理学[M]. 北京:人民卫生出版社,2018.

[11] 徐光兴. 心理咨询与治疗:临床心理学的理论与技术[M]. 3 版. 上海:上海教育出版社,2017.

[12] 王伟,张宁. 医学心理学[M]. 2 版. 北京:人民卫生出版社,2016.

[13] 马辛,赵旭东. 医学心理学[M]. 3 版. 北京:人民卫生出版社,2015.

[14] 王向群,赵旭东. 心身医学实践[M]. 北京:中国协和医科大学出版社,2015.

[15] 杨小丽,孙宏伟. 医学心理学[M]. 北京:科学出版社,2015.

[16] 程灶火. 临床心理学[M]. 北京:人民卫生出版社,2014.

[17] 姚树桥,杨彦春. 医学心理学[M]. 6 版. 北京:人民卫生出版社,2013.

[18] Payne M. 叙事疗法[M]. 曾立芳,译. 北京:中国轻工业出版社,2012.

[19] 许维素. 焦点解决短期心理治疗的应用[M]. 北京:世界图书北京出版公司,2011.

[20] 刘协和,李涛泽. 牛津精神病学教科书[M]. 5 版. 成都:四川大学出版社,2010.

[21] Levenson J L. 心身疾病[M]. 吕秋云,译. 北京:北京大学医学出版社,2010.

[22] 姚树桥,孙学礼. 医学心理学[M]. 5 版. 北京:人民卫生出版社,2008.

[23] 彭聃龄. 普通心理学[M]. 修订版. 北京:北京师范大学出版社,2001.

[24] 林崇德,杨治良,黄希庭. 心理学大词典[M]. 上海:复旦大学出版社,2004.

[25] 汪向东,王希林,马弘. 心理卫生评定量表手册[M]. 增订版. 北京:中国心理卫生杂志社,1999.

[26] 中国心理学会临床心理学注册工作委员会. 临床与咨询心理学工作伦理守则[R]. 2 版. 2018.

[27] American Psychiatric Association. The diagnostic and statistical manual of mental disorders [M]. 5th ed. Washington D. C. : American Psychiatric Publishing Inc,2013.

[28] Barlow D H, Durand V M, Hofmann S G. Abnormal Psychology: An Integrative Approach [M]. 8th ed. Boston: Wadsworth Publishing, 2017.

[29] Tarull T J. Clinical Psychology[M]. 7th ed. London: Thomson Learning, 2005.

[30] Compas B E, Gotlib I H. Clinical Psychology[M]. New York: McGraw-Hill Companies, 2002.

[31] Esler M, Parati C. Is essential hypertension sometimes a psychosomatic disorder? [J]. Journal of Hypertension, 2004,22:873-876.

[32] WHO. The ICD-10 Classification of mental and Behavioral Disorders, clinical descriptions and diagnostic guidelines[R]. WHO, Geneva, 1992.

[33] Novack D H. Cameron O, Epel E, et al. Psychosomatic medicine: the scientific foundation of the biopsychosocial model[J]. Academic Psychiatry, 2007, 31(5): 388-401.

[34] Ann H. Adherence to therapy with oral antineoplastic agents[J]. Journal of the national cancer institute, 2002,94(9):652-655.

[35] Ren X, Kazls L, Lee A, et al. Identifying patient and physician characteristics that affect compliance with antihypertensive medications[J]. Journal of Clinical Pharmacy&Therapeutics, 2002,27(1):47.

[36] Antonio T. Smoking and the five-factor model of Personality[J]. Addiction, 2004,99(4): 472-481.

[37] Gray R, Wykes T. From compliance to concordance: a review of the literature on interventions to enhance compliance with antipsychotic medication[J]. Journal of Psychiatric and Mental Health Nursing,2002,9:277-284.

[38] Maria S, Ouranla P, Georgi F, et al. The influence of the hypertensive patient's education in compliance with their medication[J]. Public Health Nursing, 2001,18(6):436.

[39] 李燕. 正念疗法:传统与现代、东方与西方的共构[J]. 宗教心理学,2017(00):220-227.

[40] 石林,李睿. 正念疗法:东西方心理健康实践的相遇和融合[J]. 中国临床心理学杂志, 2011(4):566-568.